H. Holtmann, M. Bobkowski
BASICS Histologie

Henrik Holtmann
Monika Bobkowski

BASICS
Histologie

Fachliche Unterstützung:
Herr Dr. Kreft (Facharzt für Pathologie)

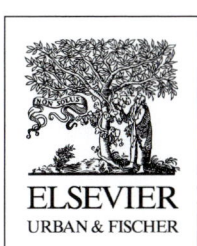

URBAN & FISCHER München

Zuschriften und Kritik an:
Elsevier GmbH, Urban & Fischer Verlag, Lektorat Medizinstudium, Karlstraße 45, 80333 München, E-Mail: medizinstudium@elsevier.de

Wichtiger Hinweis für den Benutzer
Die Erkenntnisse in der Medizin unterliegen laufendem Wandel durch Forschung und klinische Erfahrungen. Die Autoren dieses Werkes haben große Sorgfalt darauf verwendet, dass die in diesem Werk gemachten therapeutischen Angaben (insbesondere hinsichtlich Indikation, Dosierung und unerwünschter Wirkung) dem derzeitigen Wissensstand entsprechen. Das entbindet den Nutzer dieses Werkes aber nicht von der Verpflichtung, anhand der Beipackzettel zu verschreibender Präparate zu überprüfen, ob die dort gemachten Angaben von denen in diesem Buch abweichen, und seine Verordnung in eigener Verantwortung zu treffen.

Bibliografische Information der Deutschen Nationalbibliothek
Die Deutsche Nationalbibliothek verzeichnet diese Publikation in der Deutschen Nationalbibliografie; detaillierte bibliografische Daten sind im Internet unter http://dnb.d-nb.de abrufbar.

Alle Rechte vorbehalten
1. Auflage 2009
© Elsevier GmbH, München
Der Urban & Fischer Verlag ist ein Imprint der Elsevier GmbH.

09 10 11 12 13   5 4 3 2 1

Für Copyright in Bezug auf das verwendete Bildmaterial siehe Abbildungsnachweis.
Der Verlag hat sich bemüht, sämtliche Rechteinhaber von Abbildungen zu ermitteln. Sollte dem Verlag gegenüber dennoch der Nachweis der Rechtsinhaberschaft geführt werden, wird das branchenübliche Honorar gezahlt.

Das Werk einschließlich aller seiner Teile ist urheberrechtlich geschützt. Jede Verwertung außerhalb der engen Grenzen des Urheberrechtsgesetzes ist ohne Zustimmung des Verlages unzulässig und strafbar. Das gilt insbesondere für Vervielfältigungen, Übersetzungen, Mikroverfilmungen und die Einspeicherung und Verarbeitung in elektronischen Systemen.

Programmleitung: Dr. Dorothea Hennessen
Planung: Christina Nussbaum
Lektorat: Karolin Dospil
Redaktion: Gabriele Bäuml
Herstellung: Elisabeth Märtz, Rainald Schwarz
Zeichnungen: Stefan Elsberger
Satz: Kösel, Krugzell
Druck und Bindung: MKT-Print d.d., Ljubljana
Covergestaltung: Spieszdesign, Büro für Gestaltung, Neu-Ulm
Bildquelle: © DigitalVision/GettyImages
Gedruckt auf 100 g Eurobulk 1,1 Vol.

Printed in Slovenia
ISBN13: 978-3-437-42576-9

Aktuelle Informationen finden Sie im Internet unter **www.elsevier.de** und **www.elsevier.com**

Vorwort

Das vorliegende Lehrbuch soll einen knappen, aber dennoch umfassenden Überblick über die Histologie und mikroskopische Anatomie für Medizinstudenten bieten. Es soll das von uns Autoren während unseres Studiums im Histologiekurs Erlernte aufbereiten und aus studentischer Sicht gewichtet an die Leser unseres Buches weitergeben. Insbesondere schwierige Sachverhalte sollen in möglichst einfachen Worten vorgestellt werden. Unser Anspruch ist es jedoch nicht, den Besuch einer Vorlesung oder das Nachschlagen in einem der großen „Standardlehrbücher" ersetzen zu wollen. Von anderen Kurzlehrbüchern soll sich das vorliegende BASICS-Lehrbuch durch die reiche und mehrfarbige Bebilderung sowie eine das Lernen erleichternde Gliederung abheben. Im allgemeinen Teil des Buches (Teil A) gliedern sich die Themen in die Bereiche:

- Struktur
- Funktion
- Klinik

Im speziellen Teil des Buches werden Themenbereiche eingeteilt in die Untereinheiten:

- Histomorphologie
- Funktion
- Klinik

Wo immer es sich anbietet, sind die Bereiche Struktur/Histomorphologie und Funktion/Histomorphologie zusammengeführt oder wo nötig in der Reihenfolge getauscht. Neben den speziellen Aspekten dieses Buches bietet die BASICS-Reihe einige weitere Vorteile:

- Jeder Themenbereich wird auf einer Doppelseite abgehandelt.
- Die Zusammenfassungskästen rekapitulieren die Themen der vergangenen Doppelseite(n).
- Die Merke-Kästen innerhalb der Doppelseiten heben wirklich wichtige, „merkenswerte" Inhalte hervor und helfen Sachverhalte zu verstehen
- Abbildungen und Tabellen sollen das Gelesene verdeutlichen und das Lernen erleichtern.
- Die Fallbeispiele am Ende dieses Buches sollen das Gelesene verdeutlichen, anwenden helfen und ein differentialdiagnostisches Denken ermöglichen.
- Der Anhang fasst noch einmal tabellarisch zu den Kapiteln weiterführende Informationen zusammen.

Abschließend möchten wir noch Herrn OA Dr. med. Andreas Kreft aus dem Institut für Pathologie der Johannes-Gutenberg-Universität Mainz danken, der uns mit Anregungen, Korrekturvorschlägen und natürlich mit viel Geduld während des Schreibens zur Seite stand, genau wie dem ganzen Urban & Fischer Verlag, insbesondere jedoch Frau Christina Nussbaum, die unser Projekt initiierte, Frau Karolin Dospil, unserer Lektorin und Frau Gabriele Bäuml, unserer Redakteurin.

Viel Freude und Erfolg mit dem vorliegenden Band der BASICS-Reihe.

Mainz im Sommer 2008
Henrik Holtmann und Monika Bobkowski

Inhalt

A Allgemeiner Teil ... 1–31

Grundlagen ... 2–31

- Mikroskopie und histologische Färbetechniken ... 2
- Zytologie I ... 4
- Zytologie II ... 6
- Zytologie III ... 8
- Zytologie IV ... 10
- Epithelgewebe I ... 12
- Epithelgewebe II ... 14
- Bindegewebe I ... 16
- Bindegewebe II ... 18
- Stützgewebe I ... 20
- Stützgewebe II ... 22
- Nervengewebe I ... 24
- Nervengewebe II ... 26
- Muskelgewebe I ... 28
- Muskelgewebe II ... 30

B Spezieller Teil ... 32–107

Kreislauf, Atmung und körpereigene Abwehr ... 34–49

- Blutzellen und Knochenmark I ... 34
- Blutzellen und Knochenmark II ... 36
- Herz und Gefäße I ... 38
- Herz und Gefäße II ... 40
- Respirationstrakt I ... 42
- Respirationstrakt II ... 44
- Lymphatische Organe I ... 46
- Lymphatische Organe II ... 48

Verdauungstrakt ... 50–65

- Mundhöhle, Speicheldrüsen und Zähne I ... 50
- Mundhöhle, Speicheldrüsen und Zähne II ... 52
- Magen und Darmtrakt I ... 54
- Magen und Darmtrakt II ... 56
- Magen und Darmtrakt III ... 58
- Magen und Darmtrakt IV ... 60
- Leber, Gallengangssystem und exokrines Pankreas I ... 62
- Leber, Gallengangssystem und exokrines Pankreas II ... 64

Urogenitaltrakt ... 66–81

- Niere und ableitende Harnwege I ... 66
- Niere und ableitende Harnwege II ... 68
- Männliche Geschlechtsorgane I ... 70
- Männliche Geschlechtsorgane II ... 72
- Weibliche Geschlechtsorgane I ... 74
- Weibliche Geschlechtsorgane II ... 76
- Weibliche Geschlechtsorgane III ... 78
- Von der Befruchtung der Eizelle bis zur reifen Plazenta ... 80

Die äußere Oberfläche des Körpers ... 82–85

- Haut mit Rezeptoren und Anhangsgebilden I ... 82
- Haut mit Rezeptoren und Anhangsgebilden II ... 84

Endokrinium und spezielle Histologie des Nervensystems ... 86–99

- Endokrinium I ... 86
- Endokrinium II ... 88
- Endokrinium III ... 90
- Endokrinium IV ... 92
- Peripheres und zentrales Nervensystem I ... 94
- Peripheres und zentrales Nervensystem II ... 96
- Peripheres und zentrales Nervensystem III ... 98

Sinnesorgane ... 100–107

- Hör-, Gleichgewichts-, Geschmacks- und Geruchssinn I ... 100
- Hör-, Gleichgewichts-, Geschmacks- und Geruchssinn II ... 102
- Sehsinn I ... 104
- Sehsinn II ... 106

C Fallbeispiele ... 108–115

- Fall 1: Haut, Hauttypen und Hautbestandteile ... 110
- Fall 2: Wo im Magen und Darmtrakt befinden wir uns? ... 112
- Fall 3: Differentialdiagnose quer geschnittenes Hohlorgan ... 114

D Anhang ... 116–119

- Anhang mit Quellenverzeichnis ... 118

E Register ... 120–134

Abkürzungsverzeichnis

A., Aa.	Arteria, Arteriae
ABP	androgenbindendes Protein
ACE	Angiotensinkonversionsenzym
ACTH	adrenokortikotropes Hormon
ADH	antidiuretisches Hormon
ADP	Adenosindiphosphat
AF	Aktinfilament
AMH	Anti-Müller-Hormon
ANP	atriales natriuretisches Peptid
APUD-System	amine precursor uptake and decarboxylation system
ARP	actin-related protein
ATP	Adenosintriphosphat
AV	atrioventrikular
BALT	bronchus-associated lymphoid tissue
BHS	Blut-Hirn-Schranke
BKS	Blut-Kammerwasser-Schranke
BLS	Blut-Liquor-Schranke
BNP	brain natriuretic peptide
bzw.	beziehungsweise
c	Anzahl der Chromatiden pro Chromosom
ca.	circa
CALT	conjunctiva-associated lymphoid tissue
CCK	Cholezystokinin
CCSP	Clara cell secretory protein
CD	cluster of differentiation
CED	chronisch-entzündliche Darmerkrankung
CFTR	cystic fibrosis transmembrane conductance regulator
CFU	colony-forming unit
cGMP	zyklisches Guanosinmonophosphat
CRH	corticotropin-releasing hormone
CSF	colony-stimulating factor
CT	Computertomogramm, -graphie
d	die(s), Tag(e)
d.h.	das heißt
DNA	Desoxyribonukleinsäure
DNES	diffuses neuroendokrines System
EC	enterochromaffin
ECL	enterochromaffin-like
ECP	eosinophil cationic protein
EDN	eosinophil-derived neurotoxin
ehem.	ehemalig
EM	Elektronenmikroskop
ENS	enterisches Nervensystem
ER	endoplasmatisches Retikulum
etc.	et cetera
EW	Entwicklungswoche
EZM	extrazelluläre Matrix
Fab	fragment antigen binding
FAE	follikelassoziiertes Epithel
FAP	familiäre adenomatöse Polyposis coli
Fc	fragment crystallizable
FDZ	follikuläre dendritische Zelle(n)
FE	Follikelepithelzellen (der Schilddrüse)
FSH	follikelstimulierendes Hormon
GABA	γ-Aminobuttersäure
GALT	gut-associated lymphoid tissue
GBM	glomeruläre Basalmembran
GEP-System	gastroenteropankreatisches System
gER	glattes endoplasmatisches Retikulum
GFAP	glial fibrillary acidic protein
GH	growth hormone
GHRH	growth hormone-releasing hormone
GIP	gastric inhibitory peptide, glucose-dependent insulin-releasing peptide
Gl., Gll.	Glandula, Glandulae
GLP	glucagon-like peptide
GLUT	Glukosetransporter
GnRH	gonadotropin-releasing hormone
griech.	griechisch
GTP	Guanosintriphosphat
h	hora, Stunde(n)
HCG	humanes Choriongonadotropin
H.E.	Hämatoxylin-Eosin
HEV	hochendotheliale Venole
HHA	Hypothalamus-Hypophysen-Achse
HHL	Hypophysenhinterlappen
HNPCC	hereditary non-polyposis colorectal cancer
HPL	humanes plazentares Laktogen
HVL	Hypophysenvorderlappen
IDDM	insulin-dependent diabetes mellitus
i.d.R.	in der Regel
IDZ	interdigitierende dendritische Zelle(n)
Ig	Immunglobulin
IGF	insulin-like growth factor
LH	luteinisierendes Hormon
Lig., Ligg.	Ligamentum, Ligamenta
M., Mm.	Musculus, Musculi
MALT	mucosa-associated lymphoid tissue
MAP	mikrotubuliassoziierte Proteine
MBP	major basic protein
MDR	multidrug resistance
MDT	Magen-Darm-Trakt
MG	Massengewicht
MHC	major histocompatibility complex
min	Minute
Mio.	Million
MMP	Matrix-Metalloproteinasen
MPS	Makrophagen-Phagozyten-System
m-RNA	Messenger-Ribonukleinsäure
MSH	melanozytenstimulierendes Hormon

mt-DNA	mitochondriale Desoxyribonukleinsäure
MTOZ	Mikrotubulus-Organisationszentrum
n	Anzahl der Chromosomensätze
N., Nn.	Nervus, Nervi
NALT	nose-associated lymphoid tissue
Ncl., Ncll.	Nukleus, Nuklei
NIDDM	non-insulin-dependent diabetes mellitus
NK-Zelle	natürliche Killerzelle
NNM	Nebennierenmark
NNR	Nebennierenrinde
NOR	Nukleolus-Organisator-Region
NSE	neuronspezifische Enolase
OBP	Odorant-Bindungsproteine
o. g.	oben genannt
PALS	periarterielle Lymphozytenscheide
PAS	periodic acid Schiff
PDE	Phosphodiesterase
PDGF	platelet-derived growth factor
pH	pondus Hydrogenii
PNS	peripheres Nervensystem
POMC	Proopiomelanocortin
PSA	prostataspezifisches Antigen
R., Rr.	Ramus, Rami
REM	Rasterelektronenmikroskop
rER	raues endoplasmatisches Retikulum
RES	retikuloendotheliales System
RNA	Ribonukleinsäure
r-RNA	ribosomale Ribonukleinsäure
s	Sekunde
s.	siehe
s. a.	siehe auch
sER	sarkoplasmatisches Retikulum
s. o.	siehe oben
sog.	sogenannt
SP	Surfactant-asoziiertes Protein
SSW	Schwangerschaftswoche
Str.	Stratum
s. u.	siehe unten
Syn.	Synonym
T_3	Trijodthyronin
T_4	Thyroxin
TDF	testis-determining factor
TDLU	terminal duct lobular unit
TEM	Transmissionselektronenmikroskop
TG	Thyreoglobulin
TGN	Trans-Golgi-Netzwerk
TIMP	tissue inhibitors of metalloproteinases
TNF	Tumor-Nekrose-Faktor
TPO	Thyreoperoxidase
TRH	thyrotropin-releasing hormone
t-RNA	Transfer-Ribonukleinsäure
TSH	thyroideastimulierendes Hormon
TZR	T-Zell-Rezeptor
u. a.	unter anderem
usw.	und so weiter
UV	ultraviolett
V., Vv.	Vena, Venae
v. a.	vor allem
VIP	vasoaktives intestinales Peptid
z. B.	zum Beispiel
ZNS	zentrales Nervensystem
ZO-1, -2	Zonula-occludens-Protein 1, 2
z. T.	zum Teil

Grundlagen

2	Mikroskopie und histologische Färbetechniken
4	Zytologie I
6	Zytologie II
8	Zytologie III
10	Zytologie IV
12	Epithelgewebe I
14	Epithelgewebe II
16	Bindegewebe I
18	Bindegewebe II
20	Stützgewebe I
22	Stützgewebe II
24	Nervengewebe I
26	Nervengewebe II
28	Muskelgewebe I
30	Muskelgewebe II

A Allgemeiner Teil

Mikroskopie und histologische Färbetechniken

Die etwa seit Ende des 19. Jahrhunderts bekannte **Lichtmikroskopie** gehört heute zu den klinisch am häufigsten eingesetzten Verfahren zur Beurteilung von gesundem und krankem Gewebe in Form von Paraffinschnitten. Spezielleren Fragestellungen (z. B. Erkrankungen des Nierenglomerulus) bleibt hingegen die **elektronenmikroskopische Untersuchung** menschlichen Gewebes vorbehalten. Mit Hilfe beider Verfahren werden z. B. in der Klinik pathomorphologische (**Morphologie** = Lehre von der Gestaltgebung) Veränderungen durch Gerichtsmediziner und Pathologen an menschlichem Gewebe beurteilt und so häufig Hinweise auf die Todesursache erschlossen oder die Weichen für eine gezielte weitere Behandlung des betreffenden Patienten gestellt. Dazu muss zunächst einmal jeder Mediziner und Zahnmediziner – nicht nur angehende Gerichtsmediziner und Pathologen – gesundes Gewebe erkennen und einordnen können. Dies soll der Kurs der Zytologie, Histologie und mikroskopischen Anatomie während des vorklinischen Studiums leisten. Hier werden zunächst Grundzüge des Aufbaus einzelner Zellen (**Zytologie** = Zellenlehre), dann die vier **Grundgewebearten** (Epithel-, Binde- einschließlich Stütz- sowie Nerven- und Muskelgewebe) im Rahmen der **Histologie** (Gewebelehre) und schließlich die Organisation einzelner Gewebe zu umgrenzten Organen (**mikroskopische Anatomie**) vorgestellt, die im Körper eine gemeinsame Funktion erfüllen.

Lichtmikroskopie

Im gewöhnlichen Durchlichtmikroskop wird Licht zunächst durch einen Kondensor, dann durch das zu untersuchende Objekt und schließlich durch Objektiv- und Okularlinse geschickt, bis es entweder auf das Auge des Untersuchers oder das Kamerasystem eines Computers trifft und betrachtet werden kann. Maximal lässt sich eine etwa 1000- bis 1500fache Vergrößerung des zu untersuchenden Objekts erreichen. In Histologie und **Histopathologie** (Lehre von den krankhaften Veränderungen des Gewebes) sind diese Objekte in aller Regel aufbereitete Gewebeschnitte. Zur Aufbereitung gehören im Wesentlichen folgende Schritte:

▶ **Gewebeentnahme** und **Fixierung:** Das zu untersuchende Gewebe sollte zum einen möglichst frisch sein und zum anderen schnell fixiert (haltbar gemacht) werden, um bei der späteren Beurteilung dem Zustand im Körper des Menschen weitestgehend zu entsprechen. Durch die **chemische Fixierung** mit Formalin (4–10% Formaldehyd) werden v. a. Proteine denaturiert und damit die Autolyse verhindert.
▶ **Einbettung:** Nach Entwässerung wird das Gewebe mit **Paraffin** zu schneidfähigen Blöcken gegossen.
▶ **Schneiden:** Von den Blöcken werden mit Hilfe eines **Mikrotoms** (spezielles Messer) auf einer Schneidevorrichtung 5–10 µm dicke **Schnitte** angefertigt und anschließend auf einen **Objektträger** aufgezogen.
▶ **Färben:** Nach **Entparaffinieren** mit Xylol und **Rehydrierung** werden die Schnitte in die jeweiligen **Färbelösungen** (s. u.) gegeben.
▶ **Eindecken:** Nach Abspülen überschüssiger Farbelösung (**Differenzierung**) werden die Schnitte erneut dehydriert und mit einem an der Luft aushärtenden Medium und einem **Deckglas** eingedeckt.

> Knochen und Zahnhartsubstanzen bedürfen im Gegensatz zu allen anderen zu untersuchenden Geweben einer besonderen Vorbehandlung: Entweder werden sie vor der Einbettung entkalkt, um sie dann genauso weiterzubehandeln wie alle übrigen Gewebe, oder es werden dünne Schliffpräparate hergestellt. Ersteres dient v. a. der Beurteilung der organischen, letzteres jener der anorganischen Teile.

Neben der chemischen Fixierung existiert ein physikalisches Fixierverfahren. Dabei wird Gewebe **kryofixiert** (tiefgefroren), anschließend direkt mit einem **Gefriermikrotom** geschnitten, auf einen Objektträger aufgebracht, gefärbt und eingedeckt. Das Gewebe ist zwar schlechter als in einem Paraffinschnitt erhalten. Dafür spart dieses Verfahren im Vergleich zur herkömmlichen Präparatbehandlung Zeit (Einsatz in der Tumorchirurgie zur Schnellschnittdiagnostik) und erhält Antigeneigenschaften und Enzymaktivitäten besser (Einsatz in der Immun- und Enzymhistochemie). Zur Sichtbarmachung der Gewebestrukturen ist i. d. R. eine Färbung der Schnittpräparate notwendig. Für die **Lösungen** histologischer **Standardfärbungen** gilt es zu unterscheiden zwischen:

▶ **Sauren Farbstoffen:** anionische (negativ geladene) Farbstoffe, die kationische (positiv geladene) Zellbestandteile wie das Zytoplasma oder speziell die Mitochondrien anfärben. Am häufigsten eingesetzt wird **Eosin**, seltener **Anilinblau, Azokarmin, Orange G, Pikrinsäure, Ponceau** und **Säurefuchsin**.
▶ **Basischen Farbstoffen:** kationische (positiv geladene) Farbstoffe, die bevorzugt anionische (negativ geladene) Zellbestandteile wie Zellkern und raues

	Azan	H. E.	Elastika	Van Gieson
Enthaltene Farbstoffe	Anilin, Azokarmin, Orange G	Eosin, Hämatoxylin	Orcein oder Resorcin-Fuchsin	Eisenhämatoxylin, Pikrinsäure, Säurefuchsin
Zellkern	Rot	Blau	Schwach rosa	Braun bis schwarz
Zytoplasma	Rot	Rot und bei vielen Ribosomen bläulich	Schwach rosa	Gelb
Kollagene Fasern (außer retikulären Fasern)	Blau	Rot	Schwach rosa	Rot
Retikuläre Fasern	Blau	Rot	Schwach rosa	Rot
Elastische Fasern	Orange	Schwach rot	Violett bis schwarz	Blassgelb

■ Tab. 1: Histologische Standardfärbungen und ihre Färbeeigenschaften.

endoplasmatisches Retikulum (aufgrund der Ribosomen) anfärben. Am weitesten verbreitet ist hier **Hämatoxylin** (als Eisenhämatoxylin oder Hämalaun), daneben **Azur, Kresylviolett, Methylenblau** und **Toluidinblau.**

Die Farbstoffe werden zu Standardfärbungen kombiniert. Die wichtigsten finden sich in ▌Tabelle 1 (einige weitere im Anhang). Weitere wichtige Routinefärbungen sind die **Giemsa-** (Azur und Eosin) und die **Pappenheim-Färbung** (Azur, Eosin und Methylenblau) in der Hämato- und Lymphohistologie. Demgegenüber ist das Ziel der **histochemischen Färbungen** der spezifische Nachweis von einzelnen zellulären oder extrazellulären Eigenschaften sowie Vorgängen an bestimmten Stellen in den Schnitten. Man kann grob unterscheiden zwischen:

▶ **Enzymhistochemie:** Die Schnitte werden mit Substraten inkubiert, die durch im Gewebe vorhandene Enzyme umgesetzt werden. Durch die Umsetzung entsteht ein farbiges und unlösliches Produkt, das optisch unter dem Mikroskop nachgewiesen wird. Auf diese Weise kann man z. B. mit Hilfe der sauren Phosphatase Lysosomen oder mit der Glukose-6-Phosphatase das glatte endoplasmatische Retikulum nachweisen.

▶ **Immunhistochemie:** Mit einer Antigen-Antikörper-Reaktion werden meist spezifisch Peptide oder Proteine in den Schnitten nachgewiesen. Die Reaktion wird mit einem weiteren Antikörper gegen den ersten Antikörper sichtbar gemacht, der entweder mit einer fluoreszierenden Substanz versehen **(Immunfluoreszenzhistochemie)** oder mit einem Enzym gekoppelt ist **(Alkalische-Phosphatase-antialkalische Phosphatase-** und **Peroxidase-Antiperoxidase-Reaktion).**

▶ **In-situ-Hybridisierung:** DNA- oder RNA-Sequenzen im Schnitt werden mit komplementären DNA- oder RNA-Stücken, die entweder radioaktiv oder mit einem Farbstoff **(Fluoreszenz-in-situ-Hybridisierung)** gekoppelt sind, markiert und nachgewiesen.

▶ **Substrathistochemie:** Die wichtigsten substrathistochemischen Färbungen sind die **Alzianblau-Färbung,** die Glykosaminoglykane, Hyaluronsäure und sulfatierten Schleim blau färbt, der Eisennachweis mit der **Berliner-Blau-Reaktion,** die **PAS-Reaktion,** die Glykogen, Glykoproteine und Schleim rot färbt, und die Fettfärbungen nach **Ölrot, Sudan III** oder **Sudanschwarz,** die Lipide orangerot bis braun aufleuchten lassen.

Die gefärbten Gewebeschnitte spiegeln nie die Realität im menschlichen Körper wider. So stellen sich z. B. Fettzellen in Standardschnitten weiß und inhaltslos dar, weil die enthaltenen Lipide bei der Aufbereitung herausgelöst werden. Ebenfalls weiß und inhaltslos in Standardschnitten erscheinen Becherzellen, weil die enthaltenen Muzine nicht angefärbt werden. Es handelt sich also lediglich um **Äquivalentbilder,** die aber bei gleichbleibender Reproduzierbarkeit gewisse Rückschlüsse auf den Zustand der Zelle zu Lebzeiten erlauben. **Artefakte** hingegen deuten auf eine insuffiziente Präparataufbereitung hin und sind im Gegensatz zu den gewöhnlichen Äquivalentbildern nicht gleichbleibend reproduzierbar (z. B. Falten, Risse usw.), wobei bestimmte Gewebearten besonders zur Artefaktbildung neigen.

> Nicht nur avitale, sondern auch vitale einzelne Zellen und Gewebe können mit speziellen Mikroskopierverfahren wie Dunkelfeld-, Phasenkontrast- und Polarisationsmikroskopie untersucht/dargestellt werden.

Elektronenmikroskopie

Im Elektronenmikroskop **(EM)** werden Elektronen von einer Elektronenquelle per Glühemission freigesetzt, beschleunigt, durch elektrische oder magnetische Felder („Linsen") zu einem Strahl gebündelt und auf das zu untersuchende Präparat gerichtet. Dort werden sie entweder an der Oberfläche gebeugt **(Rasterelektronenmikroskop, REM)** oder durchdringen das Präparat und werden dabei an unterschiedlichen Bestandteilen unterschiedlich stark geschwächt **(Transmissionselektronenmikroskop, TEM).** Das dabei entstehende Bild wird meist mit einer digitalen Kamera festgehalten. Aktuell wird eine bis zu zweimillionenfache Vergrößerung mit einer Auflösungsgrenze von etwa 0,1 nm erreicht. Im Vergleich zur Lichtmikroskopie bestehen einige Besonderheiten bei der Aufbereitung. Fixiert wird mit **Glutaraldehyd** und **Osmiumtetroxid,** statt Paraffin kommen **Epoxidharze** zur Einbettung zum Einsatz, die Schnittdicke liegt bei **1 μm** für **Semi-** und **< 100 nm** für **Ultradünnschnitte,** als Objektträger dienen runde Kupfernetze, und kontrastiert („gefärbt") wird mit **Blei-** und **Uranylsalzen.** Für die Betrachtung unter dem REM müssen die Präparate zusätzlich schonend getrocknet und mit **Gold** oder **Kohle** bedampft werden, um die Oberfläche elektronendicht zu bekommen.

Zusammenfassung

✗ Zellbestandteile, die sich bevorzugt mit sauren Farbstoffen anfärben lassen, werden als azidophil (oder speziell bei Eosin als eosinophil), solche, die sich bevorzugt mit basischen Farbstoffen färben, als basophil bezeichnet.

Zytologie I

Die Zelle stellt die kleinste belebte Untereinheit des menschlichen Organismus dar. Alle Zellen weisen trotz verschiedener Anpassungsleistungen einige Gemeinsamkeiten auf. Sie besitzen ausnahmslos eine **Plasmamembran**, also eine Hülle, die sie gegen die Umgebung abgrenzt. Hierin befindet sich i. d. R. der **Nukleus** (Zellkern); er ist vom **Zytoplasma** (Zellkörper) umgeben, das sich aus **Zellorganellen** und dem **Zytosol**, einem wässrigen Lösungsmedium, in dem die Organellen gelöst sind, gliedert. Gestützt wird der Aufbau der Zelle durch das **Zytoskelett**, das deren Form aufrechterhält.

Plasmamembran und intrazelluläre Biomembranen

Struktur

Abgesehen von regionalen Besonderheiten besteht die 5–8 nm dicke Plasmamembran (Plasmalemm, Zellmembran), wie auch die intrazellulären Membranen, aus einer **Doppelschicht (Bilayer) amphiphiler,** d. h. ein hydrophiles und ein hydrophobes Ende aufweisender, **Lipide**. In der Mehrzahl handelt es sich um **Glyko-** und **Phospholipide**. Die hydrophoben Enden dieser Lipide lagern sich mittig an, während die hydrophilen nach außen zeigen. Aufgrund dessen stellt sich die Plasmamembran im EM als Band mit zwei kontrastreichen Linien und hellem Inneren dar. Da die Lipide nur über nichtkovalente chemische Bindungen miteinander verbunden sind, handelt es sich bei der Lipiddoppelschicht um ein dynamisches Gebilde, in dem einzelne Lipide ihre Position durch laterale Diffusion wechseln können. Das bezeichnet man als **Fluidität**. Gemindert wird diese durch das ebenfalls in die Membran eingebettete **Cholesterin**. Als weiterer Bestandteil umfasst die Plasmamembran **Proteine**, die wie die Lipide frei beweglich sind. Ihre Anordnung und ihr Bewegungsverhalten lassen sich vereinfacht durch das **Flüssig-Mosaik-Modell** beschreiben. Man unterscheidet:

- **Transmembranproteine:** Sie reichen komplett durch die Membran und haben demzufolge Kontakt zum **Intrazellularraum** (Zellinneres) und **Extrazellullarraum** (Raum um die Zelle). Beispiele sind Adhäsionsproteine, Kanäle, Pumpen, Rezeptoren und Transporter (s. u.).
- **Lipidankerproteine:** Sie sind über eine kovalente Bindung an ein Lipid gebunden, das wiederum Bestandteil der Plasmamembran ist. Beispiele sind die G-Proteine als Teil der Signaltransduktionskette.
- **Periphere Membranproteine:** Sie sind intra- oder extrazellulär an Transmembranproteine gebunden. Intrazellulär dienen sie beispielsweise der Anheftung des Zytoskeletts und damit dessen Verbindung mit den Biomembranen.

Manche der Transmembran- und Lipidankerproteine (z. B. **Glykoproteine, Proteoglykane**) der Plasmamembran besitzen wie die Glykolipide der Zellmembran nach extrazellulär reichende **Zucker-** (in der Mehrzahl Oligosaccharid- und Glykanketten), **Glykosaminoglykan- und Sialinsäureketten**. Diese sog. **Glykokalix** der Zellmembran führt zu einer stark anionischen, d. h. negativ geladenen äußeren Oberfläche der Zelle.

Funktion

Die Plasmamembran sowie die intrazellulären Biomembranen wirken gleichzeitig als Barriere, als Transporter und Transportvermittler, als Potentialträger und auch als Rezeptor. Aufgrund ihres amphiphilen Charakters mit hydrophobem Zentrum ist die Membran ausschließlich für kleine unpolare (z. B. O_2, CO_2) oder polare, aber ungeladene Moleküle (z. B. NH_3) frei durchgängig, nicht jedoch für geladene (z. B. Aminosäuren) oder ungeladene (z. B. Glukose) hydrophile Moleküle sowie Ionen (z. B. Ca^{2+}, K^+, Na^+). Für diese besitzt die Membran dennoch eine selektive Durchlässigkeit, die sie mit Hilfe ihrer Transmembranproteine realisiert. Diese fungieren beispielsweise als:

- **Kanäle:** Dabei handelt es sich um Proteine mit einem von extra- nach intrazellulär reichenden hydrophilen Lumen (Kanal), das im Ruhezustand geschlossen ist und durch spezifische Reize (z. B. elektrisch oder hormonell) geöffnet wird. Sie erlauben den Übertritt von Ionen (**Ionenkanäle**) oder Wasser (**Aquaporine**). Verschiedene Kanäle sind jeweils nur für bestimmte Ionen durchgängig und lassen diese bei Öffnung entlang einem Gradienten (vom Ort höherer zum Ort niedrigerer Konzentration) strömen (**passiver Transport**).
- **Pumpen:** Diese Proteine befördern Ionen entgegen einem Gradienten durch die Membran. Die dafür nötige Energie gewinnen sie aus der Spaltung von ATP, weshalb sie auch als **ATPasen** bezeichnet werden. Daher handelt es sich hierbei um einen **primär aktiven Transport**. Bekannteste Beispiele sind die Ca^{2+}-**ATPase**, die Na^+/K^+-**ATPase** (s. u.) und die H^+/K^+-**ATPase** des Magens.
- **Transporter** (Carrier): Bei ihnen finden die Transportmechanismen passiv statt, d. h., sie transportieren insbesondere hydrophile Moleküle wie Aminosäuren oder Zucker (z. B. Glukose), aber auch bestimmte Ionen entlang einem Gradienten ohne weiteren Energieaufwand durch die Membran. Daneben gibt es Carrier, die mehrere Stoffe (häufig zwei bis drei) gleichzeitig transportieren. Diese bezeichnet man auch als **Kotransporter**. Dabei muss unterschieden werden zwischen solchen, die mehrere Stoffe in die gleiche Richtung bewegen (**Symporter**), und solchen, die sie in entgegengesetzte Richtungen befördern, also z. B. einen nach intra- und einen nach extrazellulär (**Antiporter**). Bei Kotransportern fließt häufig nur ein Ion oder Molekül entlang seinem Gradienten durch die Membran, der oder die anderen jedoch entgegengesetzt. Die für diesen Vorgang nötige Energie stammt aus dem Transport entlang dem Gradienten, der wiederum durch eine Pumpe, d. h. eine ATPase, aufrechterhalten wird. Daher wird dies auch als **sekundär aktiver Transport** bezeichnet.

Größere Moleküle werden mit Hilfe der gesamten Membran und nicht etwa von Kanälen oder Transportern durch Ein- und Ausstülpen in- oder exkorporiert: **Endozytose** bedeutet dabei die Aufnahme extrazellulärer Partikel, entweder über die Bindung an **Rezeptoren** der Zellmembran (s. u.) oder durch Kontakt der Partikel mit an **Clathrin** oder **Caveolin** (beides Proteine) reichen Membranbereichen, die anschließend mit dem Protein **Dynamin** abgespalten werden.

> Aufgrund des EM-Bildes werden mit Hilfe von Clathrin abgeschnürte Vesikel auch als Stachelbläschen (coated vesicles) bezeichnet.

Man unterscheidet die **Pinozytose** (Aufnahme von Flüssigkeitstropfen) und die **Phagozytose** (Aufnahme großer fester Partikel wie Bakterien und Zelltrümmer). Zur Phagozytose sind häufig nur Fresszellen fähig. **Exozytose** bedeutet die Ausschleusung von Partikeln durch Ausstülpung der Membran aus Zellen (z. B. von der Zelle produzierte Proteine). **Transzytose** bezeichnet das unveränderte Ausschleusen durch kombinierte Endo- und Exozytose.

Weiter ist die Zellmembran Grundbedingung für die Entstehung des **Membranpotentials,** das insbesondere mit Hilfe der Na^+/K^+-ATPase aufrechterhalten wird. Pro Zyklus und Molekül ATP transportiert sie 3 Na^+-Ionen aus der Zelle heraus und 2 K^+-Ionen in die Zelle hinein. Der dabei entstehende Gradient ist Grundbedingung z. B. für sekundär aktive Transportvorgänge und bildet zusammen mit der stärkeren Permeabilität der Membran über K^+-Kanäle die Voraussetzung für das Ruhemembranpotential der Zelle im Vergleich zu ihrer Umgebung. Darüber hinaus fungieren in die Membran eingelagerte Transmembranproteine als Rezeptoren (Signalempfänger) für hydrophile **Liganden** (Wirkstoffe) wie etwa Hormone oder Neurotransmitter. Durch Bindung des Liganden an den für ihn **spezifischen Rezeptor** wird entweder ein Signal in die Zelle fortgeleitet und anschließend ein Effekt ausgelöst (z. B. verstärkte Proteinbiosynthese), was als **Signaltransduktion** bezeichnet wird, oder es werden mittel- oder unmittelbar Ionenkanäle geöffnet (z. B. nikotinerger Acetylcholinrezeptor).

Klinik

Insbesondere im Darm und ZNS existieren Pumpen, die mit Hilfe von ATP zellschädigende Stoffe einschließlich bestimmter Medikamente aus der Zelle schaffen. Prominentes Beispiel ist das **MDR-1-Protein** (multidrug resistance protein 1, P-Glykoprotein-1), das Medikamente wie die Histamin-H_1-Rezeptor-Blocker an den Zellen der Blut-Hirn-Schranke (BHS) eliminiert. Leider exprimieren auch gewisse Tumorzellen diese Pumpe in hoher Zahl, was den intrazellulären Wirkverlust einiger Zytostatika wie z. B. der Vinca-Alkaloide erklärt. Kurz Erwähnung finden sollen auch die immer noch häufig eingesetzten **Herzglykoside.** Vor allem am Herzen blockieren sie die Na^+/K^+-ATPase. Dies führt intrazellulär zu einem Aufstau von Na^+, der nötige Gradient für einen Na^+/Ca^{2+}-Antiport fehlt, so dass es zu einem intrazellulären Ca^{2+}-Anstieg kommt, was kontraktionsfördernd wirkt.

Zytoskelett

Struktur und Funktion

Da menschlichen Zellen eine Zellwand wie etwa bei pflanzlichen Zellen fehlt, die ihnen eine feste dreidimensionale Struktur verleiht, und es gleichzeitig auch nichtortsständige Zellen gibt, die zur Wanderung durch den Körper befähigt werden müssen, besitzt die Zelle ein aus unterschiedlichen Filamenttypen bestehendes Zytoskelett, das darüber hinaus auch allen Zellen bei intrazellulären Transportvorgängen und der Zellteilung dienlich ist. Alle Filamente bestehen aus einzelnen Proteinbausteinen, die sich durch **Selbstassoziation** rasch zum fertigen Filament zusammenlagern, aber auch durch **Dissoziation** schnell wieder zerfallen können. Außerdem werden die Filamente von für sie spezifische **Begleit- und Motorproteinen** gesäumt, die dem Assoziationsgrad, der möglichen Kontraktion und auch der Verknüpfung der Filamente mit anderen Systemen dienen. Unterschieden werden:

▶ **Mikrofilamente:** Hierunter fallen die **Aktinfilamente** (AF) mit einem Durchmesser von **7 nm** samt ihren Begleit- und Motorproteinen. Grundgerüst ist das **G-Aktin** (globuläres Aktin, MG 42 kD), das sich unter Spaltung von ATP zum **F-Aktin** (filamentäres Aktin) assoziiert. Das F-Aktin besitzt ein Plus-Ende mit schneller Assoziation und Dissoziation sowie ein Minus-Ende, an dem der Umbau langsamer verläuft. Durch Begleitproteine wie **Espin, Fimbrin** oder **Villin** werden AF zu Bündeln verknüpft, **Filamin** verbindet AF zu einem Netz, das **ARP 2/3** (actin-related protein 2/3) ermöglicht eine Verzweigung der Mikrofilamente, während andere Begleitproteine wie etwa das **Tropomyosin** (s. S. 28) aus Muskelfasern AF generell stabilisieren. Die Ausbildung eines AF-Netzes ist z. B. entscheidend für die Formierung des sog. **Zellkortex** (Zellrinde). Dieser wird durch das kortikale Aktinnetz **(terminal web)** gebildet und ist über Begleitproteine wie **Dystrophin** und **Spektrin,** die häufig ein zweidimensionales Netz ausbilden, mit der Zellmembran verbunden. Dieses und das kortikale Aktinnetz formen zusammen das Membranskelett.

Zytologie II

Zytoskelett/Struktur und Funktion (Fortsetzung)

▶ Darüber hinaus sind nicht dem Terminal web zugehörige AF über Begleitproteine wie **α-Aktinin** oder **Talin** permanent mit Transmembranproteinen der Zellmembran verbunden, was sie dann lokal in der Membran an ihrer lateralen Diffusion hindert und so dort konzentriert. Das kann z. B. wichtig sein, wenn es darum geht, Ionenkanäle oder Rezeptoren an der Postsynapse des Neurons zu binden. Über Begleitproteine wie **Ezrin, Moesin** oder **Rhadixin** werden die AF temporär mit der Zellmembran verbunden, was der vorübergehenden Änderung der Zellform dient. Die Motorproteine der AF sind die in bisher 18 Klassen zusammengefassten **Myosine.** Jedes Molekül besteht aus Kopf (bindet an Aktin und hat ATPase-Aktivität), Hals (bindet Myosin-Leichtketten-Proteine und beeinflusst den Kopf) und Schwanz (bestimmt die Myosinklasse). Durch Spaltung von ATP kommt es zur wiederholten Bindung und Lösung des Myosins am Aktin, zur Weiterwanderung des Myosins zum Plus-Ende des Aktins und damit letztlich zur Kontraktion (von Teilen) der Zelle. Man unterscheidet:

- **Konventionelle Myosine (Myosin II):** Sie sind verantwortlich für den Kontraktionsmechanismus von Muskelzellen und die Fähigkeit zur kriechenden Migration (Wanderung) nichtmuskulärer Zellen. In letzteren kommt es durch die Aktin-Myosin-Interaktion zur Ausbildung von **Podien** (Füßchen) im Frontteil mit Nachziehen der übrigen Zelle. Dabei sind dünne fingerförmige **Filopodien,** dünne zungenförmige **Lamellipodien** und plumpe **Pseudopodien** zu unterscheiden.
- **Unkonventionelle Myosine:** Hierunter fallen alle übrigen Myosine. **Myosin I** z. B. interagiert mit dem Aktinbinnengerüst der Mikrovilli. **Myosin V** transportiert Zellorganellen intrazellulär über kurze Strecken.

▶ **Intermediärfilamente:** Diese ca. **10 nm** dicken Polypeptidketten dienen ausschließlich der Zellstabilität. Die Intermediärfilamente richten sich parallel zu den zytoplasmatischen Druck- und Zuglinien aus. Die wichtigsten sind:
- **Neurofilamente:** in Nervenzellen lokalisiert
- **Vimentinfilamente:** finden sich in allen Zellen mesenchymalen Ursprungs. Darunter fallen auch die **Desminfilamente,** die das Binnengerüst muskulärer Zellen bilden, und die **Gliafilamente** wie das **GFAP** (glial fibrillary acidic protein) von Astroglia- und Schwann-Zellen.
- **Zytokeratin-** oder **Tonofilamente:** in Epithelzellen. Über Desmosomen (s. u.) sind sie mit der Zellmembran und benachbarten Zellen verbunden.

▶ **Tubulinfilamente:** Die beiden Proteine **α-** und **β-Tubulin** lagern sich zu einem Dimer zusammen, das wiederum zu einem **25 nm** durchmessenden **Mikrotubulus-Hohlzylinder** mit Plus- und Minus-Ende polymerisiert. Das GTP-abhängige Wachstum nimmt seinen Ursprung vom **γ-Tubulin-Ringkomplex** der **Zentrosomen** (oder Kinetosomen, s. u.), die aus zwei **Zentriolen** bestehen und in der Nähe von Zellkern und Golgi-Apparat liegen. Das Zentrosom wird auch als **MTOZ** (Mikrotubulus-Organisationszentrum) bezeichnet. Es besitzt eine **9 × 3-Struktur** (neun zirkuläre Mikrotubulitriplette, ein Zylinder vollständig, zwei unvollständig). Hier sind die Mikrotubuli mit ihrem Minus-Ende verankert. Stabilisiert werden Mikrotubuli durch mikrotubuliassoziierte Proteine **(MAP)**. Daneben gibt es die Mikrotubuli-Motorproteine **Dynein** und **Kinesin,** die unter ATP-Verbrauch für den Langstreckentransport von Chromosomen und Zellorganellen sowie die Bewegung von Kinozilien und Flagellen (s. u.) verantwortlich sind.

Klinik

Die Mutation der Myosine III, VI und VII führt zu erblichen Formen von **Taubheit.** Der **immunhistochemische Nachweis** gewisser Intermediärfilamente hilft bei der Diagnostik von Tumoren, die die Ähnlichkeit zu ihrem Ausgangsgewebe verloren haben.

Oberflächendifferenzierung

Struktur und Funktion

Nichtmigratorische, meist epitheliale Zellen tragen bestimmte der im Folgenden vorgestellten Oberflächendifferenzierungen häufig entweder nur zur freien Oberfläche **(apikal)** oder nur zum entgegengesetzten Pol **(basolateral).** Dazu gehören:

▶ **Mikrovilli** (Zotten, ▌Abb. 1, S. 10): Sie sind nicht eigenbewegliche Ausstülpungen der apikalen Zellmembranen polarer Zellen. Einzelne Zotten sind ca. 0,1 µm dick und bis zu 2 µm lang. Sie besitzen ein Aktinskelett und eine dicke Glykokalix auf ihrer Oberfläche. Dicht stehende Zotten stellen sich lichtmikroskopisch als **Bürstensaum** dar. Sie dienen der Oberflächenvergrößerung und indirekt – da sie häufig Kanäle, Pumpen und Transporter beherbergen – Transportvorgängen. Bis zu 10 µm lange Mikrovilli werden auch als **Stereozilien** bezeichnet.

▶ **Kinozilien** (Zilien, Flimmerhaare): Sie sind ebenfalls bis zu 10 µm lange und 250 nm dicke Fortsätze des apikalen Zytoplasmas, die aber im Gegensatz zu Stereozilien zu einer aktiven Bewegung fähig sind. Der Grund ist ein **Axonem** (Achsenfaden) aus Mikrotubuli mit **9 × 2 + 2-Struktur** (neun zirkuläre Mikrotubulizylinder, einer voll-, einer unvollständig, die ein zentrales Mikrotubulipaar umgeben). Hervor geht das Axonem aus jeweils einem **Kinetosom** (Basalkörper) im apikalen Zytoplasma, dessen Aufbau einem Zentriol entspricht. Bewegung erfährt das Axonem bzw. die Zilie durch **Dynein**. Besonders dicht stehendes zilientragendes Epithel wird als **Flimmerepithel** bezeichnet. Zilien dienen dem Transport. **Flagellen** (Geißeln) sind bis zu 55 µm große Kinozilien. Beim Menschen tragen nur die Spermien jeweils eine Geißel, die der Fortbewegung dient.

▶ **Mikroplicae:** Dabei handelt es sich um kleine fingerförmige Falten am apikalen Zytoplasma. Man findet sie v. a. in den obersten Zelllagen von mehrschichtig unverhorntem Plattenepithel des Ösophagus und der Plica vocalis des Kehlkopfs, wo sie der Anheftung eines Flüssigkeitsfilms dienen.

▶ **Basolaterale Falten und Fortsätze:** Kurze Ausstülpungen der basolateralen Zellmembran bezeichnet man als Fortsätze. Falten sind tief in die Zelle reichende fingerförmige Einstülpungen der basolateralen Zellmembran. Häufig sind diese mit den Falten lateral gelegener Zellen verknüpft und werden dann als **interdigitierend** bezeichnet. In den Membranen der Falten und Fortsätze sind häufig Kanäle, Pumpen und Transporter konzentriert. Intrazellulär finden sich deshalb in den Falten häufig energieliefernde Mitochondrien, die zusammen mit den Membranen der Falten lichtmikroskopisch für eine **basale Streifung** sorgen.

Klinik

Ein genetischer Defekt des Dyneins in den Kinozilien/Flagellen führt zum **Kartagener-Syndrom (Syndrom der immotilen Zilien).** Symptome sind ein Situs inversus, chronische Atemwegsinfektionen durch die fehlende Transport- bzw. Reinigungsfunktion und Fertilitätsstörungen bei Mann (immotile Spermien) und Frau (Transportstörungen der Eileiter).

Zellkern

Struktur und Funktion

Jeder **Nukleus** (Zellkern, ▌ Abb. 1, S. 10) speichert nahezu die gesamte genetische Information des menschlichen Organismus **(Genom)** in Form der **DNA** (Desoxyribonukleinsäure) und ist der Ort der **Transkription (m-RNA-Synthese).** Im Schnitt hat der Zellkern einen Durchmesser von 5 µm. Er ist von einer **Kernhülle** umgeben, die sich aus **zwei** Lipiddoppelschichten mit dazwischen liegender, 20–40 nm weiter **perinukleärer Zisterne** zusammensetzt. Die innere Lipiddoppelschicht wird von einer darunterliegenden **Kernlamina** aus Lamininen stabilisiert. Die äußere Lipiddoppelschicht geht in die Membranen des endoplasmatischen Retikulums (ER) über und ist häufig wie im übrigen rauen ER (rER) mit Ribosomen besetzt. Über die Verbindung mit den Membranen des ER findet ein Protein- und Membranzufluss zum Kern statt. Durchbrochen ist die Kernhülle von proteinergen **Kernporen,** an denen äußere und innere Lipiddoppelschicht ineinander übergehen und der Kern mit dem Zytoplasma in Verbindung steht. Ihre Öffnungsfläche ist ca. 10 nm weit und kann unter ATP-Verbrauch auf 25 nm erweitert werden. Über sie findet der Austausch von **m-RNA** (Messenger-Ribonukleinsäure) aus dem Zellkern und Proteinen in den Zellkern statt. Die Kernhülle umgrenzt das **Karyoplasma,** das wiederum die DNA in Form des **Chromatins,** den **Nukleolus** (Kernkörperchen) und die **Kernmatrix** (Grundsubstanz) beherbergt. Das Chromatin setzt sich aus den basischen Histonproteinen und den darum gewickelten anionischen DNA-Fäden zusammen. Es ist nur während der Zellteilung zu einzelnen **Chromosomen** verdichtet (s. u.). Außerhalb der Teilung gliedert es sich in das elektronenoptisch weniger dichte **Euchromatin** (ist entspiralisiert und wird transkribiert) und das stärker elektronendichte **Heterochromatin** (ist spiralisiert und inaktiv).

> In H. E.-Präparaten färben sich die Zellkerne aufgrund der anionischen Phosphatgruppen der DNA mit kationischen Farbstoffen an. Dies wird auch als Basophilie bezeichnet.

Elektronendicht im EM und im H. E.-Schnitt stark basophil heben sich innerhalb des Chromatins ein oder mehrere Nukleoli ab. Sie besitzen keine eigene Umhüllung und gehen aus den **NOR** (Nukleolus-Organisator-Regionen) der Chromosomen hervor, die reich an **r-RNA**(ribosomale RNA)-kodierenden Sequenzen sind. Aus den r-RNA und Proteinen, die aus dem Zytoplasma stammen, werden die Ribosomenuntereinheiten zusammmengesetzt, die dann nach Transport durch die Kernporen im Zytoplasma zum reifen **Ribosom** (s. u.) zusammengesetzt werden. Die meisten menschlichen Zellen besitzen einen Zellkern, der, bezogen auf die Chromosomen, zweimal 23 **Autosomen** (Körperchromosomen) und zwei **Gonosomen** (Geschlechtschromosomen, X oder Y) enthält, die jeweils aus zwei identischen **Chromatiden** aufgebaut sind. Ein solcher Chromosomensatz wird als diploid bezeichnet. Daneben gibt es Zellen, die ihren Zellkern während der Entwicklung verlieren (z. B. Erythrozyten), solche, die durch Fusion (**Synzytien,** z. B. Muskelfasern) oder infolge Kernteilung ohne Zellteilung (**Plasmodien,** im menschlichen Körper nicht in gesunden Zellen zu finden) mehrere Kerne tragen, und jene, die zwar einen Kern, jedoch mit vervielfachtem Chromosomensatz aufweisen (**polyploid,** z. B. Hepatozyten). Zellen zur Fortpflanzung (Eizellen, Spermien) besitzen nur jeweils einen **haploiden** Chromosomensatz.

Klinik

Zwischen Kern und Zytoplasma besteht meist ein festes Verhältnis, die **Kern-Plasma-Relation,** die zwischen ¼ und ¹⁄₁₀ schwankt und sich bei den Zellteilungen bzw. wechselnden Funktionszuständen ändern kann. Bei malignen Zellen ist sie dauerhaft zugunsten des Kerns verschoben.

Zusammenfassung

✗ Aktinfilamente haben einen Durchmesser von 7 nm, Intermediärfilamente von 10 nm und Mikrotubuli von 25 nm.

✗ Stereozilien kommen häufig büschelweise vor, eine nennenswerte Verdichtung des apikalen Zytoplasmas (Korrelat: Kinetosomen) findet sich nicht. Im EM fehlt den Stereozilien die 9 × 2 + 2-Struktur des Axonems der Zilien.

Zytologie III

Das **Zytoplasma** setzt sich aus einem Grundmedium aus Wasser, Elektrolyten, Proteinen einschließlich Zytoskelett und Enzymen **(Zytosol)** und den **Zellorganellen** (Mitochondrien, Golgi-Apparat etc.) zusammen.

Zytosol

Struktur und Funktion

Das Zytosol ist ein wässriges und visköses Medium, in dem sowohl Glykogensynthese als auch Glykogenolyse und Glykolyse, daneben aber auch die Fettsäure- und Proteinbiosynthese an den freien Ribosomen stattfinden. Es enthält zudem die **Proteasomen** (45 nm lange Proteinkomplexe, die dem Abbau **ubiquitin**markierter, zytoplasmatisch nicht mehr gebrauchter oder fehlgefalteter Proteine dienen) und die als **Paraplasma** bezeichneten Ablagerungen wie:

▶ **Fett- oder Lipidtropfen:** Diese bis zu 100 μm großen Ablagerungen dienen der Speicherung von Triglyzeriden. Sie sind ausschließlich von einem Monolayer aus Phospholipiden umgeben, dem häufig das die Lipolyse hemmende Protein **Perilipin** beigemengt ist, und nicht von einer Phospholipiddoppelschicht. In Paraffinschnitten sind Fetttropfen in der Regel extrahiert, so dass der Raum optisch leer erscheint.

▶ **Glykogen:** Es dient als Glukosespeicher und findet sich in nahezu allen Körperzellen in Form solitärer **β-Partikel** für den Eigenbedarf. Hepatozyten beherbergen das Glykogen in Form großer rosettenförmiger **α-Partikel.** Die darin enthaltene Glukose stellt der Hepatozyt dem gesamten Organismus zur Verfügung. Histologische Standardfärbungen (z. B. H. E.) färben das Glykogen nicht an, es erscheint weiß; die PAS-Methode bringt dann Abhilfe.

▶ **Kristalle:** Diese finden sich häufig (physiologisch) in eosinophilen Granulozyten.

▶ **Pigmente:** Dazu gehören z. B. das Lipofuszin (s. u.), das mit dem Alter an Menge zunimmt, und das Melanin.

▶ **Sekretgranula** (s. u.)

Klinik

Eine gestörte Glykogenspaltung (durch Mangel an den verschiedenen abbauenden Enzymen) im Zytoplasma kennzeichnet das Krankheitsbild der **Glykogenosen**. Bei der Mehrzahl kommt es zu einer exzessiven Ablagerung von α- und β-Partikeln in den meisten Körperzellen.

Mitochondrien

Struktur und Funktion

Diese Zellorganellen, die evolutionär wahrscheinlich **endosymbiotische Bakterien** darstellen, dienen der Energiebereitstellung, weshalb sie auch als Kraftwerke der Zelle bezeichnet werden. Sie haben einen Durchmesser von 0,5 μm und sind 10–50 μm lang. Begrenzt werden sie durch je zwei Biomembranen, deren innere charakteristisch eingestülpt ist. Anhand dessen unterscheidet man Mitochondrien vom:

▶ **Cristatyp** (Abb. 1, S. 10): lamellenförmige Einstülpung der inneren Membran; findet sich in den meisten Körperzellen

▶ **Tubulustyp:** schlauchförmige Einstülpung der inneren Membran; findet sich in den steroidhormonproduzierenden Zellen von Hoden, Nebennierenrinde und Ovar.

Innere und äußere Membran begrenzen gemeinsam den **Intermembran-**, die innere den **Matrixraum**. Während die äußere durch **Porine** (Proteinkomplexe) relativ durchlässig ist, erfolgt der Austausch über die innere Membran fast ausschließlich über **Transporter**. In der inneren Membran liegen Atmungskette, Protonenkanal und -pumpe sowie die ATP-Synthase zur **ATP-Bildung.** Der Matrixraum ist Ort für die β-Oxidation der Fettsäuren, die Pyruvatoxidation und den Zitratzyklus. Darüber hinaus liegt im Matrixraum ein eigenes ringförmiges Chromosom aus **mt-DNA** (mitochondriale DNA) und Ribosomen (aus 30-S- und 50-S-Untereinheit bestehend), was den Mitochondrien eine weitgehend autarke Proteinsynthese verschafft. Proteine, die die Mitochondrien nicht selbst produzieren können, stammen aus nukleärer DNA, werden an freien Ribosomen (s. u.) im Zytoplasma gebildet und über **Translokasen** der beiden Membranen im ungefalteten Zustand importiert. Mitochondrien vermehren sich unabhängig vom Zellzyklus durch Zweiteilung.

Klinik

Erbkrankheiten, die von den Mitochondrien ausgehen, werden als **Mitochondropathien** bezeichnet. Von der mt-DNA ausgehende Erkrankungen werden ausschließlich von der Mutter, auf Störungen nukleärer DNA für die Mitochondrien beruhende von beiden Elternteilen vererbt.

Ribosomen

Struktur und Funktion

Ribosomen (Abb. 1, S. 10) nehmen eine zentrale Rolle in der Proteinbiosynthese ein. Die nichtmembranösen, ca. 20 nm großen Gebilde (**keine** Organelle) vermitteln die Übersetzung der m-RNA in die Aminosäuresequenz der Proteine. Ihnen zur Seite steht mit Aminosäuren beladene **t-RNA** (Transfer-RNA), die die Aminosäuren zur m-RNA und zu den Ribosomen bringt. Den gesamten Vorgang bezeichnet man als **Translation**. Jede Zelle besitzt etwa 1–2 Mio. Ribosomen, die durch Fusion der im Kern gebildeten 40-S- und 60-S-Ribosomenuntereinheiten entstehen. Häufig lagern sich bei der Translation mehrere Ribosomen gleichzeitig an einen m-RNA-Strang an, was optisch als **Polysom** in Erscheinung tritt. Ist das entstehende Ribosom für den Bedarf im Zytosol oder in den Mitochondrien bestimmt, wird es an freien Ribosomen synthetisiert, soll es jedoch exozytiert, in die Membran verbracht werden oder den Lysosomen zur Verfügung stehen, binden sich die Ribosomen nach Erkennen einer Signalsequenz auf der m-RNA an das ER (s. u.).

Klinik

Der unterschiedliche Aufbau der **bakteriellen Ribosomen** (und auch der Mitochondrien) aus 30-S- und 50-S-Untereinheit wird in der Klinik bei einigen Antibiotika genutzt, die diese Untereinheiten an verschiedenen Angriffspunkten selektiv hemmen (z. B. **Aminoglykoside** an der 30-S-Untereinheit).

Endoplasmatisches Retikulum

Struktur und Funktion
Das ER (❙ Abb. 1, S. 10) besteht aus einem Gewirr aus Membranen, die im Inneren ein Hohlraumsystem mit eigenem Milieu abgrenzen. Dieses wird auch als **ER-Zisternenraum** bezeichnet. Zunächst einmal dient es als **Membranreservoir** für die Kernhülle, den Golgi-Apparat und die Plasmamembran. Daneben wird funktionell unterschieden zwischen:

▶ **Rauem ER (rER,** granuläres ER), das mit Ribosomen (s. o.) besetzt ist. Die für den Export, die Peroxisomen oder die Lysosomen synthetisierten Proteine werden im Inneren gespeichert und durch Knospung als Transportvesikel entweder an den Golgi-Apparat oder direkt als Peroxisom freigesetzt. Ist es besonders stark ausgeprägt, wird es als Ergastoplasma bezeichnet. In polaren Zellen liegt es basal in Nähe des Zellkerns. Aufgrund der stark anionischen Ribosomen färben sich Zellen mit reichlich rER (z. B. exokrine Drüsenzellen) gut mit basischen Farbstoffen an. Unter dem Lichtmikroskop erscheint daher ein basophiles Zytoplasma.
▶ **Glattem ER (gER),** in dem Cholesterin und Phospholipide für die Biomembranen produziert werden und die Glukoneogenese abläuft. Darüber hinaus finden im gER steroidhormonproduzierender Zellen die Hormonsynthese und im gER von Muskelzellen die Ca^{2+}-Speicherung **(sarkoplasmatisches Retikulum)** statt.

Klinik
Im gER der Hepatozyten findet darüber hinaus ein großer Teil des Fremdstoff- und Arzneimittelmetabolismus statt. Einige Medikamente führen zu einer **Enzyminduktion** in den Membranen des gER oder einer Vermehrung des gesamten gER mit der Konsequenz, mehr Medikamente geben zu müssen.

Golgi-Apparat

Struktur und Funktion
Auch dieses Organell (❙ Abb. 1, S. 10) besteht aus membranumschlossenen Hohlräumen, die abgeflachte **Zisternen** bilden. Fünf bis 10 dieser Zisternen schließen sich zu einem **Diktyosom** (Stapel) zusammen. Mehrere dieser Stapel bilden in Kernnähe die sog. **Golgi-Felder.** Diktyosomen gliedern sich in drei Bereiche: die konvexe, dem ER oder Kern zugewandte **cis-Region,** die der Membran zugeneigte konkave **trans-Region** und das der trans-Region folgende **TGN** (Trans-Golgi-Netzwerk). Zufluss erhalten die Golgi-Felder durch Vesikel aus dem ER. In den einzelnen Zisternen der Felder findet dann die stufenweise Modifikation der verschiedenen ER-Produkte (Lipide und Proteine) statt (z. B. Glykosylierung und Sulfatierung von Proteinen), die anschließend an der trans-Seite bzw. TGN sortiert und entweder als **Sekretvesikel** (dauerhafte, unstimulierte oder konstitutive Sekretion) oder **Sekretgranula** (regulierte Sekretion auf spezifische Reize hin) aus der Zelle durch Exozytose abgegeben werden oder als Lysosomen (s. u.) in der Zelle verbleiben. Durch ersteres gleicht der Golgi-Apparat darüber hinaus die Membranverluste der Zellmembran durch endozytotische Prozesse aus. Dadurch findet eine ständige **Membranrezirkulation** statt.

Klinik
Im Rahmen einer **Cholestase** (Gallestau) kann es zu einer **Golgi-Hypertrophie** (Vergrößerung des Golgi-Apparats) kommen.

Endosomen, Lysosomen, Peroxisomen und Melanosomen

Struktur und Funktion
Die **Lysosomen** (❙ Abb. 1, S. 10) sind 0,5–5 μm große Organelle, die sich über **Endosomen** (prälysosomale Zwischenstufen) aus dem TGN des Golgi-Apparats ableiten. Im EM ist häufig ein zentrales elektronendichtes Zentrum zu erkennen. In allen Zellen mit Ausnahme der Erythrozyten finden sie sich in wechselnder Menge. Sie enthalten **hydrolytische Enzyme** (v. a. Esterasen, Glykosidasen, Peptidasen, Phosphatasen und Sulfatasen), die dem Abbau zelleigenen Abfalls **(Autophagie)** und zellfremden Materials **(Heterophagie)** dienen. In ihrer Membran besitzen sie eine **Protonenpumpe** (eine ATPase), die den pH-Wert innerhalb der Lysosomen in den für die Enzyme optimalen Bereich **(pH < 6)** bringt. Eine dichte Glykokalix auf der luminalen Membranseite scheint die lysosomale Membran und letztlich die gesamte Zelle vor ungehindertem Verdau zu schützen. Als **primär** wird ein Lysosom bezeichnet, das noch nicht verdaut. Kommt es zum Kontakt mit abzubauendem Material, entstehen **sekundäre Lysosomen:**

▶ **Autolysosomen:** Zelleigenes Material wird von einer autophagisches Vakuole umschlossen und verschmilzt zum aktiven Autolysosom **(Autophagosom).**
▶ **Heterolysosomen:** Zellfremdes Material wird endozytiert (s. o.) und verschmilzt mit dem primären Lysosom zum sekundären Heterolysosom. Bei zur Phagozytose fähigen Zellen verschmilzt das endozytierte **Phagosom** mit dem primären Lysosom zum sekundären **Phagolysosom.**

Gelingt es der Zelle nicht, die Stoffe im sekundären Lysosom abzubauen, entstehen **Residualkörper.** Ein Beispiel sind die Lipofuszingranula. Direkt aus dem ER leiten sich die **Peroxisomen** (❙ Abb. 1, S. 10) ab. Sie enthalten die oxidierenden Katalasen und Peroxidasen, dienen dem Abbau verzweigter Fettsäuren und der Synthese von **Plasmalogenen** (Phospholipiden), die im Gehirn gebraucht werden. Melanosomen werden auf Seite 83 vorgestellt.

Klinik
Defekte in der Funktion lysosomaler Enzyme führen zur pathologischen Ablagerung der Substrate in den Lysosomen **(lysosomale Speicherkrankheiten),** die sich je nach Substrat nochmals in **Glykogenosen, Lipidosen** und **Mukopolysaccharidosen** gliedern. Peroxisomendefekte führen zum **Zellweger-Syndrom.**

Zytologie IV

Zell-Zell-Kontakte und Basalmembran

Struktur und Funktion

Zellen haben Kontakt zu benachbarten Zellen und der extrazellulären Matrix (EZM). Bei den Zell-Zell-Kontakten unterscheidet man:

▶ **Barrieren- oder Verschlusskontakte (Zonula occludens, Tight junction):** Sie bestehen aus den miteinander verbundenen Transmembranproteinen **Claudin** und **Occludin** zweier Zellen, die über intrazelluläre **Zonula-occludens-Proteine** (**ZO-1** und **ZO-2**, Adapterproteine) mit kontraktilen AF der Zellen verbunden sind. Sie sorgen für eine leistenförmige Verschmelzung des Interzellularraums und verhindern so nahezu vollständig die parazelluläre Diffusion von Wasser, Elektrolyten und kleinen hydrophilen Molekülen (**Diffusionsbarriere**). Einige Claudine sind jedoch selektiv durchlässig für Wasser und Elektrolyte. Darüber hinaus verhindern Tight junctions die Lateraldiffusion der Lipiddoppelschicht.

▶ **Adhäsionskontakte:** Bei diesen unterscheidet man zwischen Zell-Zell- und Zell-Matrix-Kontakten. Darüber hinaus wird zwischen **Macula adhaerens** (**Desmosom**, ▌Abb. 1) und **Zonula adhaerens** sowie **Hemidesmosomen** und **Fokalkontakten** unterschieden. Allen gemeinsam ist der Aufbau aus Transmembranproteinen, Adapter- oder Plaqueproteinen und intrazellulären Filamenten des Zytoskeletts:

– **Zell-Zell-Kontakte (Desmosom und Zonula adhaerens):** Die Transmembranproteine des Desmosoms sind die **Cadherine** (Ca^{2+}-dependent adhesion molecules) **Desmocollin** und **Desmoglein,** Adapterproteine sind **Desmoplakin, Plakoglobin, Plakophilin** und **Plektin,** und die intrazellulär inserierenden Filamente sind die **Intermediärfilamente.** Die Transmembranproteine der Zonula adhaerens sind ebenfalls Cadherine (z. B. **E-Cadherin** in Epithelien oder **N-Cadherin** zwischen Kardiomyozyten), Adapterproteine sind **α-Aktinin, α-** und **β-Catenin** sowie **Vinculin,** und die ansetzenden Filamente sind **AF,** die durch **Myosin II** verspannt werden. Beide Kontakte dienen der mechanischen Verspannung der Zellen eines Zellverbands und sollen im Haftkomplex die Tight junctions (s. o.) absichern.

– **Zell-Matrix-Kontakte (Hemidesmosom** und **Fokalkontakt):** Hemidesmosomen dienen meist der Verankerung von Epithel an die Basallamina (s. u.), Fokalkontakte dagegen z. B. der Verankerung des Gefäßendothels an die Basallamina. Vom Aufbau ähneln die Hemidesmosomen den Desmosomen und die Fokalkontakte den Zonulae adhaerentes. Der einzige gravierende Unterschied liegt in den Transmembranproteinen (**Integrinen**), die bei der Besprechung der Basalmembran vorgestellt werden (s. u.).

▶ **Kommunikationskontakt (Gap junction, Nexus):** Er dient der metabolischen und elektrischen Verknüpfung mehrerer Zellen, so dass sie sich funktionell wie **eine** große Zelle verhalten. Er findet sich z. B. zwischen Herzmuskelzellen, wo er als **elektrische Synapse** fungiert, aber auch zwischen Linsenzellen, wo er der Ernährung dient. Er besteht pro Zelle aus jeweils sechs Transmembranproteinen (**Connexine**), die sich zu einem Halbkanal (**Connexon**) zusammmenlagern. Die Halbkanäle zweier Zellen verbinden sich dann zu einem vollständigen, etwa 2 nm weiten und für bis zu 1 kD schwere Stoffe offenen Nexus.

> In Epithelien sind die Adhäsions- und Verschlusskontakte häufig zum Haftkomplex (Schlussleisten- bzw. junktionaler Komplex) miteinander kombiniert. Von apikal nach basal besteht er aus Zonula occludens, Zonula adhaerens und Macula adhaerens.

Der Prototyp der Zell-Matrix-Verbindung ist die lichtmikroskopisch sichtbare **Basalmembran.** Diese verbindet Epithel-, Endothel-, Fett-, Glia- und Muskelzellen mit der EZM (s. S. 17). Unter dem EM gliedert sie sich in:

▶ **Lamina basalis (Basallamina):** Sie besteht aus der zellzugewandten **Lamina rara (Lamina lucida),** die elektronenoptisch leer erscheint, und der elektronendichten, bis zu 120 nm breiten **Lamina densa.**

▶ **Lamina fibroreticularis:** Diese ca. 500 nm breite Zone verbindet die Lamina densa mit dem angrenzenden Bindegewebe. In Geweben, in denen Epithel und Endothel direkt aneinandergrenzen

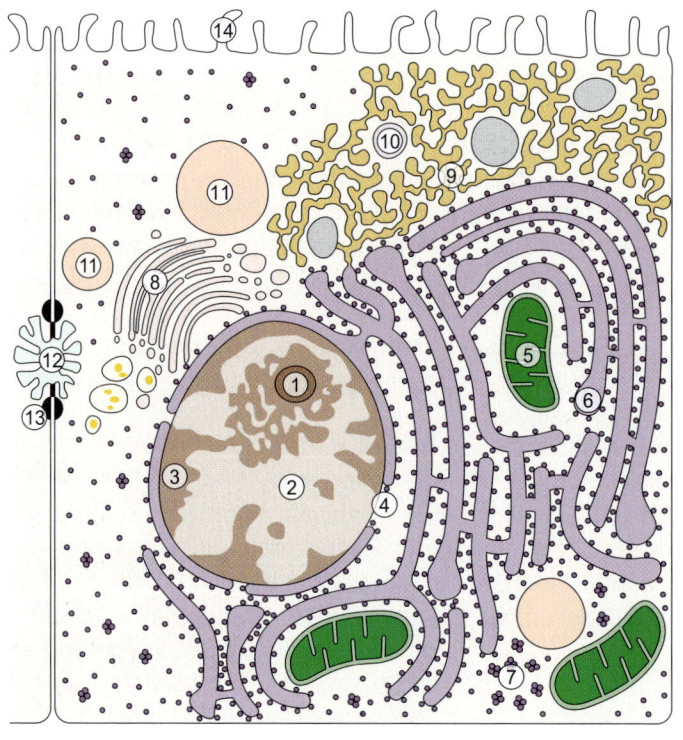

▌Abb. 1: Die menschliche Zelle am Beispiel eines Hepatozyten (1 = Nukleolus, 2 = Euchromatin, 3 = Heterochromatin, 4 = perinukleäre Zisterne einschließlich einer Kernpore, 5 = Mitochondrium vom Cristatyp, 6 = rER, 7 = freie Ribosomen/Polysomen, 8 = Golgi-Apparat, 9 = gER, 10 = Peroxisom, 11 = Lysosom, 12 = Gallenkapillare, 13 = Desmosom, 14 = Mikrovillus). [nach 14]

(z. B. Blut-Harn-, Blut-Hirn- und Blut-Luft-Schranke), fehlt sie, die Laminae densae verschmelzen zu einer Schicht, und die umliegenden Laminae rarae werden als **Laminae rarae interna** und **externa** bezeichnet.

Die Lamina rara wird von Transmembranproteinen wie dem **Syndecan** (ein Proteoglykan), den **Integrinen** (aus einer α- und einer β-Einheit) sowie dem **BP 180** (in Epithelien) durchzogen, die den Kontakt zu der aus **Lamininen** (Adhäsionsproteine) und **Kollagen IV** bestehenden Lamina densa herstellen. Das Syndecan sowie die Integrine können Teil der Fokalkontakte sein, BP 180 sowie einige Integrine sind Teil der Hemidesmosomen. Über das Proteoglykan **Perlecan** (indirekt über **Mikrofibrillen**) und Ankerfibrillen aus **Kollagen VII** besteht Kontakt zum **Kollagen III** der Lamina fibroreticularis. Darüber hinaus können alle Zellen des menschlichen Körpers ohne Vermittlung der Basalmembran in Verbindung zur EZM treten:

▶ Entweder **direkt** durch Bindung der Integrine der Fokalkontakte oder der Hemidesmosomen an Kollagenfasern der EZM
▶ Oder **indirekt** über Bindung der Integrine oder des Syndecans der Zellen an **Fibronektine,** die die Bindung zur EZM vermitteln

Durch die Bindung an die EZM (über die Basalmembran oder unabhängig) werden außerdem in den Zellen Signalwege aktiviert: Differenzierung, Überleben etc.

Klinik
Erbliche Defekte der verschiedenen Connexine können zur **angeborenen Linsentrübung** (Connexin 46, 50) oder **Taubheit** (Connexin 26, 30, 31) führen.

Zellzyklus, Zellvermehrung und Zelltod

Struktur und Funktion
Der Zellzyklus gliedert sich in die **Mitose** (Teilung vermehrungsfähiger Zellen) und die **Interphase** (Zeit zwischen zwei Mitosen). Die Interphase gliedert sich in die **G_1-Phase** (Wachstumsphase), die **S-Phase,** in der die DNA repliziert (verdoppelt) und Histone synthetisiert werden, und die **G_2-Phase,** in der RNA synthetisiert und die Mitose vorbereitet wird. Die Mitose gliedert sich in **Prophase, Metaphase, Anaphase, Telophase** und **Zytokinese.** Am Ende sind zwei Tochterzellen mit doppeltem Chromosomensatz **(2n),** aber nur zwei Chromatiden pro Chromosomenpaar entstanden **(2c).** Manche Zellen verlassen den Zellzyklus in der G_1-Phase und treten in die **G_0-Phase** (Ruhezustand) ein. Viele durchlaufen dann einen **Differenzierungsvorgang,** in dem sie spezielle Fähigkeiten entwickeln. Oft verlieren sie in diesem Rahmen die Möglichkeit, sich erneut zu teilen **(terminale Differenzierung),** um dann irgendwann unterzugehen (s. u.). In diesem Fall erfolgt die Zellerneuerung über **Stammzellen,** die lebenslang teilungsfähig sowie niedrig differenziert sind und deren Zellzyklus äußerst langsam verläuft. Weibliche und männliche Keimzellen sind in der Lage, „anstelle" der Mitose eine **Meiose** zu durchlaufen. Sie dient der Reduktion und der Rekombination der genetischen Information der Zelle. Sie besteht aus der **Reifeteilung I,** in der die homologen Chromosomen gepaart werden, ein Austausch von DNA-Stücken zwischen väterlichen und mütterlichen Chromatiden stattfindet und anschließend homologe Chromosomen getrennt werden. Sie setzt sich aus einer **Prophase I,** die sich in die Stadien **Leptotän, Zygotän, Pachytän, Diplotän** und **Diakinese** gliedert, sowie einer **Metaphase I, Anaphase I, Telophase I** und einer unvollständigen **Zytokinese I** zusammen. Es entstehen zwei Zellen mit einfachem Chromosomensatz **(1n)** mit zwei Chromatiden pro Chromosom **(2c).** Ohne vorausgehende DNA-Replikation beginnt dann in den Zellen die **Reifeteilung II,** die einer Mitose gleicht. Am Ende besitzen die vier Zellen einen einfachen Chromosomensatz **(1n)** mit einer Chromatide pro Chromosom **(1c).** Zellen, die sich terminal differenziert oder einen Schaden erlitten haben (z. B. Virusinfektion) oder bei denen die Möglichkeit einer malignen Entartung besteht, werden vom Körper aufgrund bestimmter Signale programmiert durch **Apoptose** eliminiert **(programmierter Zelltod).** Bei intakter Zellmembran schrumpft die Zelle und zerfällt in Apoptosevesikel, die von Fresszellen eliminiert werden. Eine Entzündung aufgrund freigesetzter zytosolischer Bestandteile besteht nicht.

Klinik
Im Gegensatz zur Apoptose gehen Zellen bei der **Nekrose** aufgrund starker exogener chemischer (z. B. Säuren, Laugen), mechanischer (Traumen) oder physikalischer (z. B. ionisierende Strahlen, Hitze und Kälte) Noxen unter. Die Zelle zerfällt, zytosolische Bestandteile werden freigesetzt, und ein entzündlicher Reiz wird gesetzt.

Zusammenfassung
✗ Intrazellulär an den (Hemi-)Desmosomen inserierende Filamente sind die Intermediärfilamente.
✗ Im Gegensatz dazu setzen intrazellulär AF an den Plaqueproteinen der Zonula adhaerens oder Fokalkontakten an.

Epithelgewebe I

Unter Epithelgewebe versteht man einen Verband von gleichartig differenzierten Zellen, zwischen denen sich schmale Interzellularspalten mit wenig Interzellularsubstanz befinden. Es ist an der Basallamina verankert. Das Epithelgewebe bedeckt die äußeren und inneren Körperoberflächen und stellt in Organen meist das spezifische, für die Funktion entscheidende Gewebe (**Parenchym**). Es enthält keine Blutgefäße (mit Ausnahme der **Stria vascularis** des Innenohrs, s. S. 100). Aufgrund seiner Funktion wird das Epithelgewebe differenziert in:

▶ Oberflächenepithel
▶ Drüsenepithel

Histogenese

Epithelgewebe kann aus allen drei Keimblättern, also sowohl aus Ektoderm, Mesoderm als auch Entoderm, hervorgehen. Die meisten Epithelgewebe nehmen ihren Ursprung allerdings vom Ekto- und Entoderm. Zunächst entsteht das Oberflächenepithel. Drüsenepithel entwickelt sich dann sekundär und bleibt entweder intraepithelial oder wächst durch Knospung in das darunter liegende Bindegewebe. Entwickelt sich dabei ein Lumen und bleibt die Verbindung zum Oberflächenepithel bestehen, entstehen exokrine Drüsen. Bleibt eine Lumenbildung aus und geht die zelluläre Verbindung zum Oberflächenepithel verloren, entstehen endokrine/parakrine Drüsen.

Oberflächenepithel

Struktur

Anhand der Zellschichten wird das Oberflächenepithel in ein- und mehrschichtiges Epithel unterteilt:

▶ **Einschichtiges Epithel:** Es ist durch nur eine Lage von Zellen charakterisiert. Man unterscheidet **einschichtig einfaches Epithel** von **einschichtig mehrreihigem Epithel**. Beim einfachen Epithel liegen alle Zellen der Basallamina auf, und alle erreichen mit ihrem Apex die Oberfläche. Das einschichtig einfache Epithel kann weiter differenziert werden in:

– **Einschichtiges Plattenepithel:** Die Zellen sind flach, im histologischen Bild erkennt man oft nur den Kern. Vorkommen: Blut- und Lymphgefäße, Lungenalveolen und Mesothelien

> Das einschichtige Plattenepithel, das die Blut- und Lymphgefäße sowie die Herzbinnenräume auskleidet, wird als Endothel bezeichnet. Das die Körperhöhlen auskleidende einschichtige Plattenepithel wird Mesothel genannt bzw. je nachdem, um welche Körperhöhle es sich handelt, als Perikard-, Peritoneal- und Pleuraepithel bezeichnet.

– **Einschichtiges isoprismatisches (kubisches) Epithel:** Breite und Höhe der Zellen sind etwa gleich. Vorkommen: Drüsenausführungsgänge, Leberepithelzellen, Nierenkanälchen, kleine Sammelrohre der Niere, Plexus choroideus
– **Einschichtiges hochprismatisches Epithel (Zylinderepithel):** Die Höhe dieser Zellen ist größer als ihre Breite. Vorkommen: Magen-Darm-Trakt (MDT), Gallenblase, Tuba uterina und Uterus

Die Zellen des **mehrreihigen Epithels** (Abb. 1) liegen ebenfalls alle der Basallamina auf, im Gegensatz zum einfachen Epithel erreichen aber nicht alle Zellen mit ihrem Apex die Oberfläche. Die Zellen haben unterschiedliche Größen, sind jedoch alle prismatisch. Die Zellkerne befinden sich in unterschiedlichen Höhen, wodurch unter dem Lichtmikroskop das Bild mehrerer Zellkernreihen entsteht. Die Zellen, die mit ihrem Apex die Oberfläche nicht erreichen, werden als **Basalzellen** bezeichnet und dienen der Regeneration. Vorkommen: Epithel des Ductus epididymidis, Ductus deferens und der Luftwege.

Einschichtige Epithelzellen tragen an ihrer Oberfläche je nach ihrer Funktion verschiedene Oberflächendifferenzierungen:

– **Flimmerepithel** (Abb. 1): Epithelzellen, die an ihrer Oberfläche einen Rasen aus Kinozilien tragen. Vorkommen: Respirationstrakt
– **Bürstensaum:** besteht aus einem Rasen dicht stehender Mikrovilli. Vorkommen: Dünndarm, Niere
– **Stereozilien:** sind besonders lange unbewegliche Fortsätze. Vorkommen: Ductus epididymidis, Ductus deferens

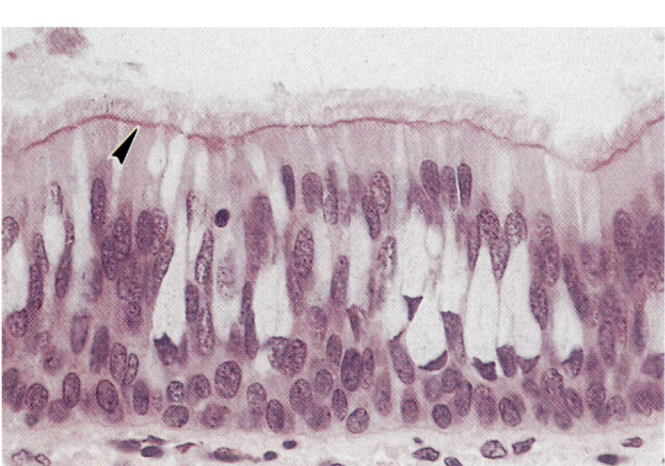

Abb. 1: Mehrreihiges Epithel (kinozilientragendes Flimmerepithel des oberen Respirationstrakts mit Becherzellen; Pfeil = Kinetosomen; H. E., 460fach). [5]

Grundlagen

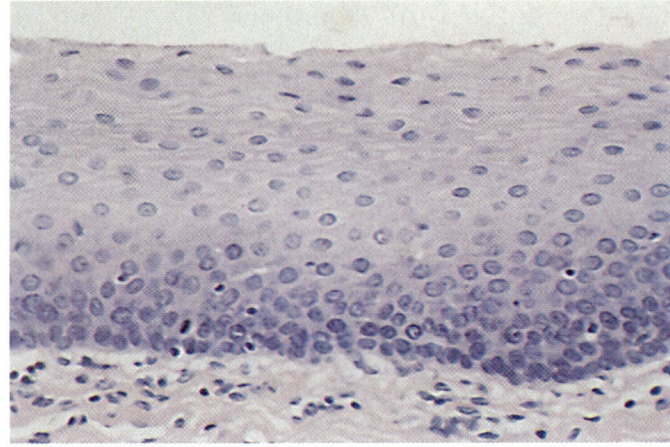

Abb. 2: Mehrschichtig unverhorntes Plattenepithel (Ösophagus; H.E., 350fach). [5]

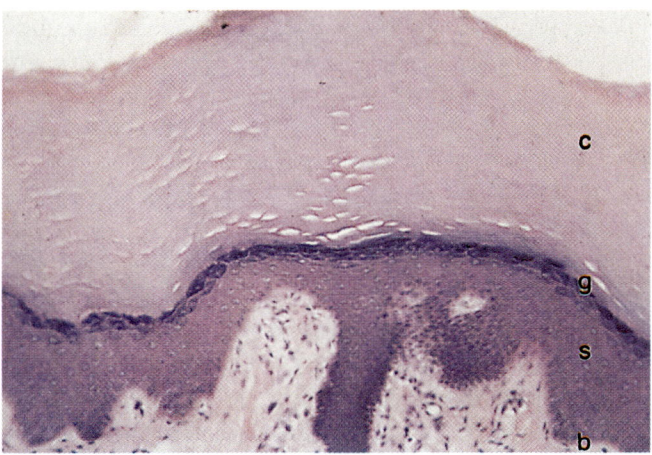

Abb. 3: Mehrschichtiges verhorntes Plattenepithel (Haut; b = Str. basale, s = Str. spinosum, g = Str. granulosum, c = Str. corneum; H.E., 100fach). [5]

▶ **Mehrschichtiges Epithel:** Dieses ist durch mehrere Epithelzellschichten, die übereinanderliegen, gekennzeichnet. Nur die unterste Schicht hat Kontakt zur Basallamina. Das Epithel kann in **Str. basale, Str. intermedium** und **Str. superficiale** unterteilt werden. Von der Basalschicht geht die Regeneration des Epithels aus. Anhand der Zellform der Superfizialschicht unterscheidet man mehrschichtig prismatisches Epithel und mehrschichtiges Plattenepithel. Das Plattenepithel kann von einer Hornschicht bedeckt sein und wird daher weiter differenziert in mehrschichtig unverhorntes oder verhorntes Plattenepithel:

- **Mehrschichtiges prismatisches Epithel:** besteht aus zwei bis fünf Zelllagen und findet sich nur selten. Vorkommen: Drüsenausführungsgänge, Auge (Konjunktiva)
- **Mehrschichtiges unverhorntes Plattenepithel** (▮ Abb. 2): Im Str. basale sind die Zellen zylindrisch und die Kerne sehr groß. Im Str. intermedium nehmen die Zellen eine polygonale Form an und sind miteinander durch Desmosomen verbunden. Der Zellkern ändert ebenfalls seine Form und wird dichter. Im Str. superficiale sind die Zellen abgeflacht, und der Zellkern ist kaum noch erkennbar. Die Zellen enthalten viel Glykogen; daher stellt sich ihr Zytoplasma in lichtmikroskopischen Standardfärbungen blass dar. Vorkommen: Analkanal, Mundhöhle, Ösophagus, Vagina
- **Mehrschichtiges verhorntes Plattenepithel** (▮ Abb. 3): Es stellt das typische Epithel der Haut (Epidermis) dar und zeigt im Gegensatz zu allen anderen mehrschichtigen Epithelien eine besondere Schichtung: **Str. basale, Str. spinosum, Str. granulosum** und **Str. corneum**. Das Str. basale besteht aus zylindrischen Zellen, die über Hemidesmosomen an der Basallamina verankert sind. Die Zellen des Str. spinosum zeigen eine polygonale Form und sind durch Desmosomen miteinander verbunden. Das Str. granulosum besteht aus flachen, kernhaltigen, mit Keratohyalingranula gefüllten Zellen. Diese sind für die ersten Schritte der Verhornung verantwortlich. Das Str. corneum besteht aus kern- und organellenlosen, avitalen verhornten Zellen, die Schutz vor Austrocknung und mechanischem Stress bieten (nähere Informationen s. S. 83).

▶ **Sonderform: Urothel (Übergangsepithel,** ▮ Abb. 4): Das Urothel findet sich in den ableitenden Harnwegen (Nierenbecken, Ureter, Harnblase, Anfang der Urethra). Obwohl meist dem mehrschichtigen Epithel zugeordnet, ist bis heute nicht abschließend geklärt, ob es sich nicht auch um mehrreihiges Epithel handeln könnte. Korrespondierend dazu wird behauptet, dass alle Zellen des Urothels mit einem Fuß die Basallamina erreichen. An seiner apikalen Seite finden sich die sog. **Deckzellen,** die mehrere Zellkerne enthalten und polyploid sein können. Das Urothel kann sich durch seine Dehnbarkeit den unterschiedlichen Füllungszuständen anpassen. Nähere Informationen zum Urothel und zu seinen Deckzellen finden sich auf Seite 68.

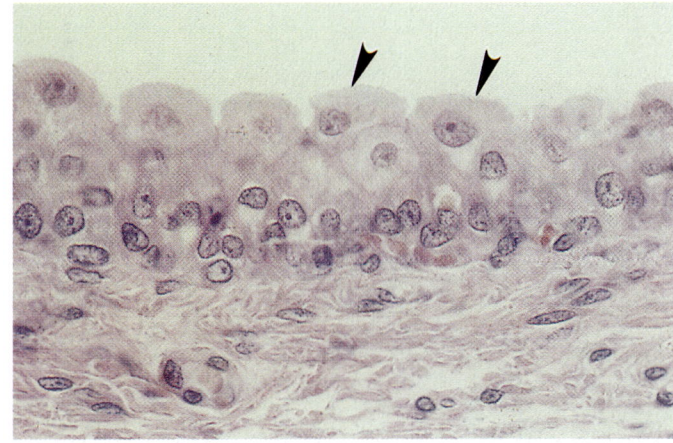

Abb. 4: Urothel (Harnblase bei geringer Füllung; Pfeile = Deckzellen; H.E., 1200fach). [5]

Epithelgewebe II

Oberflächenepithel/Struktur (Fortsetzung)

Das durch drüsige Sekrete dauerhaft befeuchtete Plattenepithel des Körpers wird auch als **feuchtes Plattenepithel** bezeichnet. Das im Gegensatz dazu der relativ trockenen Luft ausgesetzte Plattenepithel der Haut wird auch **trockenes Epithel** genannt. Alle Epithelien erneuern sich aus **mitotisch aktiven Zellen** der untersten Zelllagen, die sich wiederum aus **Stammzellen** ableiten. Jeweils eine der Zellen, die aus der Teilung hervorgegangen ist, macht anschließend eine **terminale Differenzierung** durch, um dann irgendwann durch **Apoptose** unterzugehen und abgeschilfert zu werden. Dies ist sehr eindrucksvoll an mehrschichtigen Epithelien festzustellen, wo die Zellen während der Wanderung an die Epitheloberfläche eine zunehmende Wandlung ihres Aussehens vollziehen.

Funktion

Das Oberflächenepithel kleidet alle äußeren und inneren Körperoberflächen (u. a. MDT, Respirationstrakt) sowie alle Hohlorgane aus. Die Funktionen des Oberflächenepithels sind u. a.:

▶ **Barriere (Protektion/Separation):** Das Oberflächenepithel dient zum einen dem Schutz des Körpers (z. B. vor Austrocknung oder dem Eindringen von Krankheitserregern). Hierzu werden beispielsweise **dicke Hornschichten** oder **Lipide** für den Interzellularraum gebildet oder **antibakterielle Wirkstoffe** von den Oberflächenepithelzellen abgegeben (z. B. mehrschichtig verhorntes Plattenepithel). Des Weiteren ist dieses Epithel häufig starken mechanischen Belastungen ausgesetzt. Zu diesem Zweck sind viele Epithelien durch **Haftkomplexe** im apikalen Bereich miteinander verbunden (z. B. im einschichtig hochprismatischen Epithel des MDT), und die Epithelien sind durch **Hemidesmosomen** und **Fokalkontakte** mit dem darunter liegenden Bindegewebe verschweißt. Andere separieren allein durch Ausbildung eines dichten apikalen **Tight-junction-Netzes** und damit Abdichtung des epithelialen Interzellularraums verschiedene Kompartimente im Körper (z. B. BHS).

▶ **Reinigung und Sinnesaufnahme: Kinozilientragendes Epithel** befreit beispielsweise einen großen Teil der Luftwege von Schmutzpartikeln. Epithelgewebe, in dem Sinneszellen dominieren, wird als **Sinnesepithel** bezeichnet und auf den Seiten 100–107 abgehandelt.

▶ **Transport (Resorption/Sekretion) von Elektrolyten und kleinen hydrophilen Molekülen:** Transportierendes Oberflächenepithel (z. B. im MDT oder in der Niere) zeigt oft einige Besonderheiten: Die Oberfläche ist häufig durch **Mikrovilli** vergrößert, deren Membranen zahlreiche **Transporter** (z. B. Na$^+$-Kotransporter), **Kanäle** (z. B. Aquaporine) und **Pumpen** (z. B. H$^+$/K$^+$-ATPase im Magen) enthalten können. Am basalen Zellpol befinden sich hier häufig viele Mitochondrien (Energielieferanten) und einen Gradienten aufbauende Pumpen (Na$^+$/K$^+$-ATPase). Transportierendes Oberflächenepithel ist aber nicht nur in der Lage, Stoffe **transzellulär** zu befördern. Je nach Dichtigkeit ist auch ein **parazellulärer Transport** möglich, oder trans- und parazellulärer Transport sind zum **gemischten Transport** kombiniert.

Klinik

Häufige Vorgänge, die v. a. das Epithelgewebe betreffen, sind die reversible **Metaplasie** und die **Dysplasie**. Wird ausdifferenziertes Epithel durch chronische Reize (z. B. Alkohol, Zigarettenrauch, Säure) irritiert, kommt es häufig zu einer Änderung des Differenzierungsprogramms mit dem Ziel, ein gegenüber dem Reiz resistenteres differenziertes Epithel zu bilden. Diese als Metaplasie bezeichnete Entwicklung wird entweder durch Stammzellen gesteuert (**Stammzellmetaplasie**), oder bereits ausdifferenzierte Zellen wandeln sich **direkt** oder über eine Zwischenstufe (**indirekt**) in ausdifferenzierte Zellen eines anderen Typs um. Unter **Dysplasie** versteht man die Ausbildung atypischer Zellen aus regelrechten oder auch metaplastischen Zellverbänden. Es handelt sich um Neoplasien (Neubildungen), die Vorstufen maligner (bösartiger) Erkrankungen sein können.

Drüsenepithel

Struktur und Funktion

Die Aufgabe des Drüsenepithels ist die Synthese und Sekretion bestimmter Substanzen. Je nachdem, wohin die Drüsen ihr Sekret abgeben, unterscheidet man exo-, endo-, para- und autokrine Drüsen:

▶ **Endokrine Drüsen** geben ihr Sekret in die Blut- und Lymphbahn ab, von wo es in die Zielzellen gelangt, und werden auf den Seiten 86–93 näher beschrieben.

▶ **Parakrine Drüsen** geben ihr Sekret in den Interzellularraum ab, wo es über Diffusion zu den umliegenden Zellen gelangt. Wirkt das Sekret vornehmlich auf die sezernierende Zelle zurück, handelt es sich um eine **autokrine Sekretion.**

▶ **Exokrine Drüsen** geben ihr Sekret an die inneren und äußeren Körperoberflächen ab und können in ein- und mehrzellige Drüsen unterteilt werden. Die **einzelligen exokrinen Drüsen** liegen endoepithelial (= intraepithelial, d. h. innerhalb des Oberflächenepithels). Beispiel sind die **Becherzellen,** die sich einzeln im Epithel des Respirations- und Magen-Darm-Trakts oder in Gruppen im Epithel der Nasenschleimhaut finden. Becherzellen haben die Form eines Kelchs, sind reich an rER und besitzen einen Golgi-Apparat. Ihr Zellkern liegt abgeplattet im basalen Pol der Zelle. Der Rest der Zelle enthält mit **Muzinen** (Glykoproteine mit hoher Wasserbindungskapazität, Hauptbestandteil des Schleims) gefüllte Vakuolen, die den Schleim durch Exozytose in ihr Lumen abgeben. **Mehrzellige exokrine Drüsen** liegen exoepithelial (= extraepithelial, d. h. unter dem Oberflächenepithel) und bestehen aus Endstücken und Ausführungsgängen. Die Endstücke liegen in verschiedenen Formen vor. **Alveoläre Endstücke** sind bläschenförmig, besitzen ein weites Lumen und kommen in Talgdrüsen vor. **Azinöse Endstücke** zeigen eine beerenförmige Gestalt, das Lumen ist enger als bei den alveolären Endstücken. Die azinösen Endstücke kommen z. B. in der Parotis vor. **Tubulöse Endstücke** sind schlauchförmig und finden sich in Kolonkrypten. Daneben gibt es aber auch tubuloalveoläre Endstücke in apokrinen Schweißdrüsen oder tubuloazinäre Endstücke in der Gl. submandibularis. Das in den Endstücken gebildete Sekret gelangt in die Ausführungsgänge, die sich aus Schaltstück, Streifenstück und Ductus excretorius zusammensetzen. Exokrine Drüsen unterscheiden sich hinsichtlich ihrer Sekretionsmechanismen. Bei der **apokrinen Sekretion** wird das Sekret apikal zusammen mit zytoplasmatischen Bestandteilen abgeschnürt und abgegeben. Dabei wird die apokrine Drüse kleiner und muss sich bis zur nächsten Sekretion regenerieren. Beispiele für apokrine Drüsen sind die Milch- und Schweißdrüsen. Die **holokrine Sekretion** findet sich nur in den Talgdrüsen, wo die Drüsenepithelzellen selbst nach ihrem Absterben das Sekret darstellen. Die **merokrine (ekkrine) Sekretion** ist der häufigste Sekretionsmechanismus. Diese Drüsen geben ihr Sekret durch Exozytose kleiner Vesikel ab. Durch diese Art der Sekretion ändert sich die Form der Drüsenzelle kaum. Beispiele für die merokrine Sekretion sind Speichel- und Schweißdrüsen. Des Weiteren können exokrine Drüsen hinsichtlich der Sekretbeschaffenheit differenziert werden. **Seröse Drüsen** besitzen azinöse Endstücke (❙ Abb. 5) und produzieren ein dünnflüssiges protein- sowie enzymreiches Sekret. Sie erscheinen im histologischen Bild aufgrund ihres Reichtums an rER basophil. Basal liegt der runde Zellkern, apikal finden sich Sekretgranula. **Muköse Drüsen** (❙ Abb. 5) produzieren ein zähflüssiges muzinhaltiges Sekret. Sie besitzen tubulöse Endstücke. Der Zellkern liegt abgeplattet am basalen Pol der Zelle. Das Zytoplasma ist blass und erscheint schaumig. Die **seromukösen Drüsen** sind gemischte Drüsen und besitzen tubuloazinöse Endstücke. Sitzen mukösen Endstücken seröse Zellen kappenartig auf, spricht man von serösen Halbmonden (**Von-Ebner-Halbmonde**). Die Drüsenendstücke und Anfangsteile der Ausführungsgänge in Schweiß-, Milch-, Speichel- und Tränendrüsen zeigen häufig schmale und kontraktile **Myoepithelzellen (Korbzellen)**, die subepithelial, aber innerhalb der Basallamina des Drüsenepithels liegen und dem Auspressen des Drüsensekrets aus den Endstücken dienen. Untereinander sind sie durch Desmosomen und Gap junctions verbunden und vereinigen epitheliale und muskuläre Eigenschaften. Sie werden durch hormonelle und neuronale Reize zur Kontraktion stimuliert.

Klinik
Bei der **Mukoviszidose (zystische Fibrose)** kommt es zu einer Störung exokriner muköser Drüsen. Im Rahmen dieser autosomal-rezessiven Stoffwechselstörung mit einem Defekt des CFTR-Gens (cystic fibrosis transmembrane conductance regulator gene) auf Chromosom 7 kommt es zu einer Mehrproduktion eines stark viskösen und wasserarmen Sekrets, das zu einer Verstopfung von Ausführungsgängen und letztlich zu einer fibrotischen Umwandlung des Drüsengewebes v. a. in Darm, Pankreas, Lunge und Genitaltrakt führt.

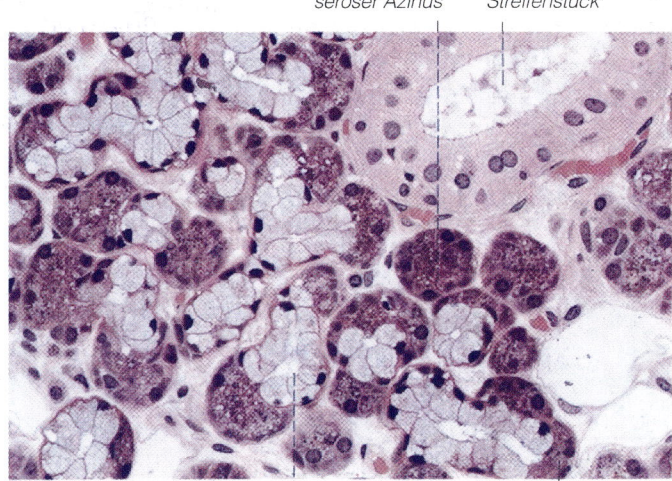

❙ Abb. 5: Muköse und seröse Drüsenendstücke sowie seröse Halbmonde und ein Streifenstück im Anschnitt (H.E., 500fach). [12]

Zusammenfassung
- Obwohl Urothel (Übergangsepithel) meist dem mehrschichtigen Epithel zugeordnet wird, ist bis heute nicht abschließend geklärt, ob es sich nicht auch um mehrreihiges Epithel handeln könnte.
- Das Epithelgewebe gliedert sich in Oberflächen- und Drüsenepithel.
- Im Drüsenepithel unterscheidet man grob zwischen endokriner, parakriner und exokriner Sekretion.
- Die merokrine oder ekkrine Sekretion ist die häufigste Form der exokrinen Sekretion.

Bindegewebe I

Bindegewebe besteht v. a. aus Bindegewebszellen und dem dazwischen liegenden und häufig dominierenden Extrazellularraum, dem **Interstitium**. Es dient als Füllgewebe und daneben als Gleit- und Hüllgewebe. In umschriebenen Organen bildet es das **Stroma,** das Stützfunktion hat und Blut- und Lymphgefäße sowie Nerven beherbergt.

Histogenese

Das Bindegewebe hat verschiedene Ursprünge. Ein Teil, das **extraembryonale Mesoderm,** entstammt überwiegend dem Hypoblasten und nur zu einem geringen Teil dem Epiblasten. Der andere Teil des Bindegewebes ebenso wie das Stützgewebe (s. S. 20–23), das Muskelgewebe (s. S. 28–31) etc. entstammen dem **intraembryonalen Mesoderm** oder der **ektodermalen Neuralleiste** (im Kopfbereich). Beide Teile gehen letztlich aus dem Epiblasten hervor. Zunächst entsteht in allen drei Anlagen immer **Mesenchym** (embryonales Bindegewebe). Es besteht aus undifferenzierten, relativ dicht und netzartig gelagerten und viele Fortsätze besitzenden **multipotenten Mesenchymzellen,** die durch Gap junctions und Adhäsionskontakte miteinander verbunden, aber auch beweglich sind. Aus diesen entwickelt sich (auch noch beim erwachsenen Menschen) reifes Binde-, Stütz- und Muskelgewebe. Der Interzellularraum ist reich an Hyaluronsäure und Wasser und arm an Kollagenfibrillen. Er verleiht dem Mesenchym eine viskose Konsistenz.

> Besonders dicht gelagerte Mesenchymzellen werden als Blastem bezeichnet. Aus ihnen entstehen z. B. Organteile (z. B. metanephrogenes Blastem, s. S. 66).

Bindegewebszellen

Histomorphologie und Funktion

Im Bindegewebe findet man sowohl freie (bewegliche) als auch ortsständige (fixe) Zellen. Zu den **ortsständigen Zellen** gehören Fibroblasten bzw. Fibrozyten und Fettzellen. **Fibroblasten** bzw. **Fibrozyten** (Abb. 2) sind die häufigsten Zellen des Bindegewebes und stellen zwei Funktionszustände nur einer Zellentität dar: Die Fibroblasten sind aktiv für den Aufbau der **EZM** (s. u.) des Interstitiums verantwortlich und überwachen deren Abbau, während die Fibrozyten ruhende Zellen im Bindegewebe darstellen. In manchen Organen üben sie besondere Aufgaben aus (z. B. Erythropoetinsekretion in der Nierenrinde). Eine Sonderform zwischen glatter Muskelzelle und Fibroblast stellt der **Myofibroblast** dar. Durch die darin enthaltenen Aktin- und Myosinfilamente sind diese Zellen kontraktil und ebenso wie die Fibroblasten am Aufbau der EZM beteiligt. Bei offenen Hautverletzungen können die Myofibroblasten kontrahieren und damit die geschädigte Stelle verkleinern und abdichten. Fettzellen werden auf Seite 19 bei der Besprechung des Fettgewebes vorgestellt.
Zu den **freien Zellen** gehören:

▶ **Eosinophile Granulozyten, Lymphozyten** und **Makrophagen:** Sie dienen der körpereigenen Abwehr und werden auf den Seiten 34–35 vorgestellt. **Melanozyten** dienen der Pigmentierung des Gewebes und finden auf Seite 82 Erwähnung.
▶ **Mastzellen** (Abb. 2): Diese runden bis ovalen Zellen finden sich reichlich im Bindegewebe von Haut und Schleimhäuten. Häufig liegen sie hier in der Nähe von Venolen und kleinen Nerven. Sie stammen von einer myeloischen Progenitorzelle aus dem Knochenmark ab. Auffallend ist ihr runder Zellkern, der reich an Euchromatin ist und von dicht gepackten, stark **basophilen Granula** umgeben wird. Diese enthalten v. a. **Chondroitinsulfat** (ein Glykosaminoglykan, s. u.), **Heparin** und **Histamin,** die besonders im Rahmen **allergischer Sofortreaktionen** freigesetzt werden. Darüber hinaus sezernieren die Zellen nach adäquater Stimulation **Arachidonsäurederivate** und **Zytokine.**
▶ **Plasmazellen** (Abb. 1): Bei diesen ovalen Zellen handelt es sich um ausdifferenzierte B-Lymphozyten (s. S. 35). Durch ihre **Immunglobulinbildung** (**Antikörperbildung,** s. a. Anhang) stellen sie einen wesentlichen Teil der **humoralen Abwehr** gegen Krankheitserreger. Charakteristisch sind ihr exzentrisch gelegener **radspeichenförmiger runder Kern** (zentraler Nukleolus mit Speichen aus Heterochromatin), das stark basophile Zytoplasma (rER) und ein ausgeprägter perinukleärer Golgi-Apparat als Korrelate für eine stark exozytotische Tätigkeit.

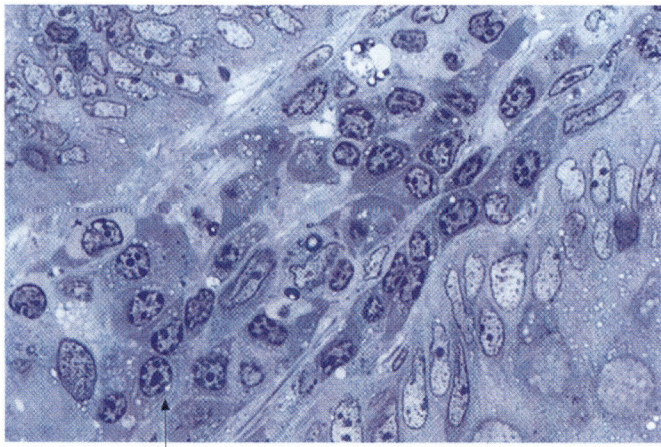

Abb. 1: Plasmazelle (Toluidinblau, 600fach). [12]

Klinik

Eine überschießende Kollagenvermehrung tritt als **Fibrose** (mit noch relativ vielen enthaltenen Bindegewebszellen) oder **Sklerose** (nahezu ausschließlich Bindegewebe mit nur wenigen Zellen) auf. Sie findet sich v. a. nach Entzündungen und Verletzungen und beruht auf einer fehlgeleiteten Überaktivität der Fibroblasten.

Extrazelluläre Matrix

Histomorphologie und Funktion

Im Bindegewebe (und Stützgewebe) stellt die EZM den größten Gewichtsanteil. Sie wird von Bindegewebszellen gebildet und erhalten.

> Epithel-, Muskel- und Nervengewebe enthalten ebenfalls eine EZM. In diesen Geweben wird die EZM von den jeweiligen gewebespezifischen Zellen gebildet und ist (meist) weniger stark ausgeprägt als im Bindegewebe.

Man unterscheidet grob zwei Anteile innerhalb der EZM:

▶ Die **amorphe Grundsubstanz**: Ihr Name leitet sich von der Tatsache her, dass sie in lichtmikroskopischen Standardpräparaten und unter dem EM optisch leer und unstrukturiert wirkt. Tatsächlich aber setzt sie sich zu einem großen Teil aus Glykoproteinen und Proteoglykanen zusammen. Wichtige **Glykoproteine** der EZM sind z. B. die Fibronektine und die Laminine (s. S. 11). Die **Proteoglykane** bestehen aus Core-Proteinen, an die sulfatierte, stark negativ geladene **Glykosaminoglykane (Mukopolysaccharide)** gebunden sind, deren Namen sich wiederum von dem Gewebe herleitet, in dem sie anzutreffen sind (wie beispielsweise **Heparansulfat** in der Leber oder **Keratansulfat** in der Kornea). Wichtige Proteoglykane sind das **Aggrecan** des Knorpels, das **Perlecan,** das Bestandteil der Basallamina ist, und das **Syndecan,** ein Transmembranprotein der Zellmembran, das über Fibronektin eine Verbindung der Zellen mit der EZM herstellen kann. Im Gegensatz dazu gibt es aber auch nichtsulfatierte und nicht an ein Protein gebundene Glykosaminoglykane wie die **Hyaluronsäure (Hyaluronan)** in der EZM. Durch den hohen Gehalt an Glykosaminoglykanen besitzt die EZM eine große Wasserbindungskapazität, was ihr die Konsistenz eines viskösen Gels verleiht. Hyaluronan verknüpft zusätzlich einzelne Proteoglykane zu großen Aggregaten. Insgesamt dient die amorphe Grundsubstanz darüber hinaus der Wanderung von Zellen und dem Transport von Stoffwechselprodukten.

▶ Die **Bindegewebsfasern**: Bei diesen muss man unterscheiden zwischen kollagenen einschließlich retikulärer Fasern und elastischen Fasern. **Kollagene Fasern** werden zunächst als **Prokollagen** im rER und Golgi-Apparat der fixen Bindegewebszellen gebildet und per Exozytose in den Extrazellularraum abgegeben. Dort werden die die intrazelluläre Fibrillenbildung störenden **Propeptide** abgespalten. Es entsteht **Tropokollagen,** das sich in einer Art „Self-assembly" (Selbstmontage), unterstützt durch das Enzym **Lysyloxidase,** zur fertigen **Kollagenfibrille** (Abb. 2) polymerisiert. Die Fibrillen sind entweder zu einem Geflecht oder parallel angeordnet, wobei sich die Anordnung häufig an der Ausrichtung der sie synthetisierenden Bindegewebszellen orientiert.

> Kollagene Fasern setzen sich aus Bündeln kollagener Fibrillen zusammen. Unter dem Lichtmikroskop kann man nur die Fasern erkennen. Um die einzelnen Fibrillen sehen zu können, muss man das Gewebe unter dem EM betrachten.

Man unterscheidet aktuell über 20 verschiedene Kollagenfasertypen. Häufig zeigen sie einen leicht welligen Verlauf, der ihnen eine maximale Dehnbarkeit von 5% verschafft. Sie verleihen dem Gewebe Zugfestigkeit und Flexibilität, sind aber nicht verzweigt. Einzelne Fibrillen haben einen Durchmesser von bis zu 200 nm und zeigen ab einem gewissen Kaliber eine Querstreifung mit einer Periode von 67 nm. Die Fasern haben einen Durchmesser von bis zu 20 µm. Sie färben sich nach Azan blau, nach Elastika blassrosa, nach H. E. rot und nach Goldner grün. **Kollagen-Typ-III-Fasern (Gitterfasern, retikuläre Fasern)** lassen sich aufgrund ihres hohen Glykoproteingehalts zusätzlich versilbern (**argyrophile Fasern**). Sie bilden feinste dreidimensionale Netze und sind z. B. Teil der Basalmembran. Ihre Fibrillen haben nur einen Durchmesser von maximal 30 nm und zeigen auch eine Querstreifung (Periode ebenfalls 67 nm). Die Fasern sind maximal 1 µm dick. **Elastische Fasern** (Abb. 2) setzen sich ultrastrukturell nicht aus fibrillären Gebilden zusammen. Sie sind maximal 2 µm dick und bestehen aus einer amorphen Komponente (**Elastin**), Mikrofibrillen aus **Fibrillin** (Durchmesser 10 nm) und assoziierten Proteinen (z. B. **Fibulin**). Elastische Fasern sind verzweigt, stark dehnbar (auf bis zu 250%) und flexibel. Zugfest sind sie im Umkehrschluss kaum.

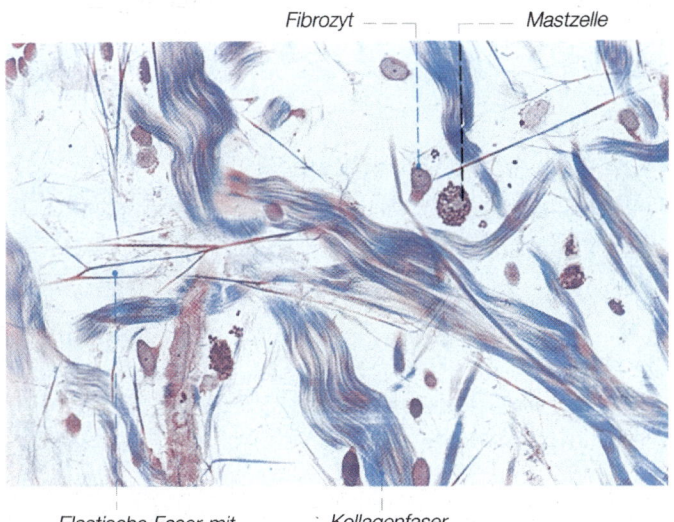

Abb. 2: Fibrozyt, Mastzelle, kollagene und elastische Fasern (Safranin-Methylenblau-Azur, 380fach). [12]

Bindegewebe II

EZM/Histomorphologie und Funktion (Fortsetzung)

Sie färben sich in Azan hellblau, in Elastika braunviolett, in Goldner blassgrün und in H. E. blassrot.

> Fibrillin findet man auch allein (z. B. mit Kollagenfibrillen assoziiert oder im Auge in den Aufhängebändern der Linse).

Der Abbau von Bestandteilen der EZM geschieht auf zweierlei Weise: Entweder werden die abzubauenden Teile endozytiert und lysosomal verdaut, oder sie werden gleich im Extrazellularraum durch **MMP** (Matrix-Metalloproteinasen) zerlegt, deren Aktivität durch **TIMP** (tissue inhibitors of metalloproteinases) gebremst wird. Auf- und Abbau der EZM halten sich gewöhnlich die Waage (Ausnahme z. B. Mehraufbau bei Wundheilung). Die Verbindungen der Zellen mit der EZM (z. B. Basallamina) werden auf den Seiten 10–11 beschrieben.

Klinik

Fehler in den Kollagenen I, III und V führen zu verschiedenen Formen des **Ehlers-Danlos-Syndroms** mit Symptomen wie Überstreckbarkeit der Gelenke oder auch Überdehnbarkeit und leichtem Einreißen von Gefäßen und Haut. Fibrillin-1-Defekte führen zum **Marfan-Syndrom** mit Aneurysmata (Aussackungen) der Aorta, Arachnodaktylie (Spinnenfingrigkeit), Sehstörungen aufgrund der Linsenluxation und ebenfalls überstreckbaren Gelenken.

Spezielle Bindegewebstypen

Histomorphologie und Funktion

Gallertiges Bindegewebe (Abb. 3) besteht aus vereinzelten verzweigten Fibrozyten mit noch großer Ähnlichkeit zu Mesenchymzellen und einer an Hyaluronan und Wasser reichen sowie an Kollagenfasern armen EZM, die wegen ihrer gallertigen Konsistenz auch als **Wharton-Sulze** bezeichnet wird. Sie verleiht dem Gewebe Flexibilität und verhindert aufgrund ihres Turgors eine zu starke Komprimierbarkeit. Man findet diesen Bindegewebstyp in der Nabelschnur und der Zahnpulpa.

Faseriges Bindegewebe kann sich morphologisch unterschiedlich darstellen:

▶ Im **lockeren kollagenen Bindegewebe** sind einzelne Kollagen- und elastische Fasern locker in reichlich amorpher Grundsubstanz verteilt. Häufig wird es von zahlreichen freien Bindegewebszellen, Blut- und Lymphgefäßen sowie Nerven durchzogen. Das lockere Bindegewebe ist der Prototyp des **Organstromas**.

▶ Im **straffen kollagenen Bindegewebe** hingegen findet man deutlich mehr kollagene Fasern bei in den Hintergrund tretender amorpher Grundsubstanz. Es kann entweder **geflechtartig** (z. B. Organkapseln verschiedener Organe) oder **parallelfaserig** aufgebaut sein (z. B. Bänder und Sehnen).

> Eine Sehne (Abb. 4) überträgt den Zug des Muskels auf den Knochen. Hier sind die Fibroblasten (Sehnenzellen, Tendinozyten) auf Längsschnitten zu langen Ketten entlang den dicken, parallel ausgerichteten Kollagenfaserbündeln angeordnet. Auf Querschnitten bilden die Fibroblasten lange, sternförmige Ausläufer und treten mit anderen Fibroblasten mittels Gap junctions in Kontakt. Sehnen werden durch ein Epitendineum aus lockerem kollagenem Bindegewebe umhüllt, das in Form dünner Septen (Peritendineum) in das Innere der Sehne zieht, sie in einzelne Faserbündel trennt und Blutgefäße und Nerven heranführt.

▶ Im **spinozellulären Bindegewebe** finden sich große Mengen dicht gelagerter Fibroblasten, die **fischzug-** oder

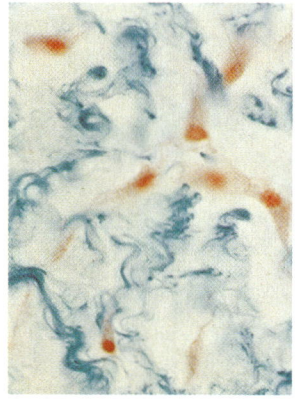

Abb. 3: Gallertiges Bindegewebe (Nabelschnur; Azan, 380fach). [1]

fischgrätähnlich angeordnet sind. Fasern (insbesondere Kollagen Typ III) füllen hier lediglich die wenigen Interzellularräume aus (Vorkommen: Rinde des Ovars).

▶ Das **retikuläre Bindegewebe** besteht aus sternförmigen Fibroblasten, die auch als **Retikulumzellen (fibroblastische Retikulumzellen)** bezeichnet werden. Sie bilden ein dreidimensionales Netz, in dessen Maschen, umhüllt von den Fortsätzen der Retikulumzellen, große Mengen **retikulärer Fasern** (Kollagen Typ III) sowie antigenpräsentierende Zellen, Lymphozyten und Makrophagen liegen (Vorkommen: Knochenmark und sekundäre lymphatische Organe, s. S. 36–37 und 47–49).

▶ Bei **elastischem Bindegewebe** finden sich neben quantitativ wenigen Fibroblasten viele dicke und verzweigte Bündel elastischer Fasern neben wenigen kollagenen Fasern, die einer Über-

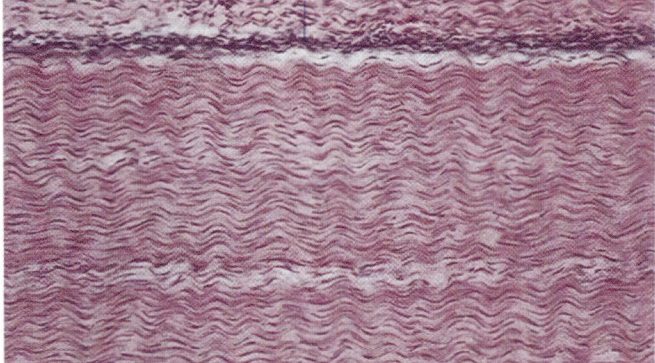

Abb. 4: Straffes kollagenes parallelfaseriges Bindegewebe (Sehne) mit dazwischen liegendem lockerem kollagenem (interstitiellem) Bindegewebe (H. E., 95fach). [12]

Grundlagen

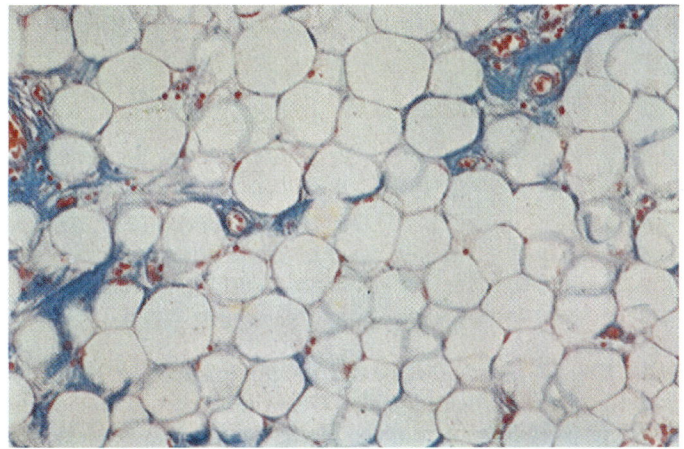

Abb. 5: Weißes (univakuoläres) Fettgewebe (Azan, 150fach). [12]

dehnung entgegenwirken (Vorkommen: z. B. in den **Ligg. flava** der Wirbelsäule).

Fettgewebe besteht v. a. aus **Adipozyten** (Fettzellen). Diese entwickeln sich lebenslang aus fibrozytenähnlichen **Präadipozyten,** die wiederum aus mesenchymalen Stammzellen entstehen. Man unterscheidet:

▸ **Weißes (univakuoläres) Fettgewebe** (▪ Abb. 5): Hier dominieren kugelförmige Adipozyten mit einem Durchmesser von bis zu 100 μm. Sie enthalten jeweils nur eine Vakuole, die mit Lipiden (Triglyzeriden) angefüllt ist. Bei jungen weißen Fettzellen und nach Hungerperioden können sich selten auch mehrere kleine Vakuolen finden. Umschlossen wird die Vakuole von einem **Phospholipid-Monolayer,** dem zum Zytoplasma das Protein **Perilipin** und ein etwa 10 nm dickes **Vimentinnetz** anliegen. Das Zytoplasma und der sichelförmige Kern sind auf einen dünnen Saum entlang der Plasmamembran zurückgedrängt. Die Lage des Zellkerns verleiht der univakuolären Fettzelle eine **Siegelringform.** Jede Fettzelle wird von einer kompletten Basalmembran umschlossen. Mehrere Fettzellen werden im Fettgewebe durch kollagenes Bindegewebe zu Läppchen septiert. Diese Septen führen Blutgefäße und Nerven (Sympathikus) zu den einzelnen Adipozyten. Der Aufbau der Triglyzeride **(Lipogenese)** wird v. a. durch **Insulin** (aus dem Pankreas) gefördert. Der Abbau **(Lipolyse)** wird z. B. durch **Glukagon** (aus dem Pankreas), **Adrenalin** (aus dem NNM) und **Noradrenalin** (aus sympathischen Nervenendigungen) bestimmt. Das weiße Fettgewebe dient als **Speicherfett** (z. B. Bauchfell), als **Baufett** (z. B. Orbita), als **Hormonbildner (Östrogen, Leptin),** als **Isolierung** (z. B. subkutanes Fett) und als Produzent von **Angiotensinogen, Liproproteinlipase** und diversen **Zytokinen.**

▸ **Braunes (plurivakuoläres) Fettgewebe** (▪ Abb. 6): Die Adipozyten sind hier klein, enthalten einen exzentrischen, aber runden Zellkern, ausnahmslos viele kleine Fettvakuolen mit gleichem Aufbau wie im weißen Fettgewebe und zahlreiche Mitochondrien, die aufgrund ihres Membranproteins **Thermogenin** der Wärmebildung dienen. Die braune Farbe ergibt sich durch den hohen Gehalt an **Zytochromen** in den Zellen und die starke Gefäßversorgung dieses Gewebes. Die Zellen sind dicht noradrenerg innerviert. Man findet das Gewebe v. a. bei Neugeborenen (z. B. in der Achselhöhle).

Klinik
Bei Übergewicht **(Adipositas)** kommt es im ganzen Körper zu einer pathologischen Vermehrung des weißen Fettgewebes.

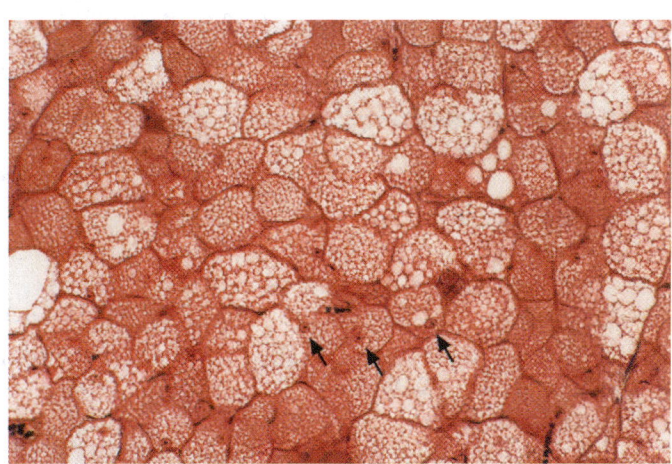

Abb. 6: Braunes (plurivakuoläres) Fettgewebe (Trichromfärbung nach Goldner, 450fach). [12]

Zusammenfassung
✱ Kollagenfasern färben sich in der Azanfärbung blau und in der H. E.-Färbung rot, elastische Fasern färben sich in der Elastika-Färbung braunviolett.

✱ Die Triglyzeride der Fettvakuolen lösen sich bei der üblichen Paraffineinbettung heraus und hinterlassen in den anschließenden Standardfärbungen dort, wo einmal das Fett der Fettzelle gelegen hat, Löcher.

Stützgewebe I

Histogenese

Das Stützgewebe entwickelt sich im Kopfbereich aus Mesenchym, das der **ektodermalen Neuralleiste** entstammt. Im restlichen Körper nimmt es seinen Ursprung vom intraembryonalen Mesoderm, genauer gesagt aus **paraaxialem Mesoderm** (Rumpfskelett) oder **Seitenplattenmesoderm** (Extremitätenskelett).

Knorpel

Histomorphologie und Funktion

Knorpelgewebe entwickelt sich aus Mesenchymzellen, die sich zu Chondroblasten differenzieren. Diese produzieren die Knorpelmatrix und entwickeln sich auf diese Weise zu **Chondrozyten** (Knorpelzellen). Das beim jungen Menschen aktive **interstitielle Wachstum** des Knorpels ist gekennzeichnet durch vermehrte Produktion von Matrix, wodurch die Zellen auseinandergedrängt werden, und durch Proliferation der Chondrozyten. Zellen gleicher Abstammung bleiben dicht beieinanderliegen **(isogene Zellgruppen)**. Zwischen den Chondrozyten innerhalb einer Gruppe befinden sich dünne Matrixsepten, die sich aufgrund des hohen Gehalts an sulfatierten Glykosaminoglykanen stark basophil färben **(Knorpelhof)** und für die Knorpelzellen die sog. **Knorpelzellhöhle** frei lassen. Die isogene Zellgruppe wird zusammen mit ihrem Knorpelhof als **Territorium (Chondron)** bezeichnet. Die weniger basophile Matrix zwischen den Chondronen heißt **Interterritorium.** Im gesunden differenzierten Knorpelzentrum eines erwachsenen Menschen findet keine Chondrozytenteilung mehr statt. Im peripheren Teil des Knorpelgewebes vollzieht sich die Differenzierung von Mesenchymzellen zu Fibroblasten. Die Fibroblasten dienen der Bildung des **Str. fibrosum** des **Perichondriums,** einer Bindegewebskapsel. Diese verhindert das Brechen des Knorpels bei Biegung. Undifferenzierte Zellen in der innersten Schicht des Perichondriums **(Str. chondrogenicum)** sind in der Lage, sich zu neuen Chondroblasten zu entwickeln und durch sog. **appositionelles Wachstum** auch noch beim erwachsenen Menschen in begrenztem Maß neuen Knorpel zu bilden. Die ovalen Chondrozyten enthalten viel Glykogen und einzelne Lipidtropfen, da reifer Knorpel zentral nicht durchblutet ist und ausschließlich per diffusionem ernährt wird und der Stoffwechsel der Chondrozyten aufgrund dessen überwiegend anaerob abläuft. Außerdem ist reifer Knorpel zentral nicht innerviert. Lediglich das Perichondrium ist vaskularisiert und nerval versorgt. Die von den Chondrozyten produzierte Knorpelmatrix besteht hauptsächlich aus Kollagen Typ II (Hauptkomponente der Kollagenfibrillen), Kollagen Typ IX (dient der Verbindung der Kollagenfibrillen), Kollagen Typ XI, Hyaluronsäure und Proteoglykanen vom **Aggrecantyp,** die zusammen riesige Aggregate (Durchmesser 3–4 mm) bilden und große Mengen Wasser binden. Letztere verleihen dem Knorpel seine gallertige Konsistenz und dienen der Formstabilität. Bei Kompression des Knorpels sorgen sie für seine Dekompression und somit seine Druckelastizität. Dies wiederum fördert den Wasser- und Nährstoffausgleich des Knorpels. Die Kollagenfibrillen hingegen bändigen das Expansionsbestreben des Aggrecans. Im Polarisationsmikroskop kann man ihren Verlauf erkennen: im Interterritorium verlaufen sie senkrecht zur Oberfläche und strahlen in das Perichondrium ein, während sie im Territorium die Chondrozyten umhüllen. Es werden drei Knorpeltypen unterschieden:

▶ **Hyaliner Knorpel** (■ Abb. 1): Dieser beim Erwachsenen verbreitetste Knorpeltyp kommt dem oben beschriebenen prototypischen Knorpel am nächsten. Im gewöhnlichen H. E.-gefärbten Präparat eines gesunden hyalinen Knorpels sind seine kollagenen Fibrillen nicht zu erkennen **(Maskierung).** Er findet sich z. B. in den Atemwegen, im Nasenseptum und im Rippenknorpel, der zur Gänze aus ihm besteht. Sonderform ist der Gelenkknorpel:

– Der **Gelenkknorpel** besteht aus hyalinem Knorpel, der allerdings nicht von einem Perichondrium überzogen ist, von dem eine Regeneration ausgehen könnte. Außerdem verlaufen die Kollagenfibrillen in ihm arkadenförmig mit Bogenspitzen an der Oberfläche des Knorpels und Pfeilern, die im subchondralen Knochen verankert sind. Er bedeckt die Gelenkflächen benachbarter artikulierender Knochen. Er wirkt als Stoßdämpfer und verteilt die an den Gelenken verteilten Kräfte gleichmäßig. Der Raum zwischen den artikulierenden Gelenkknorpelflächen und der lateralen Gelenkkapsel (Gelenkhöhle) ist mit **Synovia** (Gelenkflüssigkeit) gefüllt, die an der Ernährung des Gelenkknorpels beteiligt ist und gleichzeitig als Schmiermittel wirkt. Die laterale **Gelenkkapsel** besteht aus zwei Schichten, einer äußeren **Membrana fibrosa** aus straffem Bindegewebe, die dem Gelenk Stabilität verleiht, und einer inneren diskontinuierlichen **Mem-**

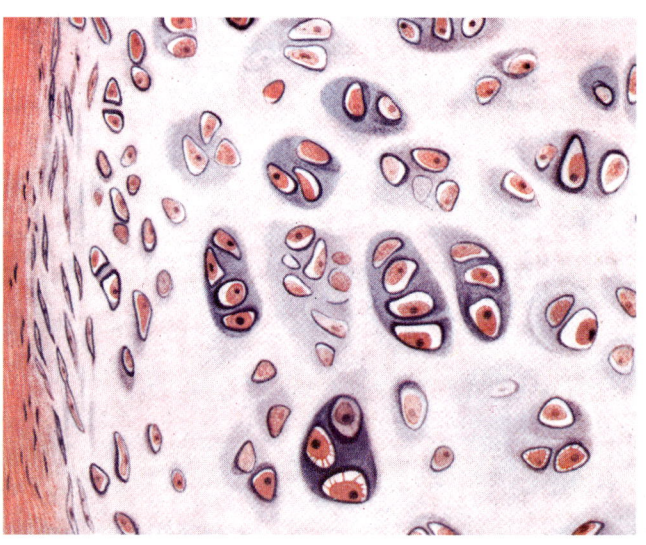

■ Abb. 1: Hyaliner Knorpel mit Perichondrium (H. E., 200fach, Nachzeichnung). [9]

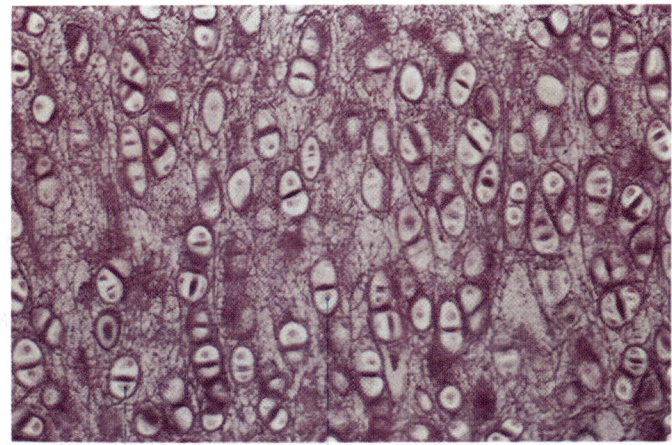
Abb. 2: Elastischer Knorpel (Resorcin-Fuchsin Kernechtrot, 150fach). [12]

Zweizellige Chondrone

brana synovialis. Letztere setzt sich zusammen aus einer basalmembranfreien nichtepithelialen **Intima**, die aus **Synovialozyten** vom **Typ A** (Makrophagen: reinigen die Gelenkhöhle und bilden Hyaluronsäure für die Synovia) und **Typ B** (Fibroblasten: bilden weitere Bestandteile für die Synovia) besteht, und einer **Subintima**, die Blutgefäße, Fettzellen und afferente freie Nervenendigungen besitzt.

- **Elastischer Knorpel** (Abb. 2): Er kommt z. B. in der Ohrmuschel, der Tuba auditiva, im Kehlkopf (z. B. Epiglottis) und in den kleinen Bronchien vor. Die Knorpelmatrix ist grundsätzlich wie die des hyalinen Knorpels aufgebaut, besitzt jedoch außerdem elastische Fasern, die mit dem Perichondrium verbunden sind.
- **Faserknorpel:** Dieser Typ findet sich z. B. in den Zwischenwirbelscheiben, der Symphysis pubica, den Disci und Menisci articulares, dem Kiefergelenkknorpel und den Sehnenansätzen am Knochen. Er besitzt wenig Chondrone, aber reichlich Kollagenfasern, die bereits im H. E.-gefärbten Schnitt zu erkennen sind und häufig ein Fischgrätmuster bilden. Sie sorgen für die Zugfestigkeit und sind für die druckelastische Eigenschaft verantwortlich.

Klinik

Mit zunehmendem Alter kommt es gehäuft zu degenerativen Veränderungen des hyalinen Knorpels: Kollagenfibrillen werden demaskiert (**Asbestfaserung**); es kommt zum Verlust von Chondrozyten, Proteoglykanen und Wasser. Verknöcherungen, Einrisse und Löcher im Knorpel treten auf. Beschleunigt wird dies noch durch mechanische Fehl- und Überbelastungen (z. B. bei Übergewicht). An den Gelenkflächen tritt diese Entwicklung als **Arthrose** zutage.

Knochen

Histomorphologie und Funktion

Knochen ist neben der Skelettmuskulatur integraler Bestandteil des Bewegungsapparats. Er bietet Schutz (z. B. knöcherner Schädel) und ist ein wichtiger Speicher für Ionen (Ca^{2+}, Na^+, Phosphat etc.). Die Hauptbestandteile des Knochengewebes sind verschiedene Zelltypen und die mineralisierte EZM. Zu den verschiedenen Zelltypen des Knochengewebes zählen:

- **Osteoblasten:** Aus mesenchymalen Stammzellen differenzieren sich Osteoprogenitorzellen, die sich schließlich zu Osteoblasten weiterentwickeln. Sie liegen der EZM-Oberfläche auf und sind untereinander durch Gap junctions verbunden. Von ihnen geht die Synthese der EZM-Bestandteile aus. Im Rahmen der Mineralisation synthetisieren die Osteoblasten zunächst eine Schicht kollagener unmineralisierter Matrix (**Osteid**). Jetzt greift die Zelle durch das außen an der Plasmamembran befestigte Enzym **alkalische Phosphatase** und durch die Sekretion von **Matrixvesikeln**, die proteinerge Kristallisationskerne enthalten, aktiv in den Mineralisationsprozess ein. In den Vesikeln wachsen die für die Mineralisation wichtigen Kristalle heran, lassen die Membran platzen und lagern sich parallel an die Kollagenfibrillen an. Soll Knochen regional abgebaut werden, zerlegt der Osteoblast das zunächst vorhandene Osteoid und macht so den Weg für den Osteoklasten frei. Ein wichtiger Reiz hierfür ist z. B. das Parathormon, für das der Osteoblast Rezeptoren besitzt. Des Weiteren verfügt die Zelle über Rezeptoren für Calcitriol, Insulin-like growth factors (IGF), Schilddrüsen- und Sexualhormone, die den Knochenaufbau steigern. Darüber hinaus synthetisiert der Osteoblast selbst knochenwachstumsfördernde oder den Abbau beschleunigende Zytokine (s. u.). Nach getaner Arbeit wechselt der Osteoblast in den Ruhezustand, geht durch Apoptose zugrunde oder wird zum Osteozyten.
- **Osteozyten** sind nach Mineralisation des Osteoids eingemauerte Osteoblasten. Nur durch einen dünnen unverkalkten Spaltraum (**Lakune**) sind sie von der verkalkten EZM getrennt, deren Ernährung per diffusionem sie dienen. Die Zellen haben lange Zellausläufer, die in **Knochenkanälchen** liegen, über die sie via Gap junctions mit benachbarten Osteozyten und Osteoblasten der inneren und äußeren Knochenoberfläche in Kontakt stehen. Über die Gap junctions tauschen die Zellen Elektrolyte und andere Moleküle aus. Osteozyten dienen im Zentrum des Knochens dem langsamen Umbau der EZM.

Stützgewebe II

Knochen/Histomorphologie und Funktion (Fortsetzung)

▸ **Osteoklasten** leiten sich von Monozyten/Makrophagen aus dem Knochenmark ab, die durch Fusion aus einer einkernigen Vorläuferzelle entstehen. Es handelt sich um mehrkernige lysosomenreiche Zellen, deren Aufgabe der Knochenabbau im Rahmen des Knochenumbaus ist. Die Zellen sind aufgrund ihres hohen Energiebedarfs mitochondrienreich, was sie wiederum eosinophil erscheinen lässt. Die Zellen lagern sich der mineralisierten EZM an und fressen in den von Osteoid freien Bereich Resorptionsräume **(Howship-Lakunen).** Sie bilden an der dem abzubauenden Knochen zugewandten Fläche eine faltige Oberfläche **(ruffled border),** die seitlich durch eine Versiegelungszone aus Integrinen, die an die EZM binden, abgetrennt wird. In diesem umgrenzten Raum lösen die Osteoklasten mit Hilfe sezernierter lysosomaler Enzyme (z. B. **Kathepsin K**) die organischen Teile der EZM und mittels Säurehydrolyse (via membranäre **H⁺-ATPase**) die anorganischen Bereiche der EZM auf. Nach ca. 2-wöchigem Einsatz geht der Osteoklast durch Apoptose unter. Aktiviert werden die Zellen z. B. durch osteoblastäre und nichtosteoblastäre Zytokine und indirekt über das Parathormon. Bei mangelnder mechanischer Beanspruchung werden sie auch indirekt über Osteozyten aktiviert. Kalzitonin hemmt die Osteoklasten direkt.

Die **EZM** besteht zu ca. 25% aus Wasser, zu ca. 30% aus organischen Bestandteilen und zu ca. 45% aus anorganischen Mineralien. Die Kollagenfibrillen sind der Hauptbestandteil des organischen Materials und setzen sich v. a. aus Kollagen Typ I zusammen. Weitere Bestandteile mit geringerem Anteil sind Knochenproteine (z. B. Osteokalzin, Osteonektin, Osteopontin) und Proteoglykane. Die Kollagenfibrillen verleihen dem Knochen dessen hohe Zugfestigkeit. Die anorganischen Bestandteile, die **Hydroxylapatitkristalle,** bestehen aus Kalzium-, Phosphat- sowie Hydroxylionen und lagern sich den Kollagenfibrillen parallel an. Diesen Kristallen verdankt der Knochen seine Druckfestigkeit. Die Zug- und die Druckfestigkeit machen den Knochen biegefest und verhindern somit Biegefrakturen. Die äußere Oberfläche des Knochens (Ausnahme: Gelenkknorpelbereich) ist von reich innerviertem und vaskularisiertem **Periost** überzogen. Es besteht aus:

▸ Einem äußeren **Str. fibrosum,** von dem Kollagenfibrillen **(Sharpey-Fasern)** in das Innere des Knochens ziehen

▸ Einem inneren **Str. osteogenicum** (Kambiumschicht), das aus mesenchymalen Stammzellen, Osteoprogenitorzellen, Osteoblasten und Osteoklasten besteht und von dem appositionelles Knochenwachstum (z. B. nach Knochenbrüchen) ausgeht

Innere Knochenoberflächen (Spongiosa, Havers-Kanäle, s. u.) sind von **Endost** überzogen. Es setzt sich aus einer dünnen Schicht nichtmineralisierter EZM und aus den auch im Str. osteogenicum des Periosts liegenden Zellen **(lining cells)** zusammen. Sie dienen hier dem Umbau und der Reparatur des Knochens. Innerhalb jedes Knochens müssen zwei Bereiche unterschieden werden:

▸ **Kompakta (Kortikalis):** solider Teil des Knochens, der diesen an seiner äußeren Oberfläche überzieht

▸ **Spongiosa:** gitterförmiger Teil des Knochens, der sich aus parallel zum Druck- oder Biegungsmoment ausgerichteten Trabekeln (Knochenbälkchen) zusammensetzt. Dieser Teil ist für die Leichtbauweise des Knochens verantwortlich und beherbergt im reifen Knochen fett- oder blutbildendes Gewebe.

Beide Bereiche unterliegen zu unterschiedlichen Teilen einem ausgeprägten dauerhaften Remodeling, die Kompakta zu 4% pro Jahr, die Spongiosa zu 28%. Das Remodeling dient der Reparatur und der funktionellen Anpassung an sich ändernde mechanische Beanspruchungen. Weiter muss unterschieden werden zwischen:

▸ **Geflechtknochen:** unreifes Knochengewebe mit geflechtartig angeordneten Kollagenfibrillen

▸ **Lamellenknochen** (▪ Abb. 3): reifer Knochen, der sich aus Lamellen mit dazwischen liegenden Osteozyten zusammensetzt. Die Baueinheit der Kompakta

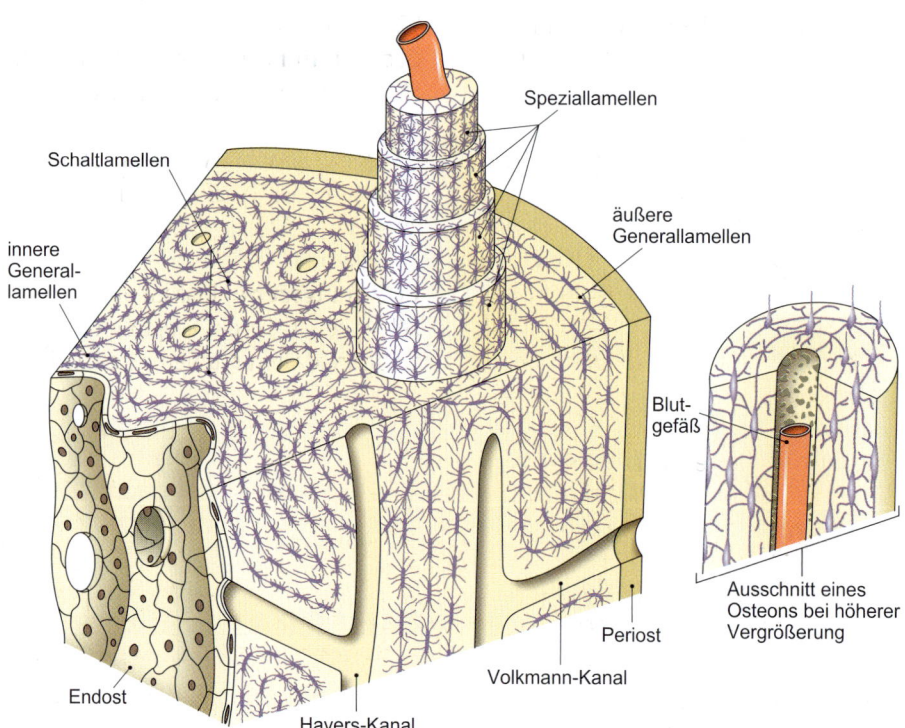

▪ Abb. 3: Lamellenknochen mit seinen Bestandteilen. [nach 8]

Grundlagen

des Lamellenknochens ist das **Osteon** (Havers-System), das aus einem zentralen **Havers-Kanal** (enthält Blutgefäße und wenige Nervenfasern) mit konzentrisch angelagerten Knochenlamellen **(Speziallamellen)** besteht. Durch stark gefärbte sog. **Zementlinien** sind einzelne Osteone zu ihren Nachbarn begrenzt. Osteone sind in Längsrichtung des Knochens orientiert. Im Rahmen des Knochenumbaus entstehende Reste alter Osteone stellen sich als **Schaltlamellen** dar. Sie füllen die Räume zwischen intakten Osteonen vollständig aus. Die äußere Oberfläche des Lamellenknochens ist von den gesamten Knochen umspannenden Lamellen umgeben **(äußere Generallamellen)**, die nicht zu Osteonen organisiert sind. Dasselbe gilt häufig für die innere Oberfläche zur Spongiosa **(innere Generallamellen)**. Querverbindungen in Form der **Volkmann-Kanäle** verbinden Havers-Kanäle untereinander und mit dem Endost/Periost. Sie führen Blutgefäße für die Versorgung der Kompakta. Die Spongiosa des Lamellenknochens besteht aus Trabekeln, die einen flächigen Lamellenbau aufweisen. Die Trabekel sind frei von Gefäßen, so dass sich die darin enthaltenen Osteozyten aus den Knochenmarkgefäßen ernähren müssen.

Darüber hinaus müssen zwei Formen der Knochenbildung **(Ossifikation)** unterschieden werden:

▶ **Desmale Ossifikation (direkte Knochenbildung):** An blutgefäßreichen Ossifikationspunkten wandeln sich mesenchymale Stammzellen direkt in Osteoblasten um. Das primäre Resultat ist **Geflechtknochen**. Es entstehen blutgefäßparallele Knochenbälkchen, die miteinander anastomosieren. Einige Bereiche des Schädelknochens und das Schlüsselbein entstehen auf diese Weise. Im Rahmen des weiteren Umbaus wird aus dem unreifen Geflechtknochen der reife Lamellenknochen.

▶ **Chondrale Ossifikation (indirekte Knochenbildung):** Auf diese Weise werden z. B. die langen Röhrenknochen gebildet. Deshalb sollen sie hier auch als Beispiel herangezogen werden (▮ Abb. 4). Zunächst entsteht ein knorpeliges Grundmodell des Knochens aus **Diaphyse** (Schaft) und **Epiphyse** (Knochenenden). Im Bereich der Diaphyse beginnt die chondrale Ossifikation mit der **perichondralen Ossifikation**, bei der durch desmale Ossifikation eine Knochenmanschette ausgebildet wird, die sich epiphysär ausbreitet. Nun beginnt die **enchondrale Ossifikation:** Diaphysäre Chondrozyten hypertrophieren und sorgen für die Mineralisation der sie umgebenden Matrix. Sie gehen anschließend durch Apoptose zugrunde. Durch die Knochenmanschette dringen Blutgefäße mit Osteoprogenitorzellen und Chondro- bzw. Osteoklasten ein, die durch Abbau eines Teils der mineralisierten EZM die **primäre Markhöhle** bilden. Osteoblasten besiedeln die übrig gebliebenen mineralisierten Bereiche und bilden die **primäre Spongiosa**. Eine regelmäßige enchondrale Ossifikation setzt sich beidseits als **Wachstumsplatte (Epiphysenfuge)** nach diaphysär fort. Sie ist für das Längenwachstum entscheidend. An der äußeren Oberfläche des Knochens ist dieser nach epiphysär wandernde Bereich als wulstförmige **Metaphyse** zu erkennen. Die Platte besteht aus folgenden Bereichen (von epi- nach diaphysär):

– **Reservezone** mit Chondroprogenitorzellen, die Nachschub für die Proliferationszone liefert
– **Proliferationszone** mit zu vertikalen Säulen angeordneten, sich teilenden Chondrozyten
– **Zone des Blasenknorpels:** Chondrozyten hypertrophieren und führen zu einer Verkalkung der sie umgebenden EZM.
– **Eröffnungszone:** Blasenknorpelzellen gehen durch Apoptose unter, Chondroklasten räumen einen Teil der mineralisierten EZM ab, Blutgefäße sprossen ein.
– **Ossifikatioszone:** Durch einwandernde Osteoblasten wird die bestehende mineralisierte EZM zur weiteren primären Spongiosa ausgebildet.

In den Epiphysen entstehen eigene zentrifugal wachsende **Knochenkerne**, die lediglich Gelenkknorpel und Wachstumsplatte aussparen.

Klinik

Bei der **Osteoporose** tritt eine Verminderung der Knochensubstanz (v. a. der Spongiosa) auf, die zu vermehrten Brüchen insbesondere von Femur, Radius und Brustwirbelkörpern führt.

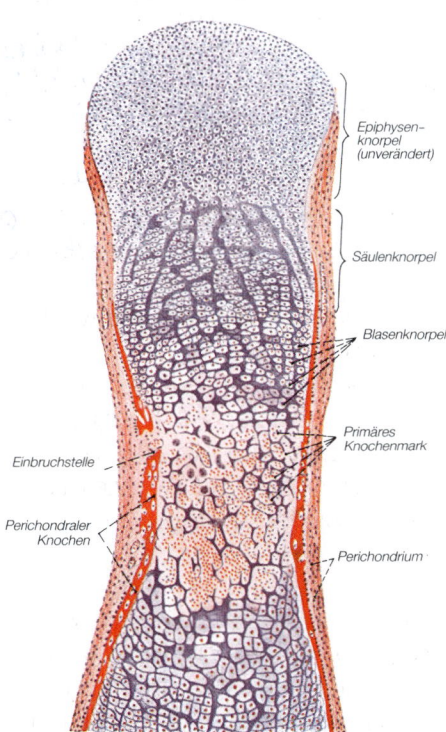

▮ Abb. 4: Chondrale Ossifikation am Röhrenknochen. [12]

Zusammenfassung

✖ Osteoblasten dienen der Bildung von Knochenmatrix und können sich in Osteozyten umwandeln. Osteoklasten hingegen bauen die Knochenmatrix ab.

✖ Chondroklasten, Odontoklasten und Osteoklasten sind eine Zellentität, deren Namen sich einzig von dem durch sie abgebauten Substrat ableiten.

Nervengewebe I

Nervengewebe, bestehend aus **Neuronen** und **Gliazellen,** bildet den größten Anteil des **Nervensystems.** Es lässt sich folgendermaßen gliedern:

▶ **Anatomisch** unterscheidet man das **ZNS** (zentrales Nervensystem mit Gehirn, Rückenmark und Hüllen), das **PNS** (peripheres Nervensystem, bestehend aus Ganglienzellen und Nerven) und die Sinnesorgane (s. S. 100–107).
▶ **Funktionell** wird ein **autonomes** (**viszerales,** unwillkürliches) **Nervensystem,** das Drüsen und glatte Muskulatur (**viszeromotorisch**) steuert und sensibel innere Organe innerviert (**viszerosensibel**), von einem **somatischen** (**animalen,** willkürlichen) **Nervensystem** differenziert, das **somatomotorisch** die Skelettmuskulatur, **somatosensorisch** die Sinnesorgane und **somatosensibel** Gelenke, Haut und Skelettmuskulatur versorgt.

Histogenese

Nervengewebe entsteht aus einem Teil des Ektoderms, dem **Neuroektoderm:** In diesem bilden sich **Neuroblasten** (Vorläufer der Neurone/Nervenzellen) und **Glioblasten** (Vorläufer der Makrogliazellen). Mikrogliazellen sind mesodermaler Herkunft und wandern während der Fetalzeit in das ZNS (s. u.) ein. Während der Entwicklung stirbt die Hälfte der ursprünglich angelegten Neuroblasten durch **Apoptose.** Die übrig gebliebenen Neuroblasten differenzieren sich nach Migration und Axon- sowie Dendritenaussprossung zu **teilungsunfähigen Neuronen.** Gliazellen behalten zeitlebens ihre Teilungsfähigkeit.

Neurone

Struktur und Funktion
Nervenzellen dienen der Aufnahme, Verarbeitung und Weitergabe elektrischer oder chemischer Signale. Sie bestehen aus:

▶ Einem Nervenzellkörper (**Perikaryon, Soma**). Als trophisches Zentrum der Zelle enthält er ultrastrukturell einen großen runden Zellkern mit viel Euchromatin und ausgeprägtem Nukleolus, vielen **Neurosomen** (Mitochondrien) und reichlich rER mit umliegenden freien Ribosomen im **Neuroplasma** (Zytoplasma). Diese rER-Ribosomen-Konglomerate werden auch als **Nissl-Substanz** (Nissl-Schollen, Tigroidsubstanz) bezeichnet. Bei der lichtmikroskopischen Betrachtung färben sie sich stark mit basischen Farbstoffen (z. B. in der Nissl-Färbung) an. Darüber hinaus finden sich reichlich Transportvesikel (für Neurotransmitter), Lysosomen und gelegentlich Lipofuszin- und Melaninpigmente (**Neuromelanin**). Die Größe des Somas schwankt zwischen 5 und 150 µm.
▶ **Dendriten,** die der Reizaufnahme dienen. Anschließend leiten sie das empfangene Signal zum Perikaryon hin. Oft sind sie baumartig verzweigt, und nicht selten besitzt ein Neuron mehrere Dendriten. In der Peripherie sind sie meist schlank und nicht selten mit **Dornen (dendritic spines)** besetzt, die ebenfalls der Reizaufnahme dienen. Perikaryonnah sind sie häufig mit Golgi-Apparat, Nissl-Substanz und Neurosomen angefüllt.
▶ Einem singulären **Axon (Neurit),** das der Erregungsleitung vom Soma zu anderen Zellen, wie Drüsen-, Muskel- und Nervenzellen, dient. In der Peripherie zweigt es sich zum **Telodendron** auf. Axone haben einen Durchmesser von (konstant) 20 µm. Neurone mit großem Perikaryon und einem über 1 m langen Axon werden auch als **Golgi-Typ-I-Neurone** bezeichnet. Sie dienen meist der Kommunikation weit entfernter Bereiche im Nervensystem und heißen deshalb **Projektionsneurone.** Das Gegenteil sind **Golgi-Typ-II-Neurone (Interneurone).** Am Axon lassen sich vier Teilbereiche unterscheiden:
– **Axonhügel** (Ursprungssegment), der Ansatzbereich des Axons am Soma. Bereits ab hier ist das Axon frei von Nissl-Substanz und Golgi-Apparat.
– **Initialsegment** (Anfangssegment), der Ort, an dem im Axon neue Aktionspotentiale generiert werden. Hier ist das Axolemm (die Plasmamembran) von vielen Na^+-Kanälen durchzogen. Falls das Axon eine Myelinscheide (s. u.) besitzt, beginnt diese erst distal des Initialsegments.
– Die **Hauptverlaufsstrecke** des Axons, die im Fall myelinisierter Axone eine Myelinscheide trägt. Sie kann bei manchen Neuronen (myelinscheidenlose) **Varikositäten** (präterminale Axonschwellungen) zeigen, die dann Teil einer chemischen Synapse sind.
– Das **Telodendron** (Endaufzweigung) des Axons. Es endet in kolbenartigen **Boutons** (Endknöpfe), die mit anderen Zellen (s. o.) über chemische Synapsen (s. u.) in Kontakt stehen.

> Die Leitung eines Signals im Nervensystem über Dendriten zum Nervenzellperikaryon oder zu bestimmten Kerngebieten im ZNS wird als afferent, jene vom Nervenzellsoma über das Axon oder von Kerngebieten des ZNS weg als efferent bezeichnet.

Aufgrund der Architektur des Axons und der Dendriten unterscheidet man verschiedene Neuronentypen:

▶ **Bipolare Neurone:** Sie besitzen neben einem Axon **einen** Dendriten mit distaler Verzweigung (**Dendritenbaum**).
▶ **Multipolare Neurone:** Sie besitzen neben einem Axon **mehrere** Dendritenbäume.
▶ **Pseudounipolare Neurone:** Perikaryonnahes Axon und Dendrit sind T-förmig miteinander verschmolzen. Über **einen** Dendritenbaum aufgenommene Signale springen, ohne das Soma zu überqueren, direkt auf das Axon über. Bei pseudounipolaren Neuronen wird der Dendrit auch als **dendritisches Axon** bezeichnet.
▶ **Unipolare Neurone:** Sie besitzen ausschließlich ein Axon.
▶ **Weitere Neurone:** Beispiele sind Purkinje-Zellen des Kleinhirns (s. S. 96) mit bis zu vier riesigen Dendritenbäumen, die ein spalierförmiges Geflecht bilden, und die Pyramidenzellen der Endhirnrinde, die neben einem langen **Apikaldendriten** (Spitzendendrit) viele seitliche **Basaldendriten** ausformen.

Elektrische Signale erreichen Neurone meist über chemische Synapsen. Für diese Synapsen ist Folgendes wichtig (▎Abb. 1):

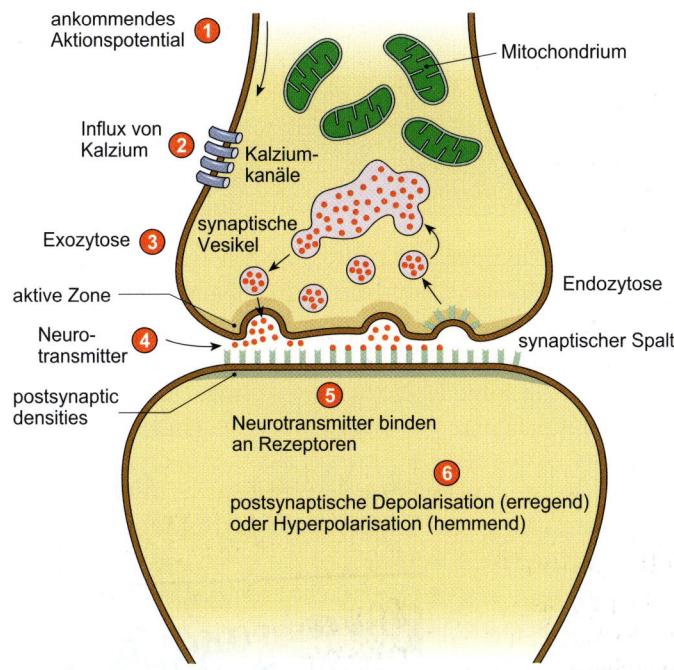

Abb. 1: Die chemische Synapse (Schema). [nach 8]

▸ Ein **Axonendknopf** wird von der **präsynaptischen Membran** umschlossen. Hier befinden sich viele Mitochondrien und **synaptische Vesikel** mit einem Durchmesser bis zu 50 nm, die **Neurotransmitter** enthalten. Nichtproteinerge Neurotransmitter werden hier gebildet und in Vesikel verpackt. Proteinerge Transmitter (**Neuropeptide**) müssen hingegen aus dem Soma herangeschafft werden.
▸ Ein Aktionspotential, das den Axonendknopf erreicht, führt zur Öffnung von **Ca^{2+}-Kanälen** und über eine Vernetzung von **SNARE-Proteinen** zur Fusion der Vesikel mit der präsynaptischen Membran sowie zur **exozytotischen Freisetzung** der Neurotransmitter in den **synaptischen Spalt**. Die Membran der Vesikel wird durch **Endozytose** aus der präsynaptischen Membran zurückgewonnen. Der Ort der Präsynapse, an dem die Freisetzung der Transmitter geschieht, erscheint ultrastrukturell verdichtet und wird als **aktive Zone** bezeichnet.
▸ Die Neurotransmitter diffundieren durch den ca. 20 nm weiten Spalt und binden an die Neurotransmitterrezeptoren der **postsynaptischen Membran**. Aufgrund der dort konzentrierten Rezeptoren erscheint die postsynaptische Membran verdichtet (**postsynaptic densities**). Die postsynaptische Membran kann zu einem Dendriten (**axodendritische Synapse**, häufigste Form), einem Nervenzellsoma (**axosomatische Synapse**) oder Initialsegment bzw. Telodendron eines anderen Axons gehören (**axoaxonale Synapse**).
▸ Durch die Bindung der Transmitter an die Rezeptoren kommt es zur Öffnung von Ionenkanälen, was entweder zu einer Depolarisation mit Entstehung eines Aktionspotentials (**exzitatorische, erregende Synapse**) oder einer Hyperpolarisation (**inhibitorische, hemmende Synapse**) der postsynaptischen Membran führt. Im ersten Fall pflanzt sich die Erregung Richtung Perikaryon und Axon fort (s. u.). Aufgrund ultrastruktureller Unterschiede unterscheidet man **Gray-I-Synapsen** (Synapse vom asymmetrischen Typ) mit runden Transmittervesikeln und postsynaptisch breiterer Verdichtung von **Gray-II-Synapsen** (Synapse vom symmetrischen Typ) mit vielen ovalen Transmittervesikeln und gleich breiter prä- und postsynaptischer Verdichtung.

Die wichtigsten Neurotransmitter sind **Acetylcholin,** Aminosäuren (**GABA, Glutamat, Glycin** etc.), Monoamine (z. B. **Adrenalin, Dopamin, Noradrenalin, Serotonin**), Neuropeptide (z. B. **endogene Opioide, VIP**) und **NO**. Die Wirkung der Transmitter wird z. T. durch Wiederaufnahme in das Axon oder umliegende Gliazellen (s. u.) oder enzymatische Spaltung (z. B. Acetylcholin durch die Acetylcholinesterase) im synaptischen Spalt beendet.

> Die Abgabe von Neuropeptiden über das Axonende an die Kapillaren und damit den Blutkreislauf bezeichnet man als Neurosekretion. Diese Neuropeptide erreichen ihre Zielzellen über das Blut und sind damit definitionsgemäß Hormone.

Im Gegensatz zur chemischen Synapse sind bei der selteneren **elektrischen Synapse** die Zellen durch **Gap junctions** direkt verbunden, über die sich die Erregung häufig ungerichtet zwischen den Zellen verteilt. Man spricht von einem **funktionellen Synzytium.** Diese Verschaltung findet man z. B. in der Kleinhirnrinde. Weit häufiger als im Nervengewebe findet sich die elektrische Synapse zwischen glatten Muskelzellen und Kardiomyozyten. Das gesamte Neuron besitzt ein Zytoskelett aus **Neurofilamenten** (Intermediärfilamente), **Neurotubuli** (Mikrotubuli) und Mikrofilamenten. Sie dienen der Stabilisierung, aber auch dem Transport. So transportieren Neurotubuli mit dem Motorprotein **Kinesin** z. B. Mitochondrien sowie leere oder mit Transmittern gefüllte Vesikel mit einer Geschwindigkeit von bis zu 40 cm/d aus dem Perikaryon durch das Axon bis zu den einzelnen Synapsen. Abfallstoffe, nicht gebrauchte Membranen oder Mitochondrien werden mit den Neurotubuli und ihrem Motorprotein **Dynein** mit einer Geschwindigkeit von 20 cm/d zurück zum Perikaryon gebracht. Stabilisiert werden die Neurotubuli durch MAP, wie z. B. das **Tau-Protein** in den Axonen. Der Kurzstreckentransport und der mit 0,4 cm/d langsame Transport von zytosolischen Bestandteilen wie z. B. Enzymen für die Monoaminsynthese im Axoplasma der Axonendknöpfe finden mit Hilfe der Mikrofilamente statt.

Nervengewebe II

Neurone (Fortsetzung)

Klinik

Neurotoxine aus Bakterien, wie z. B. das **Tetanustoxin** aus *Clostridium tetani,* werden über Endozytose in den präsynaptischen Axonendknopf aufgenommen und blockieren dort die SNARE-Proteine, was dann die Transmitterexozytose unmöglich macht. Das Tetanustoxin blockiert v. a. hemmende Synapsen im Rückenmark und verursacht deshalb schwerste Krämpfe. Bei der **Alzheimer-Erkrankung** (Alzheimer-Demenz, Morbus Alzheimer), einer der häufigsten neurodegenerativen Erkrankungen des Menschen, kommt es u. a. zur intrazellulären Ablagerung von hyperphosphoryliertem Tau-Protein. Ultrastrukturell finden sich intrazelluläre fibrilläre Aggregate **(neurofibrillary tangles)**.

Glia

Struktur und Funktion

Gliazellen **(Neuroglia)** haben enge Verbindung zu den Neuronen und besitzen vielfältige Funktionen (EZM-Bildung, Isolierung von Neuronen, Stofftransport etc.). Sie sind viel zahlreicher als die Neurone. Man unterscheidet:

▶ **Mikrogliazellen (Hortega-Zellen):** Sie sind nicht neuroektodermaler, sondern mesodermaler Herkunft **(Mesoglia)**. Es handelt sich um Zellen des Makrophagen-Phagozyten-Systems (MPS), die in das ZNS eingewandert sind. Ihre Aufgabe ist die Phagozytose.

▶ **Makrogliazellen:** Sie entstammen wie die Neurone dem Neuroektoderm. Hierunter fallen:

– Im ZNS die **Astrozyten,** die, wie ihr Name bereits andeutet, einen sternförmigen Zellleib besitzen. Man unterscheidet zwei Typen von Astrozyten: die **protoplastischen Astrozyten** mit bis zu 25 µm großem Soma und kurzen Zellfortsätzen, die sich überwiegend in der grauen Substanz finden, und die **fibrillären Astrozyten** mit bis zu 12 µm großem Perikaryon und längeren Zellfortsätzen, die sich nahezu ausschließlich in der weißen Substanz finden. Beide Typen exprimieren als reife Zellen GFAP und sind netzförmig durch Gap junctions untereinander verbunden. Sie füllen den spärlichen Extrazellularraum und übernehmen die Stützfunktion des ZNS. Des Weiteren regulieren sie die Homöostase dieses Extrazellularraums. Sie phagozytieren Abfallstoffe und legen sich an neuronale Synapsen, wo sie überschüssige, neuronal nicht zurückgewonnene Transmitter aufnehmen. Darüber hinaus umschließen sie locker marklose zentrale Nervenfasern. Eine ihrer wichtigsten Funktionen ist die Ausbildung dichter Schutzbarrieren: zur äußeren Oberfläche des ZNS die **Membrana limitans gliae superficialis,** die das ZNS von der weichen Hirnhaut abgrenzt, und rund um die Blutgefäße die **Membrana limitans gliae perivascularis,** die Teil der BHS (s. S. 98) ist. Auch bei der Entwicklung des Nervensystems spielen sie eine Rolle: Sie bilden **Neurotrophine,** die wachstumsfördernd auf Neurone wirken, und dienen aussprossenden Neuronenfortsätzen als Leitschiene und sind somit an der Entwicklung der Nervenzellen entscheidend beteiligt.

> Bei der Bergmann-Glia im Kleinhirn, den Müller-Zellen der Retina und den Pituizyten des Hypophysenhinterlappens (HHL) handelt es sich ebenfalls um Astrozyten.

– Gewöhnliche **Ependymzellen,** die den Zentralkanal des Rückenmarks und die inneren Liquorräume einschließlich der Ventrikel im Gehirn überziehen. Es handelt sich um einschichtig kubische bis hochprismatische Zellen, die dicht mit Kinozilien und Mikrovilli besetzt sind. Sie sind durch Adhäsionskontakte und Gap junctions miteinander verbunden und bilden nur eine unvollständige Schranke zwischen Hirngewebe und Liquor cerebrospinalis (s. S. 98). Sie bilden damit die innere Barriere des ZNS, die **Membrana limitans interna.** Spezielle Ependymzellen wie das **Plexusepithel** bedecken den Plexus choroideus, den Ort der Liquorbildung. Bei ihnen handelt es sich um nahezu ausschließlich kubische Zellen mit Mikrovillibesatz, die durch Tight junctions fest miteinander verschmolzen sind. Sie sind Teil der **Blut-Liquor-Schranke** (BLS, s. S. 98). Weitere spezielle Ependymzellen sind die **Tanyzyten** (s. S. 98).

– Als letzter Gliazelltyp des ZNS die **Oligodendrozyten.** Es handelt sich um kleine Zellen mit ultrastrukturell elektronendichtem Zytoplasma und reichlich Mikrotubuli. In der grauen Substanz umgeben sie in Form von **Satellitenzellen** die Nervenzellperikarya. In der weißen Substanz finden sie sich in Ketten hintereinander angeordneter Zellen, die den Axonen eng anliegen, und sind durch Gap junctions und Tight junctions eng untereinander verbunden. Hier bilden sie die Myelinscheiden des ZNS (s. u.).

– Die **Mantelzellen** (Amphizyten, Satellitenzellen) des PNS, die epithelartig und mit einer nach außen reichenden Basallamina periphere Ganglienzellsomata einscheiden

– **Schwann-Zellen** (Lemnozyten), die im Gegensatz dazu die Myelinscheide im PNS bilden

Klinik

Primäre ZNS-Tumoren gehen von den verschiedenen zentralen Gliazelltypen aus. Man bezeichnet sie als **Gliome** (z. B. **Astrozytome**). Von den Schwann-Zellen des PNS können meist gutartige Tumoren ausgehen, die Schwannome **(Neurinome)**.

Nervenfasern

Struktur und Funktion

Nervenfasern bestehen aus Axonen, die von einer Hülle aus Gliazellen umgeben sind. Im ZNS sind dies die Oligodendrozyten, im PNS die Schwann-Zellen, die der Isolierung, dem Sauerstofftransport und dem Schutz des Axons dienen. Man unterscheidet:

▶ **Markhaltige Nervenfasern,** die dadurch entstehen, dass sich die o. g. Gliazellen um das Axon herum einstülpen und dieses in bis zu mehreren hundert Lagen umwickeln. Durch diesen Vorgang entsteht axonnah ein **inneres Mesaxon** (Rinne) zwischen dem Kopf der innersten Einstülpung und der nahe dem Kopf liegenden Wicklung und ein **äußeres Mesaxon** axonfern zwischen äußerster Einstülpung und dem übrigen Zellleib der Gliazelle. In den einzelnen Wicklungen zieht sich das Zytoplasma der Gliazelle zurück, und Zellkern und Zellorganellen werden in den peripheren, nicht eingewickelten Bereich der Gliazelle verdrängt. Darüber hinaus bleibt ein schmaler periaxonaler Zytoplasmasaum bestehen. In den eingewickelten Lamellen bleiben die Plasmamembranen der Gliazelle übrig, die in den Wicklungen eine besondere Zusammensetzung zeigen. Die Gesamtheit aller Lamellen wird als **Myelinscheide (Markscheide)** bezeichnet, die sich zu ca. 70% aus Lipiden und zu fast 30% aus Proteinen zusammensetzt. Die Proteine sorgen v. a. für die Vernetzung der einzelnen Membranen miteinander. Unter dem EM erkennt man im Abstand von 12 nm eine elektronendichte **Hauptlinie** (verschmolzene, zum Zytoplasma gerichtete Membranhälften) und eine weniger elektronendichte **Intermediärlinie** (eng zusammenliegende äußere Membranhälften). Im Längsschnitt erkennt man Unterbrechungen dieser Myelinscheide, die **Ranvier-Schnürringe (Nodi)**. Hier enden die Lamellen einer Gliazelle, und die einer anderen beginnen. Ultrastrukturell weisen die Gliazellen in diesem Bereich nichtmyelinisierte zytoplasmahaltige Ausläufer der einzelnen gewickelten Lamellen auf, die **paranodalen Zungen**. Die Zungen sind durch Zonula-adhaerens-Kontakte, Gap und Tight junctions miteinander verbunden und stellen so einen Kurz-schluss- und Versorgungsweg zwischen äußerem und paraaxonalem Zytoplasmabereich her. Die Plasmamembran der Axone trägt hier reichlich Na^+-Kanäle. Der myelinisierte Bereich zwischen den Schnürringen wird als **Internodium** bezeichnet. Er kann zwischen 0,2 und 2 mm weit sein. Peripher und zentral bestehen kleinere Unterschiede im Aufbau myelinisierter Nervenfasern:

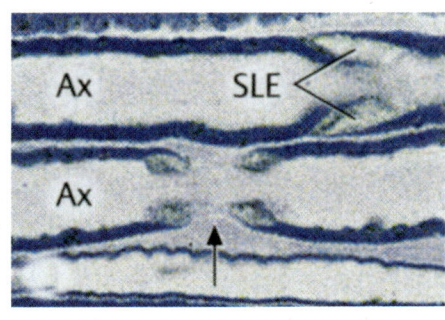

Abb. 2: Periphere Nervenfasern im Längsschnitt (Ax = Axon, SLE = Schmidt-Lanterman-Einkerbung, Pfeil = Ranvier-Schnürrring; Tomidinblau, 800fach). [11]

– ZNS: Ein Oligodendrozyt bildet die Umhüllung von bis zu 50 Internodien, aber pro Axon immer nur eine Umhüllung. Nach außen bildet der Oligodendrozyt keine Basallamina. Generell ist die Myelinscheide dünner, und Schnürringe sind spärlicher als im PNS. Außerdem werden die Nodi von Astrozytenfortsätzen überzogen.
– PNS: Eine Schwann-Zelle bildet die Umhüllung nur eines Internodiums eines Axons. Das internodale Myelin ist teilweise durch Zytoplasmasäume **(Schmidt-Lanterman-Einkerbungen)** mit ähnlicher Funktion wie die paranodalen Zungen unterbrochen. Die Schwann-Zellen bilden nach außen eine durchgehende Basallamina und tragen im Bereich der Nodi Mikrovilli (▌Abb. 2).

▌**Marklose Nervenfasern,** die im ZNS nur locker von Astrozytenfortsätzen umfasst werden oder sogar frei liegen. Im PNS bilden mehrere Axone, die gemeinsam in taschenförmigen („nichtmyelinisierten") Vertiefungen einer Schwann-Zelle liegen, eine marklose Nervenfaser. Eine Schwann-Zelle begleitet die Axone über maximal 0,5 mm. Sie ist mit benachbarten Schwann-Zellen verzahnt und bildet nach außen im Gegensatz zum ZNS eine durchgehende Basallamina. Die Axone markloser Nervenfasern sind dünner als die myelinisierter Fasern.

Mit Hilfe der Myelinscheide wird eine hohe Leitungsgeschwindigkeit erreicht. Die Erregung springt von Nodus zu Nodus **(saltatorische Erregungsleitung).** Nur dort wird ein Aktionspotential erzeugt. Je dicker die markhaltige Nervenfaser, desto höher ist die Leitungsgeschwindigkeit. Sie liegt bei maximal 120 m/s. Im Gegensatz dazu beträgt die Leitungsgeschwindigkeit markloser Nervenfasern maximal 2 m/s (s. a. **Nervenfasertypen** im Anhang).

Klinik
Bei der **multiplen Sklerose (Encephalomyelitis disseminata)** kommt es zur entzündlichen herdförmigen Entmarkung von Nervenfasern im ZNS. Ursächlich scheint ein autoimmunes Geschehen gegen Proteine des Myelins der Oligodendrozyten zu sein.

Zusammenfassung
✘ Axone sind frei von Zellkern, ER, Ribosomen und Golgi-Apparat.
✘ Mikrogliazellen sind nicht neuroektodermaler Herkunft.
✘ Eine Nervenfaser setzt sich aus Axon und Gliahülle zusammen.
✘ Die Myelinscheide des ZNS wird von Oligodendrozyten geformt, die des ZNS von Schwann-Zellen.

Muskelgewebe I

Histogenese

Das Muskelgewebe entstammt dem **intraembryonalen Mesoderm** oder dem **Kopfmesenchym,** das der ektodermalen Neuralleiste entspringt.

Glatte Muskulatur

Histomorphologie und Funktion

Glatte Muskelzellen (Abb. 1) sind spindelförmige und teilungsfähige Zellen, die bis zu 10 µm breit und 800 µm lang sein können und häufig in einem engen Zellverband liegen. Sie finden sich in nahezu allen Wänden menschlicher Hohlorgane und beeinflussen dort die luminale Weite. Auf Querschnitten tragen die Zellen einen **zentral** gelegenen Zellkern, der häufig nicht angeschnitten ist. Auf Längsschnitten zeigt der ca. 8–25 µm lange Kern im unkontrahierten Zustand **Zigarrenform,** im kontrahierten Zustand **Korkenzieherform.** Zellorganellen (Glykogen, Mitochondrien, rER etc.) liegen überwiegend konzentriert an den beiden spitz zulaufenden Polen des Kerns, mit Ausnahme einzelner Ca^{2+}-speichernder gER-Schläuche (entsprechen dem sER in der quergestreiften Muskulatur, s. u.), die in Nähe der Plasmamembran unweit sog. **Caveolae** liegen und dicht mit Ca^{2+}-Pumpen besetzt sind (entsprechen T-Tubuli in quergestreifter Muskulatur, s. u.). Das restliche Zytoplasma der glatten Muskelzellen erscheint in H.E.-Schnitten einheitlich rot und in Van-Gieson-Schnitten gelb (daher auch der Name „glatt"). Ultrastrukturell ist es dicht mit Bestandteilen des **kontraktilen Apparats** und des **Zytoskeletts** angefüllt: Aktin und Myosin-II-Moleküle sind zu sog. **Bündeln** gruppiert, die mehrheitlich längs in der Zelle angeordnet sind. Bis zu 14 mit **Caldesmon** und **Tropomyosin** assoziierte AF interagieren dabei mit einem Myosinfilament, ein regelmäßiger Aufbau von Myofibrillen oder auch Sarkomeren wie in der quergestreiften Muskulatur kommt aber nicht zustande. Auf der anderen Seite wird die Muskelzelle von einem dichten Netz aus Intermediärfilamenten (mehrheitlich **Desmin,** in der glatten Gefäßmuskulatur **Vimentin**) durchzogen, das in zytoplasmatischen **Verdichtungszonen** (bestehend aus **α-Aktinin,** den Z-Linien der quergestreiften Muskulatur entsprechend) und membranösen **Anheftungsplaques** (aus **Talin** und **Vinculin**) mündet. An beiden inserieren auch die AF der Bündel und dienen dem kontraktilen Apparat als Ansatz. Jede glatte Muskelzelle wird von einer eigenen Basalmembran umgeben und ist durch wenig EZM von benachbarten Muskelzellen getrennt.

> Glatte Muskelzellen sind in der Lage, alle Bestandteile der sie umlagernden EZM zu produzieren.

Die AF der Bündel sind indirekt über die Anheftungsplaques mit hier inserierenden Integrinen verbunden, die wiederum mit der Basallamina in Verbindung stehen. So wird die Kontraktion der Zelle auf die Membran, die Basalmembran und letztendlich auf die EZM oder auch kleine elastische Sehnen übertragen. Bei einer Kontraktion strömt Ca^{2+} entweder langsam aus dem Extrazellularraum (hauptsächlich) oder den gER-Schläuchen (seltener) in das Zytoplasma ein und bindet hier an **Calmodulin.** Der dabei entstehende Komplex führt einerseits zur Ablösung des Caldesmons vom Aktin/Tropomyosin, wodurch das Myofilamentgleiten möglich wird, und andererseits kommt es durch ihn zur Aktivierung einer Myosin-Leichtketten-Kinase, die zur Phosphorylierung des Myosins führt und die Myosinkopf-ATPase anschaltet. Die Kontraktion glatter Muskelzellen:

- Hält häufig lang an **(Dauertonus)** und wird häufig durch Kontraktionszu- und -abnahme moduliert
- Ist **ausgeprägter** als in quergestreifter Muskulatur (Verkürzung bis auf minimal ein Drittel der Ausgangslänge einzelner Zellen)
- Dauert bis zur maximalen Kontraktion deutlich **länger** als in quergestreifter Muskulatur

Zur Kontraktion kann die glatte Muskelzelle auf verschiedene Weise aktiviert werden:

- **Neurogen:** Glatte Muskulatur wird überall im Körper durch das **vegetative Nervensystem** (Sympathikus, Para-

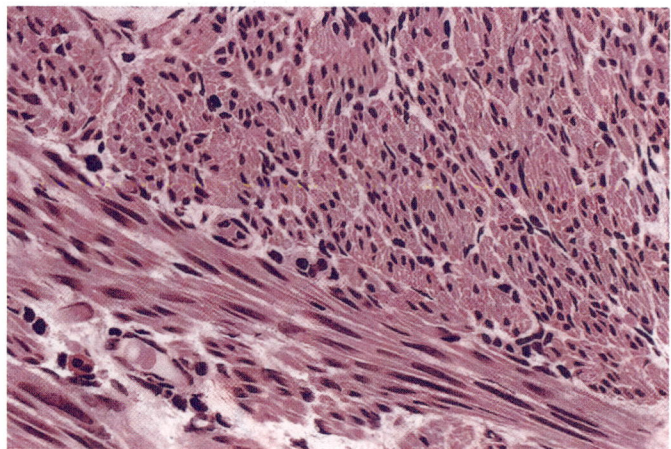

Abb. 1: Glatte Muskulatur (H. E., 200fach). [12]

sympathikus, enterisches Nervensystem) innerviert. Seine unmyelinisierten postganglionären Axone zweigen sich auf. Jeder Ast trägt präterminal zahlreiche Schwann-Zell-Fortsatz-freie, mit synaptischen Vesikeln angefüllte Erweiterungen, die **Varikositäten (Boutons, En-passant-Synapsen).** Im Gegensatz zur neuromuskulären Endplatte der Skelettmuskulatur (s. u.) sind diese neuromuskulären Synapsen sehr einfach gebaut. Der Spalt zwischen Varikosität und glatter Muskelzelle ist bis zu 20 µm weit und wird von den Basallaminae der Schwann- und der Muskelzelle durchzogen. Botenstoffe sind Noradrenalin (Sympathikus), Acetylcholin (Parasympathikus) und weitere Transmitter (ENS).

▶ **Myogen:** Spezialisierte glatte Muskelzellen **(Schrittmacherzellen)** im Zellverband der glatten Muskulatur erzeugen spontan elektrische Impulse (z. B. bei Dehnung), die über Gap junctions an die Nachbarzellen weitergegeben werden. Der gesamte Zellverband wird durch die Nexus funktionell verbunden **(funktionelles Synzytium).**

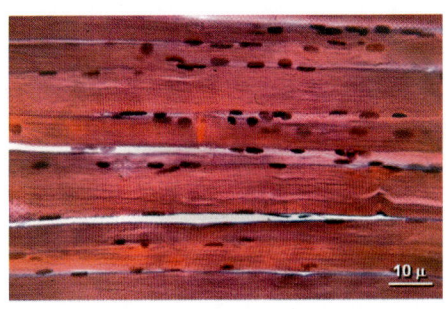

Abb. 2: Skelettmuskulatur (Längsschnitt in H. E. mit Querstreifung und randständigen Kernen). [7]

> Überwiegend myogen innervierte glatte Muskulatur wird Muskulatur vom Single-unit-Typ genannt. Sie besitzt quantitativ viele Nexus und ist nur schwach neurogen innerviert. Die wenigen Varikositäten sind durch weite Spalten von den glatten Muskelzellen getrennt. In glatter Muskulatur vom Multi-unit-Typ verhält es sich umgekehrt.

▶ **Andere kontraktionsfördernde oder bremsende Stimuli:** Hormone (Adrenalin, Histamin, Östrogen, Oxytocin), Adenosin, Arachidonsäuremetaboliten und NO modulieren den Tonus der glatten Muskelzellen.

Klinik
Bei einer Mehrbeanspruchung kann sich der Zellleib der glatten Muskelzelle zum einen vergrößern **(Hypertrophie**, z. B. im **Uterus graviditatis)**, und zum anderen können sich die glatten Muskelzellen durch Mitose vermehren **(Hyperplasie).** Beim **Prostataadenom** sind Hyperplasie und Hypertrophie häufig miteinander kombiniert. Einige Krankheitsbilder gehen mit einem pathologisch erhöhten Tonus der glatten Muskulatur einher (z. B. **Asthma bronchiale, Hypertonie** [Bluthochdruck] etc.).

Skelettmuskulatur

Histomorphologie und Funktion
Die (nahezu immer) willkürlich innervierte Skelettmuskulatur dient als Teil des Bewegungsapparats der Bewegung des gesamten menschlichen Organismus und der Wärmeerzeugung durch Muskelzittern. Darüber hinaus findet man sie in Kehlkopf, Rachen, Speiseröhre und Zunge. Die Baueinheit der Skelettmuskulatur ist die **Muskelfaser.** Sie kann zwischen 2 und 40 cm lang sowie zwischen 10 und 100 µm breit sein und ist von einer Basalmembran umgeben. Es handelt sich um ein **Synzytium**, das durch die Verschmelzung mitotisch aktiver **embryonaler Myoblasten** entstanden ist. Der Großteil des Faserzytoplasmas **(Sarkoplasma)** ist mit zahlreichen dicht gepackten **Myofibrillen** angefüllt, den kontraktilen Elementen der Muskelfaser, die auch lichtmikroskopisch bereits sichtbar sind. Die funktionell wichtige Untereinheit der Fibrille ist das im unkontrahierten Zustand 2–3 µm lange, unter dem EM näher beurteilbare **Sarkomer** (▪ Abb. 3, S. 30), das sich aus Aktin und Myosin-II-Filamenten zusammensetzt. Jeweils ein Myosinfilament interagiert mit sechs AF. Im Sarkomer unterscheidet man zwei **Z-Scheiben (Zwischenscheiben)**, die die Begrenzung eines und gleichzeitig den Anfang des nächsten Sarkomers darstellen. In diesen setzen die AF an. Im Zentrum des Sarkomers liegen die im Polarisationsmikroskop doppelbrechenden **(anisotropen)** und unter dem Durchlichtmikroskop dunklen Myosinfilamente. Der Bereich, den sie einnehmen, wird deshalb als **A-Bande** und die etwas verdickte Mitte als **M-Streifen** bezeichnet. Der im Polarisationsmikroskop nicht doppelbrechende **(isotrope)** und im Durchlichtmikroskop helle Bereich der AF zwischen Z-Scheibe und A-Bande heißt **I-Bande**, der Bereich der A-Bande, in den keine AF hineinreichen, **H-Streifen (Hensen-Streifen).** Die Sarkomere parallel zueinander liegender Fibrillen finden sich alle in einer Ebene. Grund dafür ist, dass die parallelen Fibrillen auf Höhe der Z-Scheiben mit **Desmin** aneinander und über **Plektin** an der lateralen Zytoplasmamembran der Muskelfaser fixiert sind. Dieser regelmäßige Aufbau bedingt die bereits lichtmikroskopisch sichtbare Querstreifung (▪ Abb. 2). Die Ansatzstellen des Desmins am Sarkomer heißen **Costamere.** Aber auch der regelmäßige Aufbau jedes einzelnen Sarkomers wird durch zusätzliche Proteine aufrechterhalten: **Nebulinfilamente** stabilisieren AF, **Tropomyosin** und die **Troponine C, I und T** sind mit den AF assoziiert und greifen zusätzlich regulierend in den Kontraktionsvorgang ein (s. u.). Die Myosine sind über das **myosinbindende Protein C** mit **Titinfilamenten** verbunden, die in M-Streifen und Z-Scheibe inserieren und auf Höhe der I-Bande eine elastische Domäne haben, die der Überdehnung des Sarkomers entgegenwirkt.

Muskelgewebe II

Skelettmuskulatur/Histomorphologie und Funktion (Fortsetzung)

> Zusätzlich zur Querstreifung entstehen bei suboptimaler Strukturerhaltung durch Spaltbildung zwischen den Fibrillen auf Längsschnitten eine Längsstreifung und auf Querschnitten die sog. Cohnheim-Felderung.

Zwischen den dicht gepackten Fibrillen und der Zellmembran (**Sarkolemm**) liegen die Zellkerne und die Organellen der Muskelfasern (Abb. 3). Jede Faser trägt 100–1000 ca. 5–15 μm lange, in reifen Muskelfasern immer randständige Kerne. Daneben finden sich zahlreiche Mitochondrien vom Cristatyp (**Sarkosomen**) in Längsrichtung zwischen den einzelnen Fibrillen sowie zwischen Fibrillen und der Zellmembran, die das ATP für die Kontraktionsvorgänge liefern. Ebenfalls überwiegend längs ausgerichtet ist ein dichtes Netz aus Membranen des gER (**sarkoplasmatisches Retikulum, sER, Longitudinalsystem, L-System**). Es dient als Ca^{2+}-Speicher für Kontraktionsvorgänge. Im Bereich des H-Streifens umspannt es als dichtes Netz die Myofibrillen. Am Übergang von A zu I bildet es zwei senkrecht zu den übrigen Schläuchen verlaufende Schlauchsysteme, die **Terminalzisternen**, die zirkulär um die Fibrillen ziehen. Zwischen diesen verläuft jeweils eine ebenfalls zur Faserverlaufsrichtung senkrechte Einstülpung der Zellmembran, der **Transversaltubulus (T-Tubulus)**. Die jeweils zwei L-Tubuli und der T-Tubulus bilden gemeinsam eine **Triade**. L- und T-Tubulus stehen über **junktionale Füßchen**, einen Proteinkomplex aus **Dihydropyridinrezeptoren** in der Zellmembran und **Ryanodinrezeptoren** in der Membran der Terminalzisternen in Verbindung. Das Sarkoplasma enthält des Weiteren reichlich Glykogen, das O_2-bindende Protein **Myoglobin**, das dem Muskel seine makroskopisch braune Farbe verleiht, ein ausgeprägtes Membranskelett, das u. a. aus **Spektrin** besteht, und das Zytoskelett, das über den **Dystrophin-Glykoprotein-Komplex** und **Integrine** (im Sinne eines **Fokalkontakts**) den kontraktilen Apparat mit der lateralen Basalmembran und die in Zugrichtung liegenden eingefalteten Enden der Faser über die Basalmembran mit Kollagenfibrillen ansetzender Sehnen verbindet. Zur Kontraktion stimuliert wird die Skelettmuskelfaser durch eine Depolarisation an der **motorischen Endplatte**, von der es je Faser (in der Regel) nur eine gibt. Hier endet jeweils eine Verzweigung des Axons einer **motorischen Vorderhornzelle (α-Motoneuron)**. Die Axonterminale enthält hier ultrastrukturell **synaptische Vesikel (Acetylcholin)** und zahlreiche Mitochondrien vom Cristatyp, die darunter liegende Membran der Muskelfaser ist stark eingefaltet (**subneuraler Faltenapparat**) und enthält viele **Acetylcholinrezeptoren**. Der auf 100 nm verengte synaptische Spalt zwischen Axonterminale und Faser weist eine gemeinsame Basallamina auf, die sich außerhalb der Endplatte in die der Schwann-Zelle und die der Faser teilt. An ihr ist die acetylcholinspaltende Acetylcholinesterase verankert. Kommt es an der Endplatte zur Depolarisation, pflanzt sich diese bis in die T-Tubuli fort, wo durch den Dihydropyridinrezeptor Ca^{2+} in die Zelle einströmt. Dieses öffnet wiederum die Ryanodinrezeptoren des sER, so dass Ca^{2+} in großer Menge in das Zytoplasma einströmt und die **Ca^{2+}-abhängige Muskelkontraktion** einleitet: Die Myosinköpfchen binden an die AF, gleiten an ihnen entlang und lösen sich wiederum ATP-abhängig von ihnen ab (**Gleitfilamenttheorie**). Es kommt zu einer Verkürzung der Sarkomere und damit der Fibrillen (nicht der Filamente). Die Z-Scheiben nähern sich einander, I-Bande und H-Scheibe „schmelzen" zusammen, A-Bande und M-Streifen bleiben unverändert. Dieser Vorgang läuft in allen Sarkomeren der Muskelfaser gleichzeitig ab. Zu einer Muskelerschlaffung kommt es durch Abnahme des Ca^{2+}-Spiegels im Zytoplasma. Dazu wird das Ca^{2+} durch eine Ca^{2+}-ATPase zurück in das sER gepumpt. Je nach quantitativer Zusammensetzung verschiedener Bestandteile der Muskel-

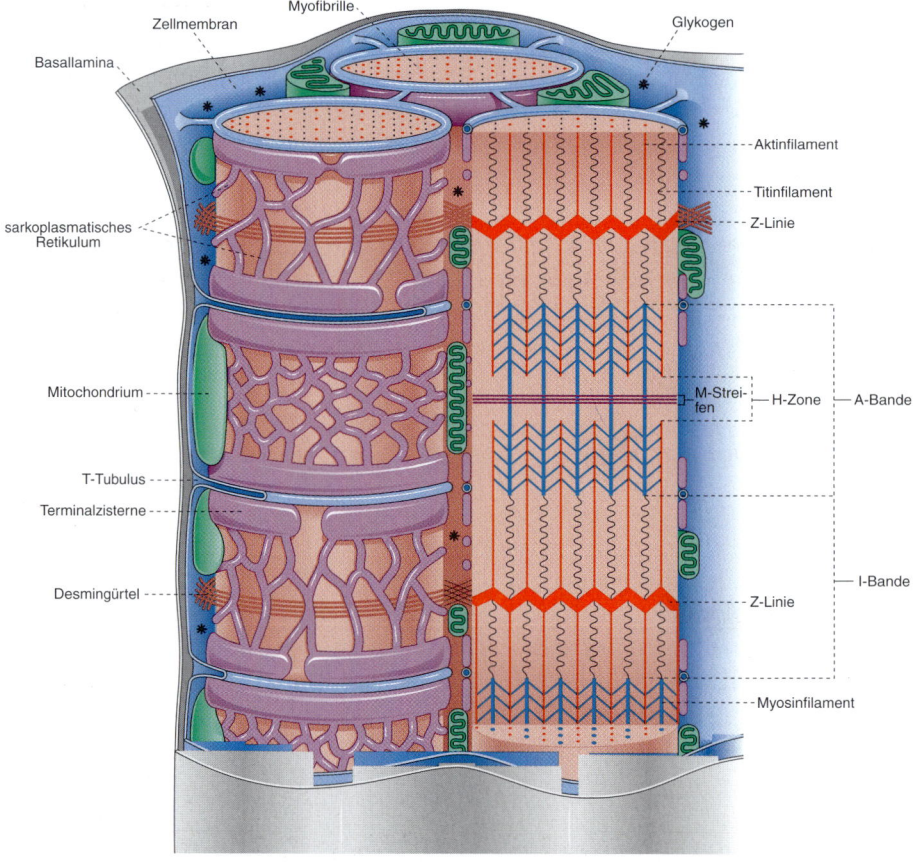

Abb. 3: Schematischer Aufbau (Skelettmuskulatur) und Sarkomerbestandteile. [15]

fasern unterscheidet man verschiedene **Fasertypen** (s. Anhang).

> Als motorische Einheit wird das α-Motoneuron mit allen von ihm innervierten Muskelfasern, die alle einem Fasertyp angehören, bezeichnet. Die verschiedenen Einheiten liegen in einem Muskel schachbrettartig ineinander verteilt. Je kleiner eine Einheit, desto feiner und differenzierter ist die Kontraktion des Gesamtmuskels.

Einer Überdehnung der Muskelfasern und letztlich eines gesamten Muskels wirken in einen Skelettmuskel eingelagerte Sinnesorgane, die **Muskelspindeln,** entgegen. Sie enthalten spezielle quergestreifte Muskelfasern **(Kernketten- und Kernsackfasern),** informieren das Rückenmark durch Afferenzen über den Dehnungszustand und sind gleichzeitig von ihm über **γ-Motoneurone** efferent innerviert. Abschließend sei erwähnt, dass die Muskelfasern eines Muskels in einen Bindegewebsmantel eingebettet sind: Der gesamte Muskel ist von einer **Faszie** aus straffem kollagenem Bindegewebe und darunter liegendem **Epimysium** (lockeres kollagenes Bindegewebe) umhüllt, die ihn zusammenhalten und verschieblich mit der Umgebung verbinden. Das Epimysium setzt sich fort in ein bindegewebiges **Perimysium externum**, das den Muskel in **Sekundärbündeln (Fleischfasern)** unterteilt, und ein **Perimysium internum**, das bis zu 100 Muskelfasern einscheidet. Das überwiegend retikuläre Bindegewebe innerhalb des Perimysium internum heißt **Endomysium.** Die bindegewebigen Straßen führen Blutgefäße und Nerven zu den einzelnen Muskelfasern.

Klinik
Satellitenzellen (ruhende Myoblasten) innerhalb der Basalmembran jeder Muskelfaser liefern den Kern- und Zytoplasmanachschub für die postmitotischen Einheiten jeder Muskelfaser. So nimmt die Muskelfaser im Rahmen des gewöhnlichen Wachstums und bei Training durch **Hypertrophie** an Volumen zu. Diese Zellen sind es auch, von denen die **Regeneration** nach Verletzung der Muskelfasern ausgeht. Bei Inaktivität und Unterbrechung des Axons des α-Motoneurons **(Denervierung)** kommt es zu einer strukturellen Rückbildung **(Atrophie)** der Skelettmuskelfasern.

Herzmuskulatur

Histomorphologie und Funktion
Herzmuskulatur (Abb. 4) dient der Bewegung des Blutstroms und ist ebenfalls quergestreift, weist aber im Vergleich zur Skelettmuskulatur Besonderheiten auf: Die jeweils von einer Basalmembran umschlossenen einzelnen Herzmuskelzellen (Kardiomyozyten) sind nur etwa 150 µm lang und 15 µm breit, tragen einen bis höchstens zwei zentrale, im Längsschnitt 12 µm lange und ovale Zellkerne, und Zellorganellen wie Golgi-Apparat, Lipofuszingranula und Lysosomen liegen in Nähe der Kernpole. Mitochondrien kommen noch zahlreicher vor, und T-Tubuli sind weiter und stülpen sich auf Höhe der Z-Scheiben ein. L-System und T-Tubulus bilden

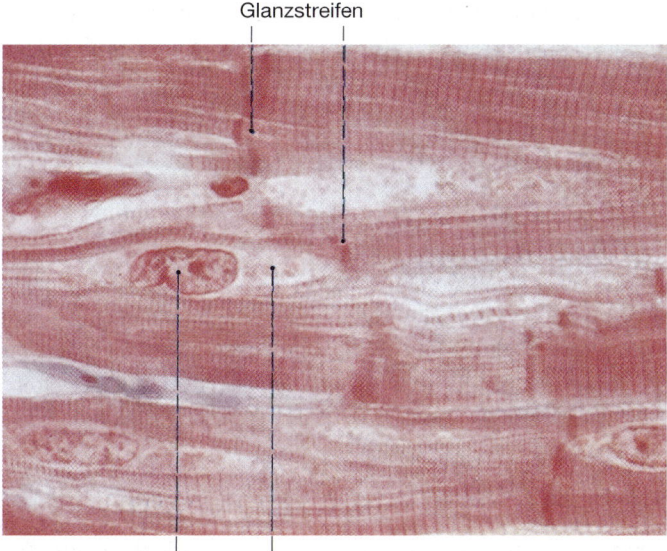

Abb. 4: Herzmuskulatur (Längsschnitt, Azan, 960fach). [1]

lediglich **Dyaden.** Die Zellen verzweigen sich und stehen an jedem ihrer Enden über bereits lichtmikroskopisch sichtbar stärker gefärbte **Disci intercalares (Glanzstreifen)** in Verbindung, wodurch Ketten von Herzmuskelzellen entstehen. Hier sind die Zellmembranen benachbarter Zellen eingestülpt und in Zugrichtung durch **Fasciae adhaerentes** (überwiegend) und Desmosomen mechanisch und im rechten Winkel zur Zugrichtung durch **Gap junctions** verbunden, wodurch die Erregung von Zelle zu Zelle springen kann und ein **funktionelles Synzytium** entsteht. Die Basalmembranen der verbundenen Zellen gehen hier ineinander über. Die Erregung geht im Herzmuskelgewebe von spezialisierten Herzmuskelzellen aus (**Erregungsbildungs- und -leitungssystem,** s. S. 38).

Klinik
Auf eine Mehrbelastung reagiert die Herzmuskulatur mit **Hypertrophie**. Eine **Hyperplasie** durch Stammzellen ist nur sehr begrenzt und häufig nicht ausreichend möglich. Herzspezifische Troponinisoformen lassen sich beim **Herzinfarkt** im Blut nachweisen.

Zusammenfassung
* **✗** Differentialdiagnose zur glatten Muskulatur ist straffes kollagenes Bindegewebe: Das Zytoplasma glatter Muskelzellen ist jedoch häufig stärker eosinophil als die kollagenen Fasern, und ihre Kerne sind abgerundet, laufen nicht spitz aus und besitzen meist mehr Euchromatin als die der Fibroblasten.
* **✗** Die Myofibrille ist eine aus Sarkomeren bestehende Kette.

Kreislauf, Atmung und körpereigene Abwehr

- 34 Blutzellen und Knochenmark I
- 36 Blutzellen und Knochenmark II
- 38 Herz und Gefäße I
- 40 Herz und Gefäße II
- 42 Respirationstrakt I
- 44 Respirationstrakt II
- 46 Lymphatische Organe I
- 48 Lymphatische Organe II

Verdauungstrakt

- 50 Mundhöhle, Speicheldrüsen und Zähne I
- 52 Mundhöhle, Speicheldrüsen und Zähne II
- 54 Magen und Darmtrakt I
- 56 Magen und Darmtrakt II
- 58 Magen und Darmtrakt III
- 60 Magen und Darmtrakt IV
- 62 Leber, Gallengangssystem und exokrines Pankreas I
- 64 Leber, Gallengangssystem und exokrines Pankreas II

Urogenitaltrakt

- 66 Niere und ableitende Harnwege I
- 68 Niere und ableitende Harnwege II
- 70 Männliche Geschlechtsorgane I
- 72 Männliche Geschlechtsorgane II
- 74 Weibliche Geschlechtsorgane I
- 76 Weibliche Geschlechtsorgane II
- 78 Weibliche Geschlechtsorgane III
- 80 Von der Befruchtung der Eizelle bis zur reifen Plazenta

Die äußere Oberfläche des Körpers

- 82 Haut mit Rezeptoren und Anhangsgebilden I
- 84 Haut mit Rezeptoren und Anhangsgebilden II

Endokrinium und spezielle Histologie des Nervensystems

- 86 Endokrinium I
- 88 Endokrinium II
- 90 Endokrinium III
- 92 Endokrinium IV
- 94 Peripheres und zentrales Nervensystem I
- 96 Peripheres und zentrales Nervensystem II
- 98 Peripheres und zentrales Nervensystem III

Sinnesorgane

- 100 Hör-, Gleichgewichts-, Geschmacks- und Geruchssinn I
- 102 Hör-, Gleichgewichts-, Geschmacks- und Geruchssinn II
- 104 Sehsinn I
- 106 Sehsinn II

B Spezieller Teil

Blutzellen und Knochenmark I

Blutzellen sind der zelluläre Teil des Blutes. Er wird im Knochenmark gebildet (s. u.). Im gesamten Herz-Kreislauf-System eines erwachsenen Menschen zirkulieren zwischen 4 und 6 l Blut. Die Zellen machen hierbei 43–48 % des Gesamtvolumens aus. Diesen Wert bezeichnet man als **Hämatokrit.**

> Wichtiges Untersuchungsinstrument zur Beurteilung der Blutzellen ist zum einen der nach Pappenheim gefärbte Blutausstrich, zum anderen die Bestimmung der Absolutzahl einer Zellentität pro Volumeneinheit Blut (zumeist µl).

Histogenese

Die Hämatopoese des Menschen beginnt extraembryonal im **Mesenchym der Dottersackwand (mesoblastische Phase)** mit aus **Hämangioblasten** entstandenen **Blutinseln**, die Blutgefäße und Blutzellen hervorbringen. Danach dominiert die Blutbildung in der Leber und zu geringeren Teilen auch in der Milz **(hepatische Phase)**. Sie nimmt dann hier ab, um in gleichem Maße im Knochenmark zuzunehmen **(myeloische Phase)** und dort zu verbleiben. Die Blutstammzellen, die sowohl in Leber, Milz als auch Knochenmark einwandern, stammen aus dem **paraaortalen Splanchnopleuromesoderm.** Im Gegensatz zu den übrigen Blutzellreihen beginnt die Entwicklung der Lymphozyten deutlich später.

Erythrozyten

Histomorphologie und Funktion

Es handelt es sich um kern- und zellorganellose Zellen (Abb. 1). Pro Mikroliter enthält das Blut zwischen 4,6 Mio. (Frauen) und 5,1 Mio. (Männer) dieser Zellen. Sie werden in einem etwa acht Tage dauernden Prozess aus kernhaltigen Vorstufen im Knochenmark gebildet und haben dann eine Lebensdauer von 120 Tagen, bis sie von den Makrophagen aus Leber und Milz (überwiegend) durch Phagozytose beseitigt werden. Sie sind gleichmäßig rund mit einem größten Durchmesser von 7,5 µm, bikonkav geformt mit einer zentralen Dicke von 1 µm und einer peripheren von ca. 2 µm. Diese Form wird durch ein Membranskelett aus Aktin und Spektrin, das mit integralen Proteinen der Zellmembran verbunden ist, aufrechterhalten. Es verleiht dem Erythrozyten passive Verformbarkeit. Der Erythrozyt hat u. a. folgende Aufgaben:

▶ O_2-**Transport** mittels **Hämoglobin:** Aufgrund seines Reichtums an Hämoglobin färbt sich der Erythrozyt mit dem Eosin der Pappenheim-Färbung intensiv rot an.
▶ Er sorgt für die CO_2-**Transportfähigkeit** des Bluts.
▶ Die Glykokalix des Erythrozyten ist der wesentliche Träger des **AB0-Blutgruppen-Systems.**

Klinik

Eine Verminderung der Erythrozytenzahl unter die Norm wird als **Anämie** bezeichnet. Dabei wird häufig weiter unterschieden nach Hämoglobingehalt **(hypochrom, hyperchrom)** und Größe **(mikrozytär, normozytär** und **makrozytär).**

Leukozyten

Histomorphologie und Funktion

Je Mikroliter Blut eines gesunden Menschen finden sich 4000–10 000 dieser Zellen (Abb. 1). Darunter werden Granulozyten, Lymphozyten und Monozyten subsumiert, die allesamt der **körpereigenen Abwehr** dienen. Nach 1-tägiger Zirkulation im Blut verlassen sie über **postkapilläre Venolen** den Blutstrom, um in das Interstitium überzutreten. Dazu **rollen** sie zunächst auf dem Endothel und binden locker durch ihre **Selektinliganden** an **Selektine** auf der Oberfläche des Endothels. Schließlich **adhärieren** sie fest mittels **Integrinen** an weitere Adhäsionsmoleküle der Endothelzellen. Alle Adhäsionsmoleküle werden häufig erst aufgrund bestimmter Stimuli **(Zytokine,** sezernierte lösliche Proteine) auf der Oberfläche präsentiert. Zuletzt durchwandern sie das Endothel entweder trans- oder interzellulär **(Diapedese)** und gelangen, durch **Chemokine** (Zellen anlockende Zytokine) gesteuert, an den Ort, an dem sie gebraucht werden. Alle Leukozyten bis auf die Lymphozyten (s. u.) bleiben dann bis zu ihrem Untergang im Interstitium:

▶ **Granulozyten:** Die Lebensdauer dieser Zellen liegt nach einer maximal achttägigen Entstehungsphase im Knochenmark bei ca. 2–3 Tagen. Junge, noch nicht voll ausgereifte Zellen besitzen einen C-förmigen Kern **(stabkernige Granulozyten),** während ältere einen segmentierten (gelappten) Kern besitzen, dessen Segmente nur noch über dünne Chromatinbrücken miteinander verbunden sind **(segmentkernige Granulozyten).** Sie machen 60–70 % aller weißen Blutkörperchen aus und sind reich an **Granula.** Der Inhalt der Granula lässt sich mit der Pappenheim-Färbung differenzieren:
– **Saurer Inhalt:** Er reagiert mit basischem Azur und Methylenblau (blaue Färbung): Nachweis von **basophilen Granulozyten.** Sie bilden einen Anteil von < 1 % der Granulozyten und haben einen Durchmesser von 10 µm. Ihre Granula überdecken meist den Kern und enthalten v. a. **Heparin, Histamin und Leukotriene.** Nach Stimulation geben sie ihre Inhaltsstoffe nach außen ab (Degranulation), wodurch sie die typischen Reaktionen der **Sofortallergie** auslösen. Angestoßen wird die Degranulation durch Bindung und Kreuzvernetzung von IgE-Antikörpern. Marginal sind sie an der **Wurmlarvenabwehr** beteiligt.
– **Basischer Inhalt:** Er reagiert mit saurem Eosin (rote Färbung): Nachweis von **eosinophilen Granulozyten.** Sie haben einen Durchmesser von 12 µm, einen meist zweigelappten Zellkern und bilden einen Anteil von ca. 3 % aller Granulozyten beim gesunden Menschen. Sie sind zwar in der Lage zu phagozytieren, neigen aber eher zur Degranulation. Ihre ein kristalloides Zentrum besitzenden Granula enthalten u. a. Major basic protein **(MBP)**, Eosinophil cationic protein **(ECP)**, Eosinophil-derived neurotoxin **(EDN)** und lysosomale Enzyme, die der **Parasitenabwehr** (v. a. Wurmlarven) dienen. Daneben spielen sie auch eine Rolle bei der **Sofortallergie.**

– **Gemischter Inhalt:** Er reagiert leicht mit Azur, Methylenblau und Eosin (schwach rosa Färbung): Nachweis von **neutrophilen Granulozyten** (Mikrophagen). Sie machen ca. 90% aller Granulozyten aus, haben einen Durchmesser von bis zu 12 µm und besitzen im reifen Zustand einen aus bis zu vier Segmenten bestehenden Kern. 10% dieser Zellen zirkulieren frei im Blut, 90% befinden sich im Knochenmark **(Knochenmarksreserve)** oder liegen dem Endothel großer Venen an **(marginaler Pool)**. Man kann sie als Allroundzellen der **akuten unspezifischen (angeborenen, natürlichen) Abwehr** bezeichnen, die in der Lage sind, die verschiedensten Arten von Mikroorganismen (v. a. Bakterien) zu phagozytieren und anschließend abzutöten. Sie verfügen über zwei Typen von Granula: zum einen **primäre (azurophile) Granula** (20% der Granula), die u. a. verschiedene Hydrolasen, Lysozym, Myeloperoxidase, Elastase und kationische Proteine enthalten, und zum anderen **sekundäre Granula,** die hauptsächlich Lysozym und Laktoferrin enthalten.

▎**Lymphozyten:** Dies sind runde Zellen mit stark basophilem, ebenfalls rundem Kern. Je nach Ausprägung des in der Pappenheim-Färbung hellblauen Zytoplasmasaums unterscheidet man zwischen den häufigen **kleinen Lymphozyten** (Durchmesser bis 7 µm) und den bis zu 15 µm messenden **mittelgroßen bis großen Lymphozyten**. Im peripheren Blut machen sie rund 30% aller Leukozyten aus. Sie sind integraler Bestandteil der **spezifischen (adaptiven, erworbenen) Abwehr** und besitzen die Fähigkeit zur **spezifischen Antigenerkennung.** Im peripheren Blut eines gesunden erwachsenen Menschen sind 75% der Lymphozyten **T-Lymphozyten** (spezifische zelluläre Immunität), 15% **B-Lymphozyten** (spezifische humorale Immunität) und 10% **natürliche Killerzellen** (Abwehr von virusinfizierten Zellen und Tumorzellen). Während ihres Monate bis Jahre dauernden Lebens zirkulieren sie immer wieder zwischen Blut, Lymphsystem (Gefäße und Organe) und dem übrigen Interstitium des Körpers.

▎**Monozyten:** Sie sind die größten Zellen des peripheren Bluts (maximaler Durchmesser 20 µm) und haben einen nierenförmigen, nichtsegmentierten Kern und in der Pappenheim-Färbung ein blaugraues Zytoplasma. Sie machen ca. 4–8% aller Leukozyten aus. Nach Auswanderung in das Interstitium differenzieren sie sich zu mehrere Monate lebens- und auch noch teilungsfähigen **Makrophagen** (**Histiozyten,** mononukleäre Phagozyten) mit pleomorphen Kernen und einem an Lysosomen reichen Zytoplasma, deren Aufgabe die **Phagozytose, Antigenpräsentation für T-Zellen, Zytokinsekretion** und **Kooperation bei der Wundheilung** ist. Alle Makrophagen des menschlichen Körpers zusammen werden zum **mononukleär-phagozytären System** (**MPS**, altes Syn. retikuloendotheliales System, **RES**) gerechnet.

> Mittels Opsoninen wie Antikörpern und Komplementfaktoren werden Antigene wie z. B. Bakterien den Rezeptoren der Neutrophilen und Makrophagen präsentiert, wodurch sich deren phagozytotische Aktivität erhöht. Einen ähnlichen Effekt hat die Aktivierung von Mannoserezeptoren auf diesen Zellen durch Mikroorganismen. Die Aktivierung von Toll-like-Rezeptoren auf Neutrophilen und Makrophagen führt zur vermehrten Sekretion proinflammatorischer Zytokine.

Klinik
Im Rahmen von z. B. Infektionskrankheiten kommt es zu einer Vermehrung der Leukozyten, was als **Leukozytose** bezeichnet wird. **Eiter** setzt sich aus großen Mengen abgestorbener neutrophiler Granulozyten, Gewebstrümmern und häufig Bakterien zusammen.

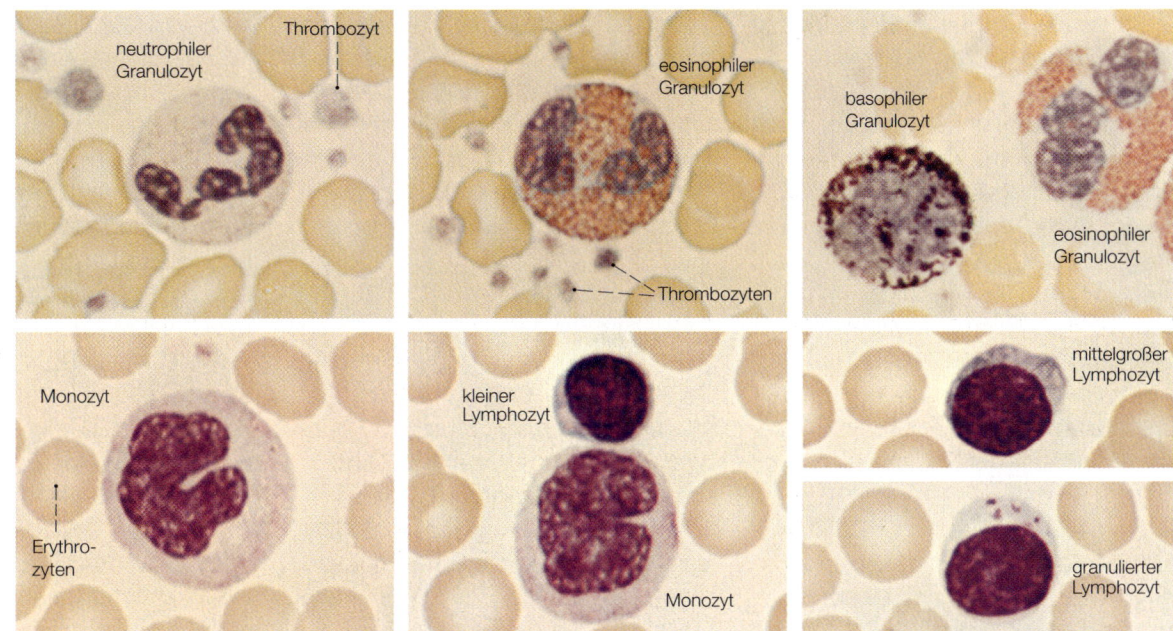

▎ Abb. 1: Blutausstrich (Pappenheim, 1500fach). [2]

Blutzellen und Knochenmark II

Thrombozyten

Histomorphologie und Funktion

Diese Zellen (■ Abb. 1, S. 35) sind kernlose Abschnürungen der Megakaryozyten (s. u.). Pro Mikroliter Blut finden sich rund 150 000–400 000 dieser Gebilde, die eine zentrale Rolle bei der **Hämostase** (Blutgerinnung) spielen. Sie haben einen Durchmesser von knapp 2–3 µm und sind bikonvex geformt. Ultrastrukturell weisen sie einige Besonderheiten auf:

▶ Das im Zentrum des Thrombozyten gelegene Zytoplasma wird als **Granulomer** bezeichnet. Neben Mitochondrien und Glykogengranula enthält es Lysosomen und **Speichergranula**. Bei letzteren unterscheidet man helle **α-Granula**, die u. a. **Fibrinogen, Fibronektin** und **Von-Willebrand-Faktor** enthalten (dienen der **Adhäsion** und **Aggregation** der Thrombozyten im Rahmen von Gefäßverletzungen). Des Weiteren enthalten sie **PDGF** (platelet-derived growth factor), der die **Wundheilung** vermittelt. Von diesen werden **elektronendichte Granula** unterschieden, die ebenfalls der Aggregation dienendes **ADP** und **Ca^{2+}** sowie **vasokonstriktorisch** wirkendes **Serotonin** enthalten. Diese Stoffe werden im Rahmen der Hämostase von den Thrombozyten ausgeschüttet.

▶ Das periphere Zytoplasma wird als **Hyalomer** bezeichnet und enthält zahlreiche **Mikrotubuli**, die die Ruheform stützen, sowie ein **Aktin-Myosin-Netz**, das dem Thrombozyten nach Aktivierung im Rahmen der Hämostase **Kontraktionsfähigkeit** verleiht.

▶ Die Zellmembran enthält Rezeptoren, die der **Anheftung** und **Vernetzung** der Thrombozyten bei der Hämostase dienen. Die an einigen Stellen bis zum Granulomer eingestülpte Zellmembran wird als **offenes Kanälchensystem** bezeichnet. Das System erleichtert die Freisetzung der Granulainhaltsstoffe bei der Aktivierung der Thrombozyten.

Werden die Thrombozyten nicht für die Hämostase gebraucht, zirkulieren sie maximal 10 Tage im Blut und werden anschließend von Leber- und Milzmakrophagen durch Phagozytose eliminiert.

Klinik

Eine Reduktion der Thrombozyten (unter 50 000/µl) wird als **Thrombozytopenie** bezeichnet. Sie führt zu einer erhöhten Blutungsgefahr. Gründe können z. B. Bildungsstörungen im Knochenmark oder auch ein erhöhter peripherer Verbrauch sein.

Knochenmark

Histomorphologie und Funktion

Das Knochenmark füllt die inneren Hohlräume aller Knochen des menschlichen Körpers aus und steht über **Aa. nutriciae** mit der Blutversorgung in Verbindung. Es setzt sich aus einem Grundgerüst aus **Retikulumzellen** zusammen, die in **retikuläres Bindegewebe** eingebettet sind. Bei den Retikulumzellen muss man zwischen fibroblastischen und fettbeladenen Zellen, die keine Adipozyten sind, unterscheiden. In den weiten Räumen des hämatopoetisch aktiven **roten Knochenmarks** (■ Abb. 2) findet zwischen den **fibroblastischen Retikulumzellen** die im 3. Schwangerschaftsmonat beginnende und dann dort lebenslang anhaltende Hämatopoese statt. **Fettbeladene Retikulumzellen** dienen als Platzhalter und schaffen im Fall der Fälle durch Abgabe des Speicherfetts Raum für die Hämatopoese. Sie dominieren im **gelben Mark**, das nicht in die Blutzellbildung involviert ist, während sie im roten Mark zahlenmäßig zurücktreten. Die Verteilung von rotem und gelbem Mark ist altersabhängig verschieden. Beim Kind füllt das **rote Mark** (■ Abb. 2) alle Knochen aus, mit zunehmendem Alter nur noch bestimmte Knochen (z. B. Beckenkamm, Brustbein, proximaler Oberarm- und Oberschenkelknochen). Weitere generelle Bestandteile des Knochenmarks sind die **Sinus**, Kapillaren mit Endothel vom diskontinuierlichen Typ mit bis zu 3 µm großen Fenstern, die sich aus den versorgenden Gefäßen speisen und im Fall des roten Knochenmarks reife, neu gebildete Blutzellen abtransportieren und die **Knochenmarksmakrophagen,** die durch Apoptose untergegangenen Blutvorläuferzellen, phagozytieren und eine stimulierende Funktion bei der Erythropoese haben.

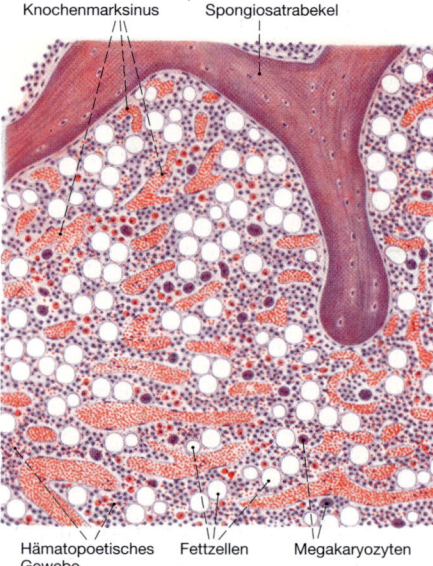

■ Abb. 2: Rotes Knochenmark (Zeichnung, entspricht H. E., 80fach). [2]

> Die makroskopische Färbung des roten Marks kommt durch den hohen Gehalt an Erythrozyten und deren Vorstufen, die des gelben Marks durch den überwiegenden Gehalt an fettbeladenen Retikulumzellen zustande.

Klinik

Zur Begutachtung des Knochenmarks werden aus dem Brustbein und dem Beckenkamm gewonnen:

▶ Zum einen der **Knochenmarkausstrich** zur **zytologischen Begutachtung**. Dabei wird mit einer Kanüle Material aus dem Knochenmark aspiriert (abgesaugt), auf einem Objektträger ausgestrichen und meist nach Pappenheim gefärbt unter dem Mikroskop begutachtet.

▶ Zum anderen die **Knochenmarkbiopsie** zur **histologischen Beurteilung**. Hierbei wird mit einer dicken Kanüle ein Stanzzylinder aus Knochen und Knochenmark gewonnen. Dieser wird anschließend entkalkt, geschnitten, auf einen Objektträger aufgezogen und häufig nach Giemsa oder H. E. gefärbt unter dem Mikroskop befundet.

Hierbei ergibt sich dann auch die Möglichkeit zur Charakterisierung der Zellen durch immunzyto- und immunhistochemische Verfahren.

Blutzellbildung

Histomorphologie und Funktion

Der Ursprung der Blutzellbildung ist die **hämatopoetische Stammzelle** des Knochenmarks. Diese multipotente, dem Endost anliegende Zelle besitzt die lebenslange Fähigkeit, sich selbst zu erneuern und zu differenzieren, hat allerdings eine geringe mitotische Aktivität. Aus ihr entwickeln sich **multipotente Progenitorzellen,** die wiederum lymphatische und myeloische Progenitorzellen hervorbringen:

▶ Aus der **lymphatischen Progenitorzelle** entwickeln sich die T-Lymphozyten, die bereits auf einer frühen Entwicklungsstufe aus dem Knochenmark aus- und in die Thymusrinde einwandern. Dort reifen sie dann antigenunabhängig heran, steigen in das Mark ab und verlassen dann den Thymus als reife Zelle über die Markgefäße (s. S. 46). B-Lymphozyten hingegen bleiben im Knochenmark und reifen hier antigenunabhängig heran. Bei Vögeln geschieht dies in der **Bursa fabricii.** Daher werden diese Zellen auch beim Menschen als B-Lymphozyten bezeichnet. Erst dann besiedeln sie die sekundären lymphatischen Organe. NK-Zellen scheinen sowohl im Knochenmark als auch im Thymus heranzureifen.

▶ Aus der **myeloischen Progenitorzelle** gehen sog. **Colony-forming units (CFU)** hervor. Sie bringen die reifen Erythrozyten, Granulozyten, Monozyten, Thrombozyten, aber auch die Mastzellen hervor. Zwischenstufen der Entwicklung finden sich in ▶ Abbildung 3.

Die Entwicklung der einzelnen Blutzellen steht unter dem Einfluss von **Zytokinen.** Jene, die Einfluss auf die CFU haben, werden auch als **Colony-stimulating factors (CSF)** bezeichnet. Der Ursprung der Zytokine liegt überwiegend in den Retikulumzellen und den Knochenmarksmakrophagen. Die Stammzelle erhält darüber hinaus Überlebenssignale von nahe liegenden Osteoblasten. Auf die Erythropoese stimulierend wirkt außerdem das **Erythropoetin,** das überwiegend aus der Niere stammt. Die Thrombozytopoese wird durch das von Hepatozyten gebildete **Thrombopoetin** gefördert.

Klinik

Im Rahmen einer gesteigerten Hämatopoese (z. B. nach einer stärkeren Blutung) tauchen vermehrt **Retikulozyten** (normal < 1 % aller zirkulierenden Erythrozyten) im peripheren Blut auf. Sie enthalten Reste von Polyribosomen **(Substantia granulofilamentosa).** Als reaktive **Linksverschiebung** wird ein vermehrtes Auftreten stabkerniger Granulozyten im peripheren Blut bezeichnet. Sie deutet auf einen erhöhten Bedarf an Phagozyten hin und kann Ausdruck einer bakteriellen Infektion sein.

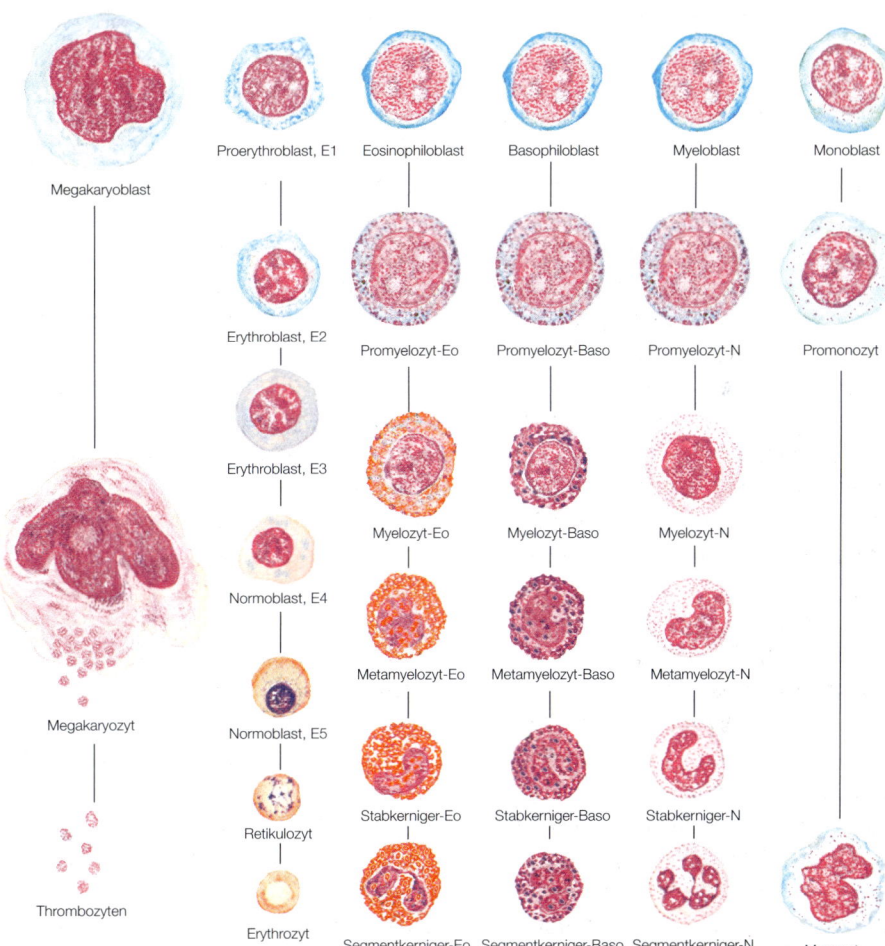

■ Abb. 3: Vorläuferzellen der Thrombozyten, Erythrozyten, Granulozyten und Monozyten, die sich im Knochenmarkausstrich finden lassen: basophiler Granulozyt (Baso), Proerythroblast (E1), basophiler Erythroblast (E2), polychromatischer Erythroblast (E3), polychromatischer Normoblast (E4), orthochromatischer Normoblast (E5), eosinophiler Granulozyt (Eo), neutrophiler Granulozyt (N). [2]

Zusammenfassung

✶ Die T-Zelle stammt zwar von der lymphatischen Progenitorzelle des Knochenmarks ab, entwickelt sich jedoch erst im Thymus antigenunabhängig zum reifen T-Lymphozyten.

✶ Der reife Megakaryozyt kann einen Durchmesser von bis zu 150 μm erreichen, liegt perisinusoidal, enthält bis zu 64 Chromosomensätze und setzt die Thrombozyten durch Abschnürung in die Sinus frei.

Herz und Gefäße I

Histogenese

Die Bestandteile des Herzens entstehen aus **kardiogenem Mesoderm**. Im extraembryonalen Mesoderm entwickeln sich aus **Hämangioblasten Blutinseln**, die dem **Mesenchym der Dottersackwand** entstammen. Neben Blutzellvorläufern bringen sie primitive Gefäßschläuche aus Endothelzellen hervor, die mit aus **Angioblasten** des intraembryonalen Mesoderms **(paraaxialem** bzw. **Splanchnopleuromesoderm)** entstandenen Gefäßschläuchen anastomisieren. Die Muskulatur dieser Gefäßschläuche rekrutiert sich aus Myoblasten entweder ebenfalls aus Mesoderm oder im Kopf- und Halsbereich aus der Neuralleiste. Lymphgefäße entstehen aus sechs **primären Lymphsäckchen.**

Herz

Funktion

Das Herz, ein muskuläres Hohlorgan, pumpt das Blut über den **kleinen Kreislauf** zu den Lungen und über den **großen Kreislauf** zu den einzelnen Organen. Auf diesen Weg versorgt es die Organe mit den notwendigen Nährstoffen und dem lebensnotwendigen Sauerstoff.

Histomorphologie

Die Herzwand besteht aus drei Schichten: Endo-, Myo- und Epikard. Das **Endokard**, die innere Wandschicht, kleidet die Herzhöhlen (Kammern, Vorhöfe) aus und bedeckt die Herzklappen, Sehnenfäden und Papillarmuskeln. Es besteht aus Endothel und der darunter liegenden subendothelialen Bindegewebsschicht aus kollagenen und elastischen Fasern. Beide Schichten setzen sich in die Intima der Blutgefäße fort. Es folgt das subendokardiale Bindegewebe, das mit dem Myokard verbunden ist und Blutgefäße, Nerven sowie Fasern des Reizleitungssystems enthält. Das **Myokard**, die mittlere und dickste Wandschicht, besteht aus zwei Teilen. Der größte Teil sind Kardiomyozyten, die der Kontraktion dienen **(Arbeitsmyokard)**. Diese sind durch End-zu-End-Verbindungen an den Glanzstreifen zu einem funktionellen Synzytium verbunden. Ein kleiner Teil sind Kardiomyozyten, die der Erregungsbildung und -leitung dienen (s. u.). Das Bindegewebe des Myokards steht mit dem Bindegewebe des Endo- und Epikards in Verbindung. Es wird als Endomysium bezeichnet und führt die zu den Kardiomyozyten parallel verlaufenden Kapillaren, die zahlenmäßig in etwa so häufig wie die Kardiomyozyten sind. Das **Epikard** besteht aus Mesothel, einer bindegewebigen Schicht und einer subepikardialen Fettschicht. Es überzieht als viszerales Blatt die Außenfläche des Herzens. Neben diesen drei Schichten sei noch auf einige strukturelle und funktionelle Besonderheiten des Herzens hingewiesen:

- **Herzskelett:** Dabei handelt es sich um eine Platte aus straffem kollagenem Bindegewebe, die bis auf eine Ausnahme (akzessorische Leitungsbahnen, His-Bündel, s. u.) das Myokard der Atrien und Ventrikel vollständig voneinander trennt und damit elektrisch voneinander isoliert. Es ist darüber hinaus der Ursprung des Arbeitsmyokards. An vier verstärkten Faserringen **(Anulus fibrosus)** innerhalb des Skeletts sind die Herzklappen befestigt.
- **Herzklappen:** Sie sind vom Endothel überzogen und enthalten viel kollagenes Bindegewebe **(Fibrosa)** mit elastischen Fasern. Die Herzklappen sind gefäß- und muskelfrei. Unterschieden werden die **Segel-** und die **Taschenklappen**. Die Segelklappen befinden sich zwischen den Vorhöfen und den Kammern. Zwischen dem linken Vorhof und der linken Kammer liegt die **Mitralklappe** mit zwei Segeln. Die **Trikuspidalklappe** befindet sich mit ihren drei Segeln zwischen rechtem Vorhof und rechter Kammer. Die Taschenklappen mit jeweils drei Taschen befinden sich an der Ausflussbahn, rechts die **Pulmonal-** und links die **Aortenklappe.**
- **Erregungsbildungs- und -leitungssystem:** Es wird von modifizierten großen Kardiomyozyten gebildet. Die Zellen sind arm an Mitochondrien und Myofibrillen, dafür aber reich an Glykogen, was sie bereits lichtmikroskopisch in Standardschnitten von Zellen des Arbeitsmyokards unterscheidbar macht. Sie können elektrische Impulse in Form von Erregungen autonom auslösen sowie weiterleiten und koordinieren das zeitlich und räumlich geordnete Kontraktionsspiel in den einzelnen Bereichen des Herzens. Das Erregungsbildungs- und -leitungssystem beginnt mit dem **Sinusknoten,** dem Schrittmacher, von dem die Kontraktionsimpulse ausgehen und durch Gap junctions auf das Arbeitsmyokard des Vorhofs übertragen werden. Die Impulse durchlaufen dann das Myokard und erreichen, erneut durch Gap junctions vermittelt, den **Atrioventrikularknoten (AV-Knoten),** der die Erregungen weiter zum **His-Bündel (AV-Bündel),** die einzige muskuläre Verbindung zwischen Vorhöfen und Kammern, leitet. Über dieses Bündel wird die Erregung an die **Tawara-Schenkel** weitergegeben, von denen einer im rechten und zwei im linken Ventrikel bis zur Herzspitze verlaufen. Dort pflanzt sich die Erregung auf die **Purkinje-Fasern** fort, die subendokardial das Arbeitsmyokard der Papillarmuskeln und der Wand durch Gap junctions mit Impulsen versorgen. Das vegetative Nervensystem mit Sympathikus und Parasympathikus nimmt darüber hinaus Einfluss auf das Erregungsbildungs- und -leitungssystem und beeinflusst Erregungsleitungsgeschwindigkeit, Kontraktionskraft und Schlagfrequenz des Myokards.
- **Hormone des Herzens:** Einige im Vorhof liegende Kardiomyozyten sind in der Lage, ein Hormon, das **atriale natriuretische Peptid (ANP)**, zu sezernieren. Durch Dehnung der Vorhöfe wird das ANP durch Exozytose aus den Granula freigesetzt und führt durch Vasodilatation und eine verstärkte renale Ausscheidung von Na^+-Ionen (Natriurese) zu einer Volumenentlastung des Herzens. Im Kammermyokard findet sich ein ähnliches Peptidhormon, das **Brain natriuretic peptide (BNP),** das bei Herzinsuffizienz erhöht ist.

Klinik

Stenosen (Verengungen der Durchflussbahn) der Herzklappen führen zu einer Behinderung des Blutstroms und können in rheologisch davor liegenden Bezirken des Herzens in einer **konzentrischen Hypertrophie** des Myokards resultieren. **Insuffizienzen** (Schlussunfähigkeiten) der Klappen führen hingegen zu einer Volumenbelastung vorgelagerter Bezirke und bewirken hier eine **dilatative Hypertrophie**. Beide Fehlertypen können angeboren sein, aber auch postentzündlich im Rahmen einer **Endokarditis** der Herzklappen entstehen.

Blutgefäße

Funktion

Zu den Blutgefäßen zählen die Arterien, die Kapillaren und die Venen. Die Arterien führen das sauerstoffreiche Blut aus dem Herzen über die Arteriolen zum Kapillarnetz. Hier finden der Gas- und Stoffaustausch statt. Das nun sauerstoffarme Blut fließt über Venolen und Venen wieder zum Herzen zurück. Die Arteriolen, Kapillaren und Venolen gehören der Mikrozirkulation bzw. der Endstrombahn an.

Histomorphologie

Alle Blutgefäße haben histomorphologische Strukturen gemeinsam. Dazu zählen:

- **Endothel**, ein alle Gefäße auskleidendes einschichtiges Plattenepithel. Zwischen den einzelnen Endothelzellen finden sich Tight junctions, Gap junctions und Zonulae adhaerentes, die diese verbinden und den Durchtritt von Plasmabestandteilen verhindern. Auch wenn die Zellen durch die Zellkontakte relativ dicht verbunden sind, ist es durch Caveolae und zytoplasmatische Vesikel möglich, dass Makromoleküle durch das Endothel hindurchtreten. Darüber hinaus hat es weitere Funktionen. Durch die Oberflächenexpression von Adhäsionsmolekülen spielt es eine wichtige Rolle bei der Leukozytenemigration. Daneben reguliert es die Gefäßweite, indem es mit Tunica-media-Myozyten über Gap junctions in Kontakt steht und gefäßverengende (z. B. Endothelin) sowie gefäßerweiternde (z. B. Stickstoffmonoxid, NO) Mediatoren sezerniert. Des Weiteren bildet es Bestandteile für das subendotheliale Bindegewebe und wirkt durch Bildung des Von-Willebrand-Faktors an der Blutgerinnung mit.
- **Glatte Muskulatur**
- **EZM**, bestehend aus Kollagenfasern, elastischen Fasern und Proteoglykanen

> Der Von-Willebrand-Faktor wird in den Weibel-Palade-Granula der Endothelzellen auf Vorrat gespeichert.

Die Blutgefäße (außer den zur Mikrozirkulation gezählten) zeigen eine Wand aus folgenden Schichten:

- **Tunica intima (Intima):** Diese innere, luminal gelegene Schicht besteht aus Endothel, das einer Basallamina aufsitzt, und subendothelialem Bindegewebe mit Fibroblasten, Abwehrzellen und glatten Muskelzellen.
- **Tunica media (Media):** Sie besteht aus zirkulär verlaufenden glatten Muskelzellen und von diesen gebildeter EZM.
- **Tunica adventitia (Tunica externa, Adventitia):** Diese äußere Schicht besteht hauptsächlich aus kollagenem und elastischem Bindegewebe. In ihr finden sich in wechselnder Dichte **Vasa vasorum,** die der Ernährung größerer Gefäße dienen, und **postganglionäre Axone** des vegetativen Nervensystems zur Innervation der Tunica-media-Myozyten.

Die **Arterien** lassen sich aufgrund des Aufbaus ihrer Tunica media in zwei Typen gliedern: Arterien vom elastischen Typ und Arterien vom muskulären Typ. Zu den **Arterien vom elastischen Typ** gehören die herznahen großen Arterien, wie Aorta und Truncus pulmonalis, sowie deren größere Äste. Im peripheren Verlauf geht dieser Bautyp in den muskulären über. Die wichtigste Aufgabe, die den Arterien vom elastischen Typ zukommt, ist die **Windkesselfunktion**. Durch ihre elastische Bauweise ist es den herznahen Gefäßen möglich, einen Teil des Blutvolumens, das aus dem linken Ventrikel während der Systole stoßweise ausgeworfen wird, zurückzuhalten und kontinuierlich während der Diastole an die Peripherie abzugeben. Die Intima dieser Gefäße besitzt eine sehr ausgeprägte subendotheliale Schicht. Zwischen ihr und der Tunica media findet sich die **Membrana elastica interna**. Die Tunica media enthält viele elastische Membranen sowie dazwischen befindliche glatte Muskelzellen. Beide liegen in bis zu etwa 50–60 Schichten vor. Daneben finden sich auch Kollagenfasern und Proteoglykane. Die **Membrana elastica externa** trennt die Tunica media von der Tunica adventitia, die Fibroblasten, Kollagenfasern sowie elastische Fasern enthält und nicht so ausgeprägt ist wie bei Arterien vom muskulären Typ. Den **Arterien vom muskulären Typ** (Abb. 2, S. 41) werden alle übrigen Arterien zugeordnet. Ihre Intima ist meist dünner als die der Arterien vom elastischen Typ und erscheint in histologischen Präparaten aufgrund der Fixierung im kontrahierten Zustand gewellt. Im subendothelialen Bindegewebe lassen sich manchmal aus der Tunica media stammende glatte Muskelzellen finden. Die Tunica media ist hier besonders ausgeprägt und enthält 3 bis 40 Schichten zirkulär verlaufender Muskelzellen. Die Tunica adventitia kann dicker als die Tunica media sein. Die **Arteriolen** besitzen einen Durchmesser von 40–200 μm. Sie sind für die Regulierung des peripheren Widerstands zuständig und werden deshalb auch als Widerstandsgefäße bezeichnet.

Herz und Gefäße II

Blutgefäße/Histomorphologie (Fortsetzung)

Ihre Tunica intima ist recht dünn, und das subendotheliale Bindegewebe kann fehlen. Die Membrana elastica interna ist lückenhaft vorhanden. Die Muskelzellen der Tunica media sind in **maximal zwei Schichten** angeordnet, weiter in der Peripherie besteht sie nur aus einer Muskelzellschicht. Eine Membrana elastica externa ist nicht vorhanden. Die Tunica adventitia besteht auch hier aus kollagenen und elastischen Fasern. Den Arteriolen folgen die **Kapillaren**, die miteinander anastomosieren und ein dreidimensionales Netz ausbilden. Die Kapillaren besitzen einen Durchmesser von 6–12 µm und bestehen hauptsächlich aus Endothel, Basallamina und Perizyten. **Perizyten** sitzen den Kapillaren außen auf und umgeben mit ihren langen Fortsätzen die Basallamina. Da es sich um kontraktile Zellen handelt, sind sie in der Lage, die Weite des Gefäßlumens zu beeinflussen und die Gefäßwand zu stabilisieren. Daneben wirken sie nach Verletzungen von Gefäßen bei der Entwicklung und Neubildung mit und bremsen ein Überschießen des Wachstums. Elektronenmikroskopisch lassen sich drei Kapillartypen unterscheiden (Abb. 1):

▶ Kapillaren mit Endothel vom geschlossenen Typ: Das Endothel ist kontinuierlich ohne Unterbrechungen aufgebaut und besitzt eine durchgehende Basallamina. Vorkommen: z. B. Lunge, Skelett- und Herzmuskulatur, ZNS (ohne Plexus choroideus)

▶ Kapillaren mit Endothel vom gefensterten Typ: Das Endothel ist lückenhaft, es finden sich etwa 70 nm große Endothelfenster mit einem Diaphragma. Dennoch weist die Basallamina keine Lücken auf. Vorkommen: endokrine Organe, Niere, Darm, Plexus choroideus

▶ Kapillaren mit Endothel vom diskontinuierlichen Typ: Das Endothel zeigt offene Poren ohne Diaphragma und ohne Basallamina. Vorkommen: Knochenmark- und Milzsinus, Lebersinusoide

Mit ihrer Gesamtoberfläche von **700 m²** sowie mit ihrer dünnen Wandschicht und der langsamen Blutströmung ist es den Kapillaren möglich, dem Gas- und Sauerstofftransport zu dienen. Dieser findet auf para- oder transzellulärem Weg statt. Da die Kapillaren durch Zellkontakte wie Gap junctions, Tight junctions und Zonulae adhaerentes miteinander verbunden sind, hängt der parazelluläre Weg von diesen ab. Der transzelluläre Weg ist vom Endotheltyp der Kapillaren abhängig. Das Endothel vom geschlossenen Typ ermöglicht aufgrund von Caveolae und zytoplasmatischen Vesikeln den Durchtritt großer Moleküle durch Transzytose. Das Endothel vom gefensterten Typ besitzt neben den Caveolae und den zytoplasmatischen Vesikeln Fenster mit Diaphragma. Das Diaphragma besteht aus Speichen, zwischen denen sich Lücken befinden, die für Wasser, Proteine und kleine gelöste Moleküle durchlässig sind. In Leber, Milz, Knochenmark und einzelnen endokrinen Organen kommen Sinusoide vor, bei denen es sich um weitlumige diskontinuierliche Kapillaren handelt. Sie besitzen z. B. in der Leber große Fenster ohne Diaphragma sowie ohne Basallamina und sind für fast alle Plasmabestandteile durchgängig. Die **Venolen** unterteilt man in postkapilläre und muskuläre Venolen. Die **postkapillären Venolen** mit einem Durchmesser von 15–30 µm ähneln im Aufbau sehr den Kapillaren, auch sie bestehen aus Endothel, Basallamina und Perizyten. Aufgrund der hier bestehenden undichten Zellkontakte ist die Permeabilität ausgeprägt, zudem findet hier die Leukozytenemigration statt. Die **muskulären Venolen** mit einem größeren Durchmesser von 50–100 µm besitzen einen teilweise lückenhaften Muskelzellmantel, der ein- oder zweischichtig angeordnet ist. Die Tunica intima der **Venen** (Abb. 2) ist i. d. R. genauso gut ausgebildet wie die der Arterien. Die Membrana elastica interna zeigt, sofern überhaupt vorhanden, einen diskontinuierlichen Verlauf. Die Tunica media besteht aus nur wenigen Schichten glatter Muskelzellen, Kollagenfasern und elastischen Fasern. Je nach Lokalisation der Vene zeigt die Tunica media entweder einen dünnen und muskelschwachen Aufbau (z. B. Bauchraumvenen) oder ist aufgrund des höheren hydrostatischen Drucks sehr dick (z. B. Beinvenen). Es gibt aber Bereiche, in denen die Tunica media fehlt, so z. B. im Sinus durae matris (Gehirn). Die Muskelzellen verlaufen entweder zirkulär oder longitudinal, zwischen ihnen befinden sich wesentlich mehr kollagenes Bindegewebe und elastische Fasern als in den Arterien. Die Tunica adventitia ist breiter als in den Arterien. Sie besteht hauptsächlich aus Bindegewebe und enthält weitaus mehr Vasa vasorum als die Arterien, die Innervation ist nicht so dicht. Die Venen besitzen Klappen, die Duplikaturen der Tunica intima darstellen und die Aufgabe haben, das Blut in den Extremitäten nicht in die Peripherie zurückfließen zu lassen.

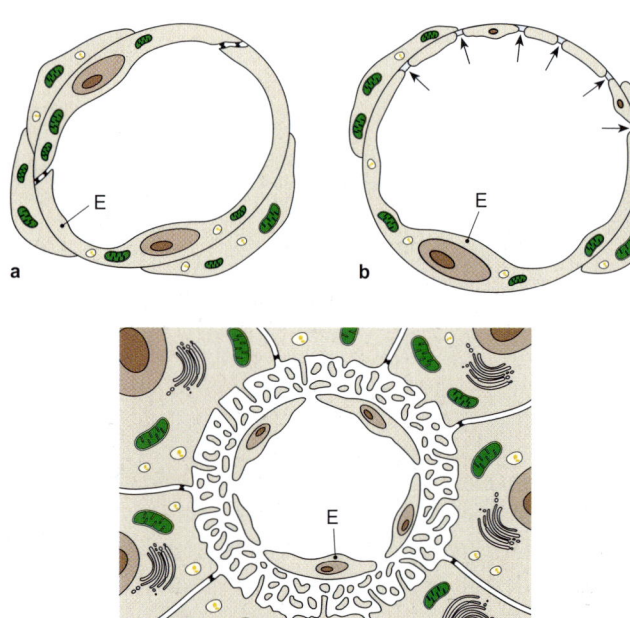

Abb. 1: Kapillartypen (Schema; geschlossener Typ [a], gefensterter Typ [b], diskontinuierlicher Typ [c]; Pfeile = Fenster mit Diaphragma, E = Endothelzelle). [nach 14]

Klinik

Bei der **Arteriosklerose** kommt es nach einem Endothelschaden zur Bildung einer **atheromatösen Plaque** (v. a. aus Lipiden und glatten Muskelzellen) in der Intima großer und mittelgroßer Arterien. Dadurch entsteht eine **Stenose** (Einengung) mit **Ischämie** (Minderdurchblutung des nachfolgenden Gewebes) und **Versteifung** des Gefäßes. Bricht das Endothel über der Plaque auf, kann sich ein Thrombus ausbilden, von dem entweder kleine Teile abbrechen und in die Peripherie schwimmen **(Embolie)** oder der das lokale Gefäß vollständig verschließt. Letzteres führt zu einem **Infarkt** mit vollständiger Unterbrechung der Blutzufuhr des nachfolgenden Gewebes (z. B. Herzinfarkt). Ersteres kann ebenfalls einen Infarkt auslösen, wenn der Embolus periphere Gefäße vollständig verschließt (z. B. embolischer Hirninfarkt **[Apoplex]** oder **embolische Mesenterialischämie**).

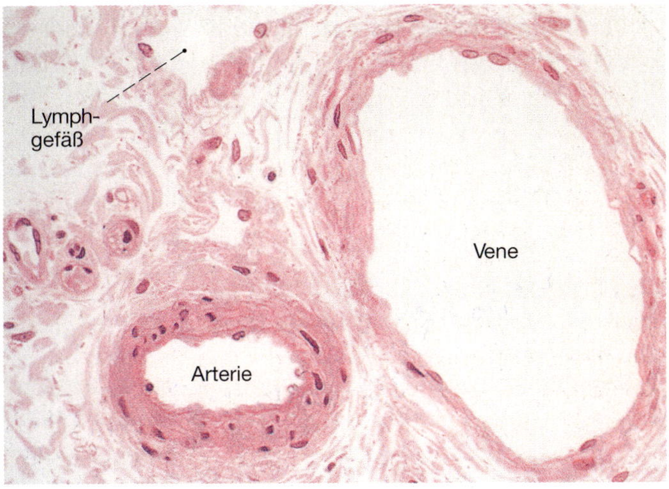

Abb. 2: Kleine Arterien, Venen und Lymphgefäße in der Übersicht (Querschnitt, H. E., 200fach). [2]

Lymphgefäße

Funktion

Im Interzellularraum sammeln sich täglich ca. 2 l Lymphflüssigkeit (Lymphe) an, die aus dem Blutsystem stammt und wieder an dieses zurückgeführt werden muss. Die Lymphflüssigkeit ähnelt daher auch in ihrer Zusammensetzung dem Blutplasma und enthält hauptsächlich Plasmaproteine und Abwehrzellen.

Histomorphologie

Die Lymphkapillaren sind die kleinsten Lymphgefäße und beginnen blind im Interstitium. Sie bestehen aus flachen Endothelzellen, die durch Zellkontakte miteinander verbunden sind, jedoch finden sich auch stellenweise Lücken. Durch diese Lücken können Flüssigkeit, Proteine, Chylomikronen sowie andere Zellen und Moleküle hindurchtreten. Eine Basallamina ist höchstens lückenhaft vorhanden. Durch die an der adluminalen Plasmamembran ansetzenden **Ankerfilamente** aus Fibrillin werden die Lymphkapillaren offen gehalten. Aus den Lymphkapillaren fließt die Lymphe weiter über Zwischengefäße zu den Sammelgefäßen (Abb. 2). Diese zeigen einen den kleinen Venen ähnlichen Aufbau aus Endothel, Basallamina, dünner Tunica mucosa und Tunica adventitia. Die Tunica mucosa dient als Muskelpumpe dem Transport der Lymphe. Zusätzlich finden sich Klappen, die den Rückfluss der Lymphflüssigkeit verhindern sollen.

Klinik

Durchtrennungen und Stauungen der Lymphgefäße führen im davor liegenden Gewebe zur Entstehung eines **Lymphödems.**

Zusammenfassung

- Arteriolen haben eine maximal zweischichtige Tunica media.
- Es werden Kapillaren vom kontinuierlichen, gefensterten und diskontinuierlichen Typ unterschieden.
- Bei Venenklappen/Lymphgefäßklappen handelt es sich um Tunica-intima-Duplikaturen.
- Die Entscheidung, ob es sich bei einem zu befundenden Gefäß um eine Arterie, eine Vene oder ein Lymphgefäß handelt, gelingt am leichtesten im direkten Vergleich. Ansonsten helfen die Gefäßlichtungsweite allein und im Vergleich zur Dicke der Wand sowie die Wandschichtung bei der Befundung weiter.

Respirationstrakt I

Der Respirationstrakt besteht aus luftleitenden Abschnitten (Nasenhöhle, Pharynx, Larynx, Trachea, Bronchien und Bronchiolen) und aus den gasaustauschenden Alveolen. In den luftleitenden Abschnitten wird die Luft durch die Schleimhäute angefeuchtet, erwärmt und gereinigt, bevor in den Alveolen der Gasaustausch zwischen Blut und Atemluft stattfindet. Der Respirationstrakt wird in obere und untere Atemwege gegliedert. Zu den oberen Atemwegen zählen Nasenhöhle, Nasennebenhöhlen, Pharynx und Larynx. Die unteren Atemwege umfassen Trachea und Lunge. Die Lamina epithelialis der Tunica mucosa besteht nahezu im gesamten Respirationstrakt aus mehrreihigem hochprismatischem Flimmerepithel mit Becherzellen (respiratorisches Epithel), das Schadstoffe aus den Luftwegen herausbefördert. In der darunter liegenden Lamina propria finden sich muköse und seröse Drüsen. Beide Schichten dienen der Sekretion von Muzinen und sorgen für die Anfeuchtung und Reinigung der Atemluft.

Histogenese

Die Nasenhöhle entsteht bei der Verschmelzung des **primären** und **sekundären Gaumens**. Sie wird durch das herabwachsende Septum in eine linke und eine rechte Nasenhöhle separiert. Nasennebenhöhlen sind epitheliale Ausstülpungen der Nasenhöhlen. Der Pharynx ist ein Teil des **kranialen Schlunddarms**. Aus diesem bildet sich auch das ventrale entodermale **Tracheobronchialdivertikel** (mit der **Lungenknospe**), das nur durch das dünne **Ösophagotrachealseptum** vom Ösophagus getrennt ist. Nach Aussprossung und Lumenbildung wie bei einer tubuloalveolären Drüse gehen daraus Larynx, Trachea und Lunge hervor. Knorpel, Muskulatur und Bindegewebe entspringen dem Mesoderm.

Nasenhöhle und Nasennebenhöhlen

Funktion

Die Nasenhöhle stellt den Eingang des Respirationstrakts dar. Sie feuchtet, erwärmt und reinigt die eingeatmete Luft und ist für den Geruchssinn verantwortlich. Die Nasennebenhöhlen (Sinus paranasales) dienen der Oberflächenvergrößerung der Nasenschleimhaut und haben v. a. die Funktion der Erwärmung und Anfeuchtung der Atemluft. Daneben dienen sie als Resonanzraum für die Stimme.

Histomorphologie

Man unterscheidet in der Nasenschleimhaut eine Regio cutanea, Regio olfactoria und Regio respiratoria. Die **Regio cutanea** bildet den Bereich des Nasenvorhofs und besteht aus mehrschichtig verhorntem Plattenepithel. Sie besitzt Talgdrüsen sowie einige apokrine Drüsen und Vibrissen (Terminalhaare). Die **Regio olfactoria** besteht aus Riechepithel (s. S. 103) und findet sich als jeweils $2-3$ cm^2 großer Bereich auf der **Concha nasalis superior** (obere Nasenmuschel). Die **Regio respiratoria** bildet den größten Teil der Nasenhöhle. Sie besteht aus respiratorischem Epithel und seromukösen Drüsen. Eine Besonderheit stellt der unter dem Epithel liegende **Venenplexus** dar, der als Schwellkörper die Dicke der Nasenschleimhaut beeinflussen kann. Die Nasennebenhöhlen besitzen ebenfalls respiratorisches Epithel; dieses ist jedoch niedrig und enthält wenig Becherzellen. Die Lamina propria ist dünn und weist wenig seromuköse Drüsen auf.

Klinik

Eine häufige Erkrankung der Nase ist die **Rhinitis**. Sie kann allergisch, aber auch erregerbedingt sein. Dabei kommt es häufig zu einem Ödem (Wassereinlagerung) der Lamina propria epithelialis, einer Hypersekretion der Drüsen und einer maximalen Füllung des venösen Plexus. Symptome sind einerseits eine verstopfte Nase und andererseits eine dünnflüssige Sekretion aus der Nase, der Schnupfen, der bei allergischer und viraler Ursache häufig klar, bei bakteriellem Ursprung eitrig und gelblich sein kann.

Pharynx

Funktion

Der Pharynx (Rachen) gehört nicht nur zu den Atemwegen, er dient auch der Speisepassage. Aufgrund dieser zwei Funktionen unterscheidet sich auch die Epithelauskleidung in den verschiedenen Pharynxabschnitten.

Histomorphologie

Der obere **Epipharynx** (Pars nasalis pharyngis) ist ein Abschnitt der Atemwege und daher auch mit respiratorischem Epithel ausgekleidet. Die Lamina propria enthält seromuköse Drüsen. Der mittlere **Mesopharynx** (Pars oralis pharyngis) und der untere **Hypopharynx** (Pars laryngea pharyngis) dienen sowohl der Luftleitung als auch der Speisepassage und sind daher mit mehrschichtig unverhorntem Plattenepithel ausgekleidet. In der Lamina propria finden sich die mukösen **Gll. pharyngeales**.

Klinik

Die Pharyngitis (Rachenentzündung), eine der häufigsten Entzündungen des Menschen, ist in den meisten Fällen viraler, seltener bakterieller Natur.

Larynx

Funktion

Der Larynx (Kehlkopf) hat zwei wesentliche Funktionen. Er kann die unteren Atemwege gegen den Pharynx verschließen. Das dient einerseits dem Schutz vor eindringendem Speisebrei und Flüssigkeiten (Aspiration) und ist andererseits nötig, um den Druck im Brust- und Bauchraum zum Husten oder Pressen beim Stuhlgang oder Wasserlassen zu erhöhen. Daneben erfolgt im Larynx die Phonation (Stimmbildung).

Histomorphologie

Der Larynx besitzt ein hyalines Knorpelskelett, bestehend aus Schild-, Ring- und Stellknorpel, die mit zunehmendem Alter verknöchern. Die **Epiglottis** (Kehldeckel, ▌Abb. 2) und die kleineren Knorpel **(Cartilagines cuneiformes und corniculatae)** bestehen aus elastischem Knorpel. Die Epiglottis ist auf der lingualen und z. T. auf der laryngealen Seite von mehrschichtig unverhorntem Plattenepithel, der Rest von respiratorischem Epithel ausgekleidet. Ihre Lamina propria enthält seromuköse **Gll. epiglotticae**. Unter der Epiglottis befinden

Kreislauf, Atmung und körpereigene Abwehr

sich zwei Schleimhautfalten, die kaudalen **Plicae vocales** (Stimmfalten, ■ Abb. 1) und die kranialen **Plicae vestibulares** (Taschenfalten, ■ Abb. 1). Die Plicae vocales sind mit mehrschichtig unverhorntem Plattenepithel bedeckt, und ihre Lamina propria (**Reinke-Raum**) ist drüsenfrei. Unter dem Epithel findet sich im Stroma elastisches Bindegewebe, welches das **Lig. vocale** (Stimmband) darstellt. Darunter verlaufen Bündel quergestreifter Muskulatur, die als **Mm. vocales** bezeichnet werden. Die Plicae vestibulares sind mit respiratorischem Epithel bedeckt, und ihre Lamina propria enthält seromuköse Drüsen. In ihrem bindegewebigen Stroma findet sich häufig lymphatisches Gewebe, das in seiner Gesamtheit als Tonsilla laryngea bezeichnet wird.

Klinik
Im Rahmen allergischer Reaktionen entstehen subepithelial im Kehlkopf nicht selten Ödeme, die das Lumen verlegen können und somit eine Erstickungsgefahr bergen. Als **Glottisödem** wird ein supraglottisches Ödem, als **Reinke-Ödem** ein Stimmritzenödem bezeichnet. Bei den bösartigen Tumoren des Larynx handelt es sich meist um **Plattenepithelkarzinome**.

Trachea

Histomorphologie und Funktion
Die Trachea (Luftröhre) dient im Wesentlichen der Luftleitung. Ihre Wand besteht aus drei Schichten: **Tunica mucosa** mit Lamina epithelialis und Lamina propria, **Tunica fibromusculocartilaginea** und **Tunica adventitia**. Die Lamina epithelialis der Tunica mucosa besteht aus respiratorischem Epithel, und ihre Lamina propria enthält seromuköse Drüsen (**Gll. tracheales**). Die Tunica fibromusculocartilaginea besteht aus den 20 hufeisenförmigen (nach dorsal offenen) hyalinen Knorpelspangen und den dazwischen liegenden elastischen **Ligg. anularia**. Die dorsale Verbindung der offenen Enden wird **Paries membranacea** genannt und enthält den transversal verlaufenden glatten **M. trachealis**. Die aus lockerem Bindegewebe bestehende Adventitia verbindet die Trachea mit ihrer Umgebung (z. B. mit dem Ösophagus).

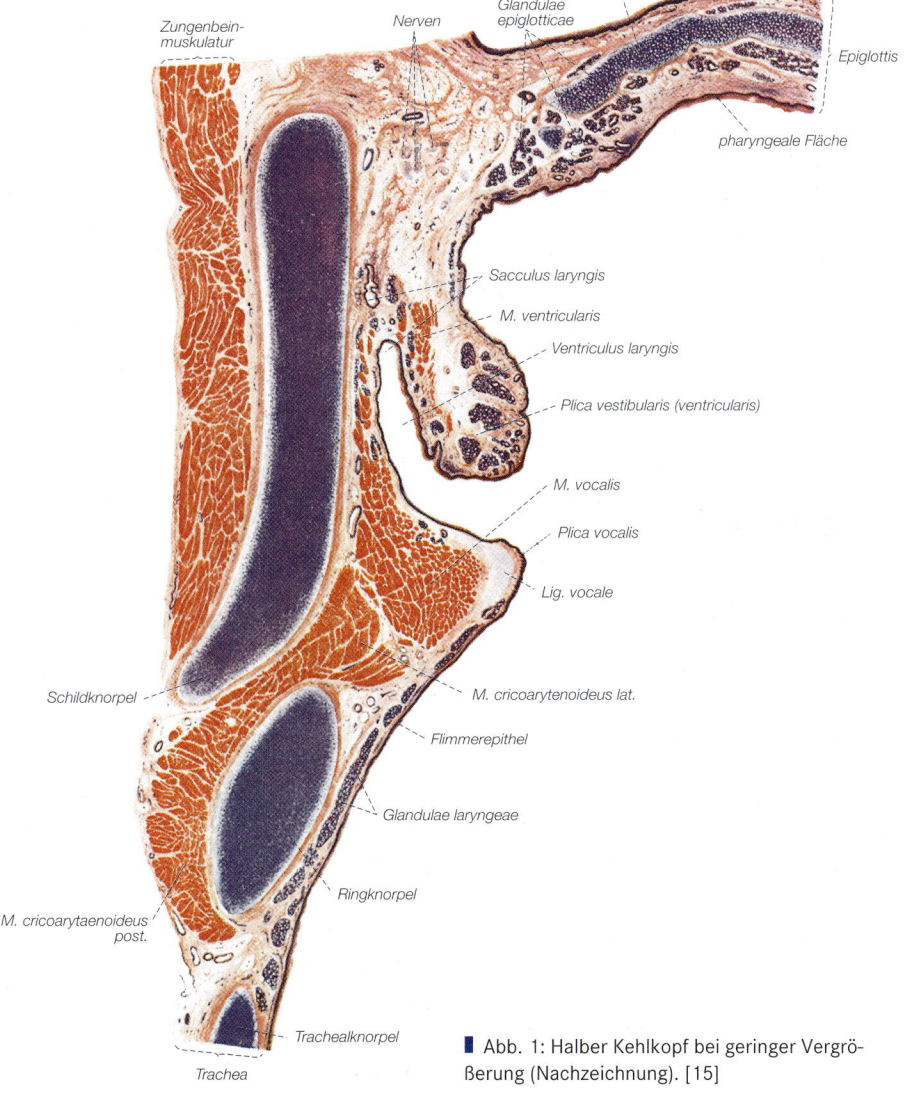

■ Abb. 1: Halber Kehlkopf bei geringer Vergrößerung (Nachzeichnung). [15]

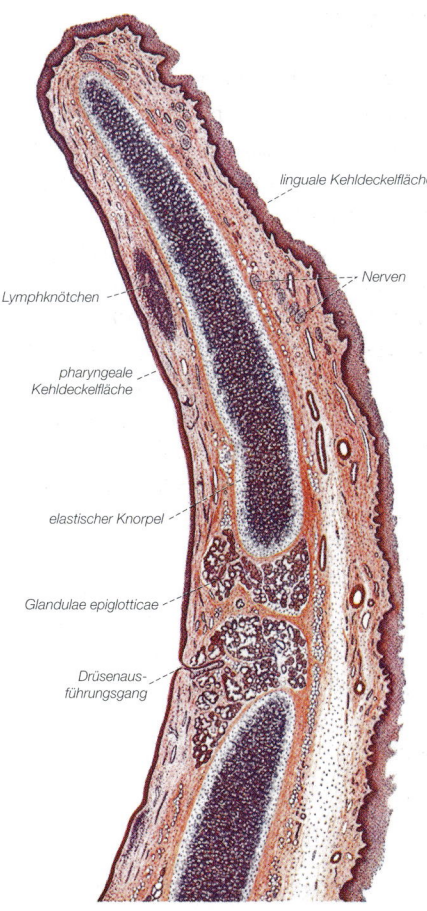

■ Abb. 2: Epiglottis bei geringer Vergrößerung (Nachzeichnung). [15]

Respirationstrakt II

Trachea (Fortsetzung)

Klinik
Eine Entzündung der Trachea wird als **Tracheitis** bezeichnet und ist häufig viraler Natur.

Lunge

Histomorphologie und Funktion
Die Lungen dienen v. a. dem Gasaustausch zwischen Luft und Blut. In Höhe des 4. Brustwirbels teilt sich die Trachea an der **Bifurcatio tracheae** in den rechten und linken **Hauptbronchus**. Die Hauptbronchien zeigen denselben histomorphologischen Aufbau wie die Trachea. Jeder Hauptbronchus teilt sich in der Lunge in **Lappenbronchien**, rechts in drei und links in zwei. Aus diesen wiederum gehen rechts zehn und links neun **Segmentbronchien** hervor. Die weiteren Teilungen sind oft dichotom, und meist ist einer der zwei Teilungsäste größer als der andere. Die Durchmesser werden immer geringer. Den Segmentbronchien folgen die **Bronchi lobulares**, diesen die **Bronchioli terminales** und schließlich die **Bronchioli respiratorii**. Von den Bronchioli respiratorii gehen die **Ductus alveolares** ab, die in den **Sacculi alveolares** enden.

> Die Segmentbronchien, die Bronchi lobulares und die Bronchioli terminales gehören den konduktiven Abschnitten an. Die respiratorischen Abschnitte werden durch die Bronchioli respiratorii, die Ductus alveolares und die Sacculi alveolares gebildet. Als Bronchien werden Teile des Bronchialbaums bezeichnet, die Knorpelgewebe und seromuköse Drüsen in ihren Wänden enthalten. Die Wand der Bronchiolen dagegen ist sowohl knorpel- als auch drüsenfrei.

Die Wandschichten der Bronchien setzen sich wie die der Trachea aus der Tunica mucosa, der Tunica fibromusculocutanea und der Tunica adventitia zusammen. Die Lamina epithelialis der Tunica mucosa besteht auch hier aus respiratorischem Epithel. Im Epithel finden sich neuroendokrine Zellen, die einzeln (**Kultschitzky-Zellen**) oder in Gruppen (**neuroepitheliale Körperchen**) vorliegen können. Diese zum diffusen neuroendokrinen System (**DNES**, s. S. 93) gehörenden Zellen stellen Chemorezeptoren dar, die die Atemgaskonzentration messen und über parakrine Sekretion den Tonus der Bronchial- und Gefäßmuskulatur beeinflussen. Die Lamina propria enthält seromuköse Drüsen, Abwehrzellen sowie längs verlaufende elastische Fasern. Seltener findet man Bronchialdrüsen auch in anderen Wandschichten. Die Tunica fibromusculocutanea besteht aus zirkulär verlaufender glatter Muskulatur und unregelmäßig geformten hyalinen Knorpelplatten, die mit dem elastischen bindegewebigen Stroma verbunden sind. In der Tunica adventitia, hier auch als peribronchiales Bindegewebe bezeichnet, verlaufen die Gefäße und Nerven des Bronchialbaums. Die Wand der Bronchiolen enthält weder Knorpel noch Drüsen (Abb. 4). Die proximalen Abschnitte der Bronchiolen weisen noch respiratorisches Epithel (mehrreihig hochprismatisches Flimmerepithel) auf, das aber an Höhe immer mehr abnimmt. In den Bronchioli respiratorii besteht das Epithel aus einfach kubischen zilienfreien Zellen. Becherzellen sind schon ab den Bronchioli terminales nicht mehr zu finden (Abb. 3).

Vor allem im Epithel der Bronchioli terminales finden sich **Clara-Zellen**, sekretorische zilienfreie Zellen. Sie sezernieren eine glykoproteinhaltige Substanz, die eine Verlegung der Atemwege verhindert. Daneben sezernieren sie Proteine wie z. B. Surfactant-assoziierte Proteine (**SP-A** und **SP-D**) und ein Clara-Zell-Protein (**CCSP**, Clara cell secretory protein), die der Abwehr infektiöser Mikroorganismen dienen und die Lunge vor Entzündungen schützen. Die Muskulatur ist in den Bronchiolen sehr stark ausgeprägt und wird wie die Muskulatur der Bronchien sympathisch und parasympathisch innerviert. Der Sympathikus führt zu einer Bronchodilatation und erweitert somit die Atemwege. Der Parasympathikus führt zu einer Bronchokonstriktion und stellt somit die Atemwege enger. Die bläschenförmigen **Alveolen** (Abb. 4) gehen von den Ductus alveolares ab. Sie liegen einzeln oder in Gruppen, dann als Sacculus alveolaris, um einen Ductus alveolaris herum. Benachbarte Alveolen sind durch **Interalveolarsepten** voneinander getrennt, wobei diese gleichzeitig die Wände der Alveolen bilden. In diesen Wänden findet sich ein Kapillarnetz mit einer Gesamtoberfläche von **100 m²**, das jeweils zwei benachbarte Alveolen versorgt. Darüber hinaus zeigen die Septen Löcher (**Kohn-Poren**). Die Alveolen sind von einem einschich-

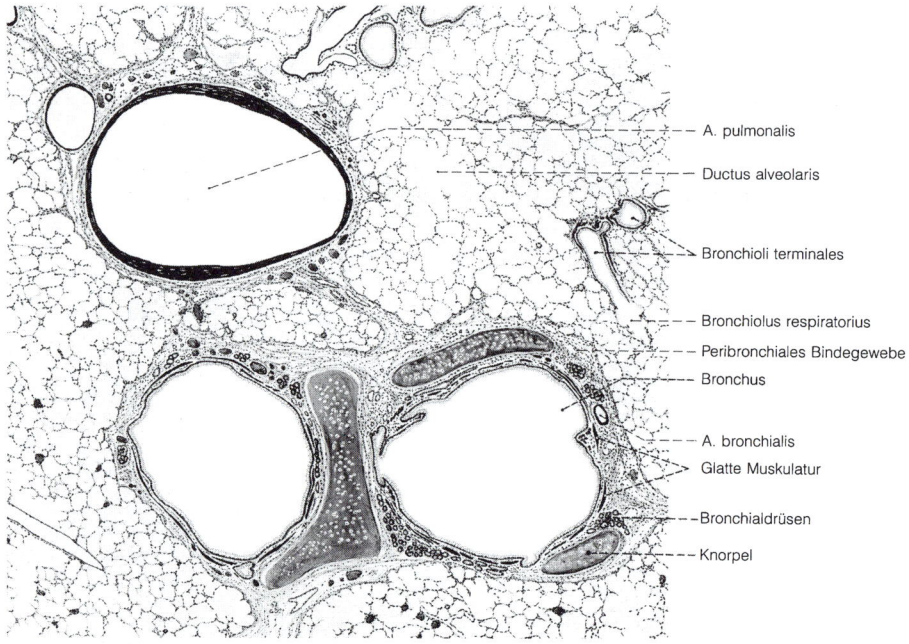

Abb. 3: Lungenparenchym (Nachzeichnung, 15fach). [1]

tig flachen Epithel bedeckt, das zwei Zelltypen enthält, die Pneumozyten Typ I und II. Die Zellen sind durch Tight junctions untereinander verbunden. Die **Pneumozyten Typ I** (Alveolarepithelzellen Typ I) nehmen bis zu 95% der Alveolaroberfläche ein, sind äußerst flach und dienen dem Gasaustausch. Die Pneumozyten Typ I bilden zusammen mit dem geschlossenen Endothel der Kapillaren sowie der Basallamina die **Blut-Luft-Schranke,** die für den Austausch der Atemgase verantwortlich ist. Diese zeigt eine uneinheitliche Dicke, im Mittel ist sie ca. 0,6 µm dick, kann aber an dünnen Stellen auch eine Dicke von 0,2 µm haben. Die **Pneumozyten Typ II** (Alveolarepithelzellen Typ II) sind kubisch und finden sich nur vereinzelt im Alveolarepithel. Aus ihnen regenerieren sich die Pneumozyten Typ I. Außerdem produzieren sie das **Surfactant** (Antiatelektasefaktor, Surface active agent). Surfactant besteht zu 90% aus Phospholipiden (v. a. Lezithin) und zu 10% aus Proteinen (SP-A und SP-D). Es wird in Sekretvesikeln **(Lamellenkörpern)** gespeichert, verteilt sich nach der Exozytose auf der gesamten Alveolaroberfläche und sorgt dafür, dass die Oberflächenspannung des Flüssigkeitsfilms auf dem Alveolarepithel vermindert wird. Dadurch wird ein Kollaps der Alveolen und Bronchioli terminales bei Exspiration verhindert. Auf dem Alveolarepithel liegen **Alveolarmakrophagen,** die zum MPS gehören. Sie wandern durch die Alveolen, phagozytieren Keime, tote Zellen sowie Staub und transportieren diese entweder in die regionären Lymphknoten oder in die oberen Atemwege. Das dünne subepitheliale Bindegewebe der Septen enthält neben den Kapillaren Kollagenfibrillen, elastische Fasern und **Myofibroblasten.**

Klinik

Beim **Asthma bronchiale** kommt es neben einer Kontraktion der glatten Bronchialmuskulatur zu einem Schleimhautödem und zur Sekretion eines glasigen und zähen, an eosinophilen Granulozyten reichen Schleims. Auslöser können neben allergischen auch emotionale, infektiöse und medikamentöse Stressoren sein. Dies führt zu einer reversiblen **Obstruktion** (Verengung) der Atemwege mit dem Symptom Luftnot. Bronchialkarzinome gehen vom Bronchialepithel aus. Grob unterscheidet man das **kleinzellige Bronchialkarzinom,** das seinen Ursprung in den neuroendokrinen Zellen nimmt, von den **nichtkleinzelligen Bronchialkarzinomen** wie dem **Plattenepithel-** und dem **Adenokarzinom.** Sie werden (mit Ausnahme des Adenokarzinoms) durch chronisches Zigarettenrauchen initiiert.

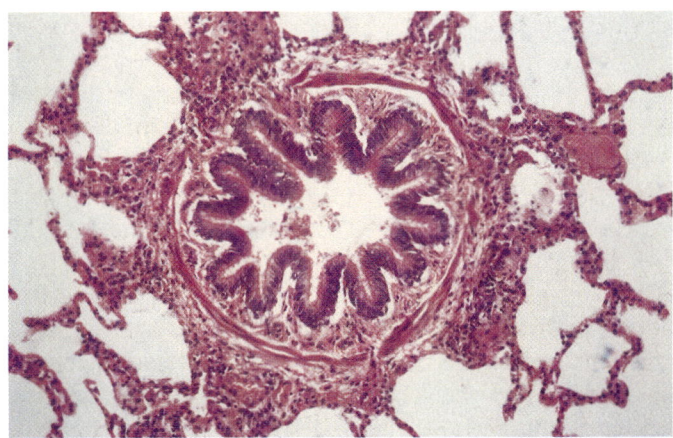

Abb. 4: Bronchiolus mit umgebenden Alveolen (H. E., 160fach). [1]

Pleura

Histomorphologie und Funktion

Die Pleura dient als Verschiebeschicht und ermöglicht die Atemexkursionen. Sie setzt sich aus einem die Lunge (**Pleura visceralis,** Lungenfell) und einem die Pleurahöhle überziehenden Blatt (**Pleura parietalis,** Brustfell) zusammen. Jedes Blatt besteht aus Mesothel, das einer Basallamina aufliegt, und darunter gelegenem elastischem Bindegewebe mit vielen Blut- und Lymphgefäßen. Das Brustfell ist außerdem sensibel innerviert. Zwischen beiden Blättern findet sich der mit einem dünnen Flüssigkeitsfilm gefüllte **Pleuraspalt.** Er macht die beiden Blätter gegeneinander verschieblich und bedingt ihre Haftung.

Klinik

Eine Entzündung der Pleura nennt man **Pleuritis.** Sie erzeugt atemabhängige Schmerzen. Vom Mesothel gehen bösartige Tumoren aus, die **Mesotheliome.** Risiko für ihre Entstehung ist eine langjährige Asbestexposition.

Zusammenfassung

✖ Die Epiglottis ist an ihrer pharyngealen Seite von mehrschichtigem unverhorntem Plattenepithel, auf der laryngealen Seite überwiegend von respiratorischem Flimmerepithel überzogen.

✖ Pneumozyten Typ II stellen die Stammzellen der Pneumozyten Typ I dar und produzieren das Surfactant.

Lymphatische Organe I

Histogenese

Der Thymus nimmt seinen Ursprung überwiegend vom **Entoderm der 3. Schlundtasche** und vom **Ektoderm der 3. Schlundfurche**. In ihn wandern T-Vorläuferzellen aus Dottersack, Leber, Milz und Knochenmark ein. Die Entwicklung des Knochenmarks als hämato- und lymphozytopoetisches Organ wird auf Seite 34 vorgestellt. Die Tonsillen gehen zum einen von Epithelknospen, die vom **Entoderm der 2. Schlundtasche** abstammen und in die Tiefe wachsen, und zum anderen von darunter liegendem Mesenchym aus. In beide Bereiche wandern Lymphozyten ein. Die Milz entwickelt sich im Mesenchym des **dorsalen Mesogastriums** und die Lymphknoten aus **Lymphsäckchen,** in die Mesenchym einwandert.

Primäre lymphatische Organe

Funktion

Im **Thymus** (Bries) finden die Proliferation (Zellvermehrung) und immunologische Prägung der T-Lymphozyten (Thymuslymphozyten) statt. Aus diesem Grund wird er den primären lymphatischen Organen zugeordnet. Dabei machen die Zellen eine Wanderung von der Rinde zum Mark durch. Zur immunologischen Prägung gehört die Ausreifung der Zellen mit Ausbildung funktionstüchtiger Oberflächenstrukturen wie der **CD-Moleküle** (Cluster of differentiation) und **T-Zell-Rezeptoren** (TZR), die in der Lage sind, fremde Antigene mit Hilfe der **MHC-Moleküle** (major histocompatibility complex molecules) zu erkennen. Im Einzelnen entstehen:

▶ **CD4-positive T-Helferzellen:** Diese erkennen mittels **MHC-II-Proteinen** präsentierte Antigene und beeinflussen andere Abwehrzellen durch spezifisch sezernierte Zytokine. Man unterscheidet solche vom **Typ I**, die Makrophagen, NK-Zellen und zytotoxische T-Zellen aktivieren und in B-Zellen die IgG-Bildung unterstützen, und solche vom **Typ II**, die Eosinophile aktivieren und in B-Zellen die IgA-, IgE- und IgG-Bildung fördern.

▶ **CD8-positive zytotoxische T-Zellen:** Sie erkennen Antigene mittels **MHC-I-Molekülen** und zerstören deren Zielzellen enzymatisch (**Granzyme, Perforine**) und durch Auslösung der Apoptose. Daneben aktivieren sie mit Hilfe von Zytokinen Makrophagen.

Die Entwicklung dieser Zellen wird gefördert (**positive Selektion**). Sie verlassen dann den Thymus über die Blutgefäße des Marks. Zellen, die diese Eigenschaften nicht haben oder Bestandteile des eigenen Körpers als Bedrohung (fehlende **Selbsttoleranz**) wahrnehmen, gehen durch **Apoptose** unter (**negative Selektion**). Dieses Schicksal erleiden bis zu 90% der ursprünglich angelegten T-Zellen.

Funktion und Histomorphologie

Der Aufbau des **Knochenmarks** wird auf Seiten 36–37 vorgestellt. Vom Kindesalter bis zur Pubertät ist das Wachstum des Thymus am ausgeprägtesten, und er erreicht ein Gewicht von 20–40 g. Mit zunehmendem Alter bildet er sich zurück (**Involution**), und sein Gewebe wird hauptsächlich durch Fettgewebe ersetzt, so dass nur noch ein **Thymusrestkörper** übrig bleibt. Der kindliche Thymus (❚ Abb. 1) ist von einer bindegewebigen Kapsel umgeben, von der Bindegewebssepten in das Thymusinnere eindringen und das Parenchym zu **Pseudoläppchen** einscheiden. In diesen Bindegewebssepten verlaufen die Blutgefäße bis zur Rinden-Mark-Grenze und treten hier in das Parenchym über. Von den Arteriolen gehen Kapillaren ab, die die Rinde durchdringen, in Richtung Mark verlaufen und dort in Venolen münden. Die kontinuierlichen Kapillaren der Rinde sind von einer Thymusepithelscheide umgeben und bilden zusammen mit der dazwischen liegenden Basallamina die **Blut-Thymus-Schranke**. Diese verhindert, dass die Rinde Kontakt zu im Blut zirkulierenden Fremdantigenen bekommt. Im Mark sind die Kapillaren hingegen durchlässig, eine Blut-Thymus-Schranke besteht hier nicht. Im Parenchym lässt sich die Rinde vom Mark unterscheiden. Beide bestehen aus einem Grundgerüst aus **Epithelzellen,** die durch Desmosomen miteinander verbunden sind, viele Zytokeratinfilamente besitzen und mit ihren Fortsätzen ein dreidimensionales Maschenwerk bilden, in dem die **Thymozyten** (T-Lymphozyten) zu finden sind. Zum Bindegewebe der Kapsel bilden sie eine durchgehende Basallamina. In lichtmikroskopischen Präpara-

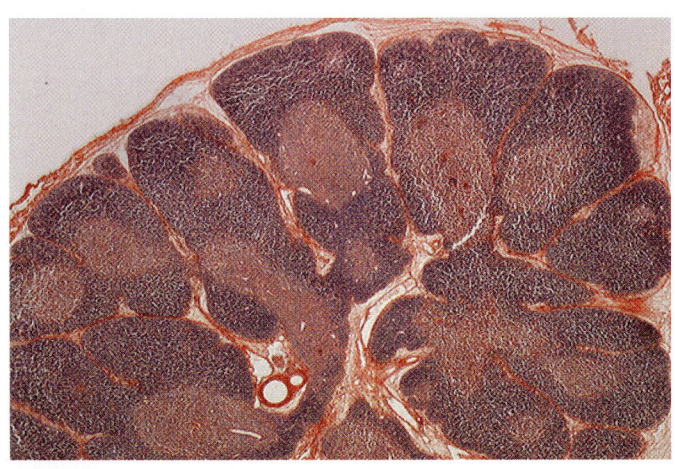

❚ Abb. 1: Jugendlicher Thymus bei geringer Vergrößerung (H.E.). [4]

ten lassen sich die Epithelzellen durch ihren hellen Kern von den Thymozyten mit dunklem Kern unterscheiden. Im Mark überwiegen Epithelzellen, was es lichtmikroskopisch heller erscheinen lässt, in der Rinde dagegen Thymozyten, wodurch sie dunkler wirkt. Die Epithelzellen der Rinde werden als **Ammenzellen** bezeichnet. Sie umschließen mehrere Thymozyten und sezernieren für ihre Entwicklung wichtige Hormone (z. B. **Thymosin, Thymopoetin**). Im Mark finden sich zwiebelschalenartige Gebilde, die eosinophil gefärbt sind. Dabei handelt es sich um **Hassall-Körperchen**, die aus verhornten degenerierten Epithelzellen bestehen. Daneben enthält das Mark einige **B-Lymphozyten, Makrophagen** und **interdigitierende dendritische Zellen (IDZ)**, die der Phagozytose unbrauchbarer Thymozyten und der Antigenpräsentation dienen, sowie **Myoidzellen** (Skelettmuskelfasern ähnelnde Zellen), deren Funktion unbekannt ist.

> Da im Thymus hauptsächlich T-Lymphozyten vorkommen, besitzt er im Gegensatz zu den anderen lymphatischen Organen keine Lymphfollikel und besteht aus einem epithelialen Grundgerüst.

Klinik

Beim **DiGeorge-Syndrom**, einer Entwicklungsstörung der 3. und 4. Schlundtasche, kommt es u. a. zu einer Thymusaplasie mit konsekutiver T-Zell-Lymphopenie. Die Folge ist ein schwerer zellulärer Immundefekt. Im Rahmen von Thymustumoren (z. B. **Thymom**) bilden sich häufig Autoantikörper, die sich ursprünglich gegen die Acetylcholinrezeptoren der Myoidzellen richten. Faktisch entwickelt sich eine generalisierte Muskelschwäche der quergestreiften Muskulatur, die als **Myasthenia gravis** bezeichnet wird.

Sekundäre lymphatische Organe

Funktion

Die sekundären lymphatischen Organe dienen der spezifischen Abwehr. In sie wandern die Immunzellen ein.

Histomorphologie

Im Gegensatz zum Thymus besteht bei allen sekundären lymphatischen Organen das Grundgewebe aus **fibroblastischen Retikulumzellen** (wie auch im Knochenmark), die einen mesenchymalen Ursprung haben. In allen sekundären lymphatischen Organen kann man eine B-Zone von einer T-Zone unterscheiden. Die B-Zone ist durch Lymphfollikel charakterisiert, die aus in Knötchen angeordneten Lymphozyten bestehen und sich in Primär- und Sekundärfollikel unterteilen lassen. Für den Aufbau der Lymphfollikel sind in erster Linie die **follikulären dendritischen Zellen (FDZ)** verantwortlich, die den B-Zellen intakte Antigene präsentieren. Ihre Herkunft ist bis heute nicht eindeutig geklärt. Die **Primärfollikel** bestehen aus Lymphozyten, die zwar reif, aber noch naiv, d. h. noch nicht mit Fremdantigenen in Berührung gekommen, sind. Die **Sekundärfollikel** sind umgewandelte Primärfollikel nach Antigenkontakt. In lichtmikroskopischen Präparaten erscheinen die Primärfollikel homogen dunkel gefärbt oder stellen sich als viele kleine Lymphozyten mit chromatindichtem Kern dar. Die Sekundärfollikel zeigen lichtmikroskopisch ein helles Zentrum, das als **Keimzentrum** bezeichnet wird und von einem dunklen **Lymphozytenmantel** umgeben wird. Im Keimzentrum findet in der **dunklen Zone** die B-Zell-Proliferation statt. Antigenstimulierte B-Zellen differenzieren sich hier zu **Zentroblasten** mit stark basophilem Zytoplasma. In der **hellen Zone** des Keimzentrums dominieren **Zentrozyten** mit hellem Zytoplasma, die aus Zentroblasten hervorgegangen sind und sich zu **Plasmazellvorstufen** (Antikörperbildung, s. a. Anhang) und **B-Gedächtniszellen** (verleihen langlebige Immunität) entwickeln, die die Lymphfollikel schließlich verlassen, um ihre Funktion auszuüben. In der hellen Zone findet zum einen die Selektion von Zellen mit zum Antigen passender Immunglobulinbildung und zum anderen die Apoptose jener Zellen statt, auf die das nicht zutrifft. Neben den verschiedenen B-Zellen finden sich hier Makrophagen, die durch Apoptose untergegangene Zentrozyten abräumen **(Sternhimmelmakrophagen),** und T-Zellen, die immunkompetenten B-Zellen Überlebenssignale liefern. Der B-Zone benachbart ist die homogene T-Zone, welche die für die Antigenpräsentation wichtigen **IDZ** enthält, die von Monozyten abstammen. Wichtige histologische Strukturen der T-Zone sind in fast allen sekundären lymphatischen Organen außer in der Milz die **hochendothelialen Venolen (HEV)**. Die Lymphozyten rezirkulieren ständig zwischen den sekundären lymphatischen Organen und dem Blut. Die HEV ermöglichen es ihnen, das Blutsystem zu verlassen und in das Parenchym überzutreten. Sie gelangen vom Parenchym in die Lymphkapillaren und passieren verschiedene Lymphknoten, um über ein Hauptlymphgefäß wie den Ductus thoracicus wieder in das Blutsystem transportiert zu werden. Die Lymphozyten tragen verschiedene **Homing-Rezeptoren** auf ihrer Oberfläche, die es ihnen ermöglichen, auf entsprechenden Liganden von Gefäßendothelien, die als **Addressine** bezeichnet werden, an ihrem Bestimmungsort zu adhärieren.

Lymphatische Organe II

Sekundäre lymphatische Organe/ Histomorphologie (Fortsetzung)

Dieser Prozess wird als **Homing,** also Heimfinden, bezeichnet. Das Endothel der HEV besteht aus pflastersteinartigen hohen Zellen mit großen, hellen Kernen. Es handelt sich um sehr dünne Blutgefäße, deren Gefäßlumen lichtmikroskopisch nicht zu erkennen ist; in ihrer Gefäßwand zeigen sich während der Wanderung in das Parenchym der lymphatischen Organe immer wieder einmal Lymphozyten. Der oben beschriebene allgemeine Aufbau findet sich in den verschiedenen sekundären lymphatischen Organen wieder:

▶ **Lymphknoten** (▮ Abb. 2): Der Lymphknoten ist von einer bindegewebigen Kapsel umgeben, von der bindegewebige **Trabekel** in das Lymphknoteninnere ziehen. Das Parenchym des Lymphknotens besteht aus dem **Kortex** (Rinde, B-Zone), der **Parakortikalzone** (T-Zone) und dem **Mark,** in dem sich Makrophagen und Plasmazellen finden. Auf der konkaven Seite des Lymphknotens liegt das **Hilum,** durch das Arterien und Nerven in den Lymphknoten hinein- bzw. eine Vene und ein ableitendes Lymphgefäß **(Vas efferens)** aus den Lymphknoten heraustreten. Auf der konvexen Seite befinden sich mehrere zuführende Lymphgefäße, die in ihrer Gesamtheit als **Vasa afferentia** bezeichnet werden. Die Lymphflüssigkeit fließt von den Vasa afferentia durch die aus flachen Endothelzellen **(Uferzellen)** bestehenden **Lymphsinus** in Richtung Vas efferens. Der **Randsinus (Marginalsinus),** der sich zwischen Kapsel und Rinde befindet, nimmt die Lymphe aus den Vasa afferentia auf und leitet sie in die **Intermediärsinus.** Diese liegen in der Rinde und ziehen Richtung Mark, wo sie in die **Marksinus** übergehen, die am Hilum in das Vas efferens münden. In den Sinus finden sich Lymphozyten, Retikulumzellen und Makrophagen.

▶ **Milz** (▮ Abb. 3): Die Milz ist das Filtrationsorgan des Bluts und dient der Aussonderung überalteter Erythrozyten und der immunologischen Überwachung des Blutes. Die Milz wird von einer bindegewebigen Kapsel umgeben. Vom Milzhilus aus ziehen bindegewebige Balken **(Milztrabekel)** in das Milzinnere. Zwischen den Trabekeln befindet sich die **Milzpulpa,** die das Parenchym darstellt. Die Milzpulpa kann makroskopisch eingeteilt werden in eine **rote Pulpa** (75% des Milzvolumens) und die darin verstreut liegenden weißen Knötchen, die in ihrer Gesamtheit als **weiße Pulpa** (25% des Milzvolumens) bezeichnet werden. Die rote Pulpa besteht aus **Pulpasträngen** (Retikulumzellen und Retikulinfasern, die miteinander zu einem Netzwerk verbunden sind), den **venösen Milzsinus** und vielen Erythrozyten, die für die rote Farbe verantwortlich sind. Die Sinus sind weitlumig, und ihre Wand besteht aus Endothelzellen mit Lücken. Durch diese Lücken kann das Blut in die Pulpastränge gelangen. Das ist jedoch nur möglich, wenn die Erythrozyten ausreichend verformbar und intakt sind. Ansonsten verfangen sie sich in dem Netzwerk der Pulpastränge und werden durch Milzmakrophagen phagozytiert. Die weiße Pulpa besteht aus **periarteriellen Lymphozytenscheiden (PALS)** und Lymphfollikeln. Die aus T-Lymphozyten (entsprechen der T-Zone) aufgebauten PALS besitzen IDZ und umhüllen die Pulpaarterien. Der PALS aufgepfropft liegen die Lymphfollikel, die hier auch als **Milzknötchen** oder **Malpighi-Körperchen** bezeichnet werden. Sie entsprechen der B-Zone und besitzen FDZ. Bei jungen Menschen finden sich Lymphfollikel mit einem blühenden Keimzentrum, bei älteren ist oft kein Keimzentrum zu verzeichnen. Um die Lymphfollikel herum befindet sich die **Marginalzone,** die v. a. B-Lymphozyten, aber auch einige T-Lymphozyten enthält. Sie dient den B- und T-Lymphozyten als Eintrittspforte in die weiße Pulpa. Am Milzhilus treten die Äste der A. splenica (A. lienalis) in die Milz ein und teilen sich in die **Trabekelarterien** auf. Diese Arterien verlaufen in den bindegewebigen Trabekeln und geben Äste **(Pulpaarterien)** ab, die in die weiße Pulpa ziehen. Da die Pulpaarterien im Zentrum der PALS verlaufen, werden sie auch als **Zentralarterien** bezeichnet. Sie teilen sich in **Pinselarteriolen** auf, die in die rote Pulpa ziehen. Hier kann der weitere Weg entweder als **geschlossene oder als offene Zirkulation** verlaufen. Im Fall der geschlossenen Zirkulation münden die Pinselarteriolen in die venösen Milzsinus, die das Blut über Pulpavenen und Trabekelvenen in die V. splenica und schließlich über die V. portae in die Leber leiten. Werden Pinselarte-

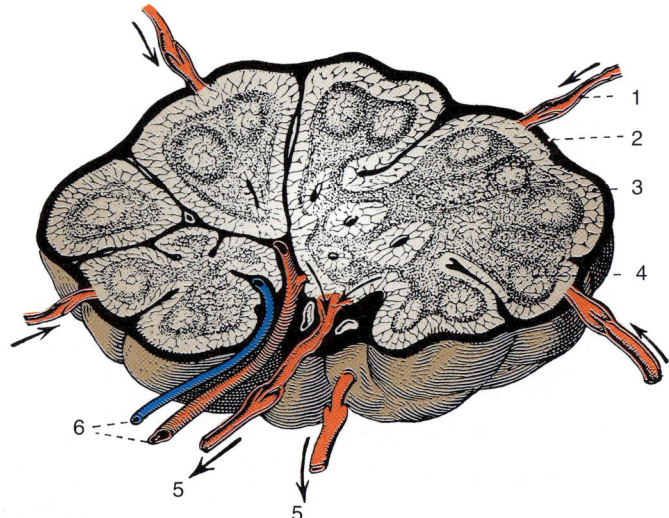

▮ Abb. 2: Lymphknoten (Schema; 1 = afferentes Lymphgefäße, 2 = Kapsel, 3 = Randsinus, 4 = Sekundärfollikel, 5 = efferentes Lymphgefäß, 6 = afferente und efferente Blutgefäße). [9]

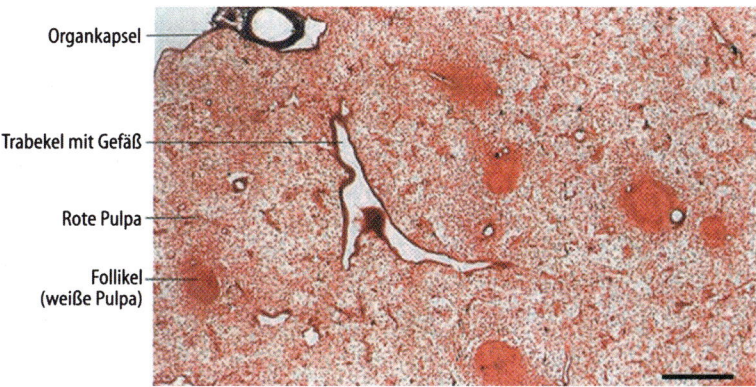

Abb. 3: Milz (gespült; H. E., Balken entspricht 1 mm). [8]

Organkapsel
Trabekel mit Gefäß
Rote Pulpa
Follikel (weiße Pulpa)

riolen von Makrophagen (**Schweigger-Seidel-Hülse**) umgeben, bezeichnet man sie als **Hülsenkapillaren**. Bei der offenen Zirkulation münden die Pinselarteriolen frei in das retikuläre Bindegewebe der roten Pulpa. Von hier aus müssen die Blutzellen durch die Endothellücken in die venösen Milzsinus finden.

▶ **Mukosaassoziierte lymphatische Gewebe** (mucosa-associated lymphoid tissue, **MALT**): In der Lamina propria verschiedener Organe finden sich diffus verteilte Lymphozyten. Die Gesamtheit dieses lymphatischen Gewebes wird zum MALT zusammengefasst. Es ist von einem follikelassoziierten Epithel (FAE) überzogen und enthält Lymphfollikel und dazwischen liegende T-Zellen. Seine Aufgabe besteht in der zellulären und humoralen Abwehr sowie der IgA-Produktion und -Sekretion in die (luminalen) Sekrete. Zum MALT zählen die Tonsillen (Mandeln), die Peyer-Plaques und die Lymphfollikel der Appendix vermiformis (Wurmfortsatz). Die dem MALT zugeordneten Gewebe können nach ihrer Lokalisation auch als **BALT** (MALT des Bronchus), **CALT** (MALT der Konjunktiva), **GALT** (MALT des Darms) oder **NALT** (MALT der Nase) bezeichnet werden. Die Tonsillen bilden den lymphoepithelialen Rachenring (**Waldeyer-Rachenring**), der aus der paarigen Tonsilla palatina (Gaumenmandel), der unpaarigen Tonsilla pharyngea (Rachenmandel), der unpaarigen Tonsilla lingualis (Zungenmandel) und der paarigen Tonsilla tubaria (Tubenmandel) besteht. Die **Tonsilla palatina** ist von einer Kapsel umgeben, von der Septen in das Innere ziehen. Ihre zerklüftete Oberfläche mit etwa 20 tiefen Krypten (Einsenkungen) ist von mehrschichtigem unverhorntem Plattenepithel bedeckt. Die Krypten enthalten **Detritus** (Abrieb), der aus abgestoßenen Epithelzellen, Abwehrzellen sowie Resten toter Zellen besteht. Unter dem Kryptenepithel finden sich Sekundärfollikel (B-Zone) mit einem großen Keimzentrum. Die **interfollikuläre Zone** (Zone zwischen den Follikeln) ist die T-Zone. Die Sekundärfollikel bilden zum Oberflächenepithel hin eine halbmondförmige Kuppe, über der sich das **FAE** ausspannt. Dieses ist vielfach unterbrochen und enthält Zellen wie Makrophagen, Lymphozyten, dendritische Zellen, Granulozyten, Langerhans-Zellen und **M-Zellen** (Membraneous cells, die Antigene per Transzytose passieren lassen). Die **Tonsilla lingualis** ähnelt im Aufbau der Tonsilla palatina, nur ihre Krypten sind nicht so tief. Die **Tonsilla pharyngea** ist von respiratorischem Epithel bedeckt und besitzt anstelle von Krypten unregelmäßige Falten. Die **Tonsilla tubaria** zeigt einen ähnlichen histologischen Aufbau wie die Tonsilla pharyngea. Die Gesamtheit lymphatischen Gewebes im Darm wird als GALT bezeichnet. Neben einzelnen Abwehrzellen und Lymphfollikeln in der Lamina propria, die mit FAE überzogen sind, besteht das GALT v. a. im Ileum und in der Appendix vermiformis aus Aggregaten von Lymphfollikeln, die von einem kubischen bis hochprismatischen FAE (**Domepithel**) überzogen sind. Diese werden als **Peyer-Plaques** (Noduli lymphoidei aggregati) bezeichnet und können sich bis in die Tunica submucosa erstrecken.

Klinik

Eine **Splenomegalie** (Milzvergrößerung) ist Symptom verschiedener Erkrankungen. Sie kann im Rahmen von Infektionskrankheiten (z. B. bei Pfeiffer-Drüsenfieber oder Typhus), Malignomen (Leukämien und Metastasen bösartiger Erkrankungen), Veränderungen der Erythrozyten, die zu vermehrtem Abbau in der Milz führen (z. B. Kugelzell- und Sichelzellanämie), Lipidosen und Mukopolysaccharidosen auftreten. Entzündungen der Tonsillen werden als **Tonsillitiden** bezeichnet. Sie können bakterieller und viraler Natur sein und betreffen meist die Tonsilla palatina.

Zusammenfassung

✖ Quergeschnittene Pseudoläppchen des Thymus können leicht mit sekundären Lymphfollikeln verwechselt werden.

✖ Die einzelnen Tonsillen können im histologischen Schnitt leicht verwechselt werden. Hilfreiche Unterscheidungsmerkmale sind das Oberflächenepithel (Flimmer- oder Plattenepithel) und das Vorliegen von Krypten sowie deren Tiefe.

Mundhöhle, Speicheldrüsen und Zähne I

Histogenese

Die Mundhöhle entwickelt sich aus der **primären Mundbucht,** die von Ektoderm ausgekleidet ist. Ober- und Unterkiefer gehen von jeweils zwei **Wülsten** des Kopfmesenchyms aus, die miteinander verschmelzen. Die Gaumenentwicklung ist zweizeitig: **Primäre Gaumenplatten** formen das Os incisivum sowie die vier oberen Schneidezähne (s. u.). Der **sekundäre Gaumen** bildet das Dach der Mundhöhle und verschmilzt mit dem weichen Gaumen. Der Mundhöhlenboden samt den vorderen zwei Dritteln der Zunge entwickelt sich aus dem unteren Teil des **1. Schlundbogens,** der Zungengrund aus Anteilen des **2. und 3. Schlundbogens,** der muskuläre Anteil der Zunge aus Anteilen von **Dermomyotomen,** die von **Okzipitalsomiten** abstammen, und die Speicheldrüsen aus Epithel der Mundbucht, das durch Knospung in die Tiefe wächst und sich im Bindegewebe zu strukturiertem Drüsengewebe (s. u.) differenziert. Die Grundlage der Zahnentwicklung ist die **ektodermale Zahnleiste,** die in die Ober- und Unterkieferanlagen vorwächst und sich in jeweils 10 Ober- und Unterkieferzahnknospen für die Milchzähne sowie jeweils 16 Ober- und Unterkieferersatzzahnleisten für die bleibenden Zähne differenziert. Aus den Knospen werden **Zahnglocken** (Schmelzglocken) mit **äußerem** und **innerem Schmelzepithel** sowie einer **Schmelzpulpa.** Aus dem inneren Schmelzepithel entwickeln sich zunächst **Präameloblasten,** die sich zu Ameloblasten formieren. Wenn der Schmelz eine gewisse Dicke erreicht hat, involieren die Ameloblasten zur **Cuticula dentis** (Schmelzoberhäutchen), die nach dem Zahndurchbruch beim Kauen abgerieben wird. Die **Zahnpapille** entsteht aus dem Mesenchym der Ober- und Unterkieferanlage. Ameloblasten induzieren zunächst die Verdickung der Basalmembran, der sie aufgelagert sind **(Membrana preformativa),** und diese wiederum die Entwicklung der (Prä-)Odontoblasten aus der äußeren Papille. Diese sezernieren schließlich Prädentin (s. u.), das zu Dentin mineralisiert, was wiederum die Bildung des Amelums (Schmelz) fördert. Äußeres und inneres Schmelzepithel legen sich im späteren Wurzelbereich des Zahns aneinander und bilden die **epitheliale Wurzelscheide** (Hertwig-Wurzelscheide), die die Entwicklung des Wurzeldentins fördert. Umgeben werden Glocke und Papille vom **mesenchymalen Zahnsäckchen,** das nach Auflösung der epithelialen Wurzelscheide für die Zementbildung und das Periodontium (s. u.) verantwortlich ist. Die Entwicklung der Zähne beginnt etwa in der 6. EW mit der Zahnleiste. Sechs Monate später kommt es zum Durchbruch der Milchzähne **(Dentes decidui),** deren Entwicklung erst mit etwa vier Jahren abgeschlossen ist. Mit Abschluss der 8. EW beginnt auch die Entwicklung der Ersatzzähne **(Dentes permanentes),** die durch Arrosion der Milchzahnwurzel ca. ab dem 6. Lebensjahr durchbrechen und deren Evolution etwa um das 20. Lebensjahr mit dem Durchbruch der Weisheitszähne endet.

Mundhöhle

Funktion
Die Mundhöhle ist der Eingang des Verdauungstrakts; hier wird die Nahrung durch die Zähne zerkleinert, enzymhaltiges Sekret der Speicheldrüsen wird beigemengt, und durch die Zunge wird der Nahrungsbrei in den Pharynx befördert.

Histomorphologie
Die Mundhöhle lässt sich unterteilen in **Cavitas oris propria,** die eigentliche Mundhöhle, und **Vestibulum oris,** den Vorhof. Die Mundhöhle ist oben durch den harten und weichen Gaumen sowie unten durch den Mundboden begrenzt. Das Vestibulum oris ist der Raum zwischen den Zahnbögen und den Lippen bzw. den Wangen. Die Mundschleimhaut (Tunica mucosa oris) besteht an ihrer Oberfläche aus unverhorntem mehrschichtigem Plattenepithel, das an den Lippen in verhorntes mehrschichtiges Plattenepithel übergeht. An mechanisch beanspruchten Stellen wie dem harten Gaumen, Zahnfleisch und Zungenrücken kann das Epithel teilweise auch verhornt sein. Im Epithel lassen sich Melanozyten, Merkel-Zellen und Langerhans-Zellen (dendritische Zellen) finden. Unter dem Epithel befindet sich die Lamina propria, die Abwehrzellen, Meißner-Tastkörperchen (s. S. 83) sowie seromuköse und muköse Drüsen besitzt. Die Mundhöhle beinhaltet im weitesten Sinne:

▶ **Lippen:** Die Lippen bestehen innen aus unverhorntem Plattenepithel, das aber außen in das verhornte Plattenepithel des Gesichts übergeht. Die Übergangszone liegt im Bereich des Lippenrots. Zunächst ist hier das Epithel **parakeratinisiert** und wird im Verlauf nach außen **orthokeratinisiert.** Die Lamina propria enthält vor der Übergangszone seromuköse Drüsen **(Gll. labiales),** das Lippenrot nicht.

> Der Begriff „parakeratinisiert" bezeichnet ein Epithel, das Merkmale verhornten und unverhornten Plattenepithels aufweist (die oberen Zelllagen tragen noch Kerne oder deren Reste, das Str. granulosum ist sehr dünn). Als orthokeratinisiert wird hingegen das Epithel bezeichnet, das lediglich Merkmale verhornten Plattenepithels trägt.

▶ **Wangen:** Unter der Schleimhaut der Wangen findet sich eine dritte Schicht, die Submukosa. Diese enthält kleine Speicheldrüsen **(Gll. buccales).**
▶ **Weicher Gaumen:** Hier findet sich unverhorntes mehrschichtiges Plattenepithel mit mukösen Drüsen, das aber nasal in respiratorisches Epithel übergeht.
▶ **Harter Gaumen:** Die Schleimhaut besteht aus unverhorntem mehrschichtigem Plattenepithel, das an Stellen mechanischer Beanspruchung orthokeratotisch verhornt und fest am Periost verwachsen ist.

▶ **Zunge:** Die Zunge ist ein Muskelkörper, der aus den vertikal, horizontal und longitudinal verlaufenden inneren und äußeren Zungenmuskeln besteht. Die Schleimhaut des Zungenrückens ist durch die Aponeurosis linguae mit der Zungenmuskulatur unverschieblich verbunden. Die Zunge kann in drei Abschnitte unterteilt werden: den Zungenkörper **(Corpus linguae)**, die Zungenwurzel **(Radix linguae)** und die Zungenspitze **(Apex linguae).** Zwischen Zungenkörper und Zungenwurzel befindet sich der V-förmige **Sulcus terminalis.** Die Zungenwurzel enthält die aus lymphatischem Gewebe bestehende Tonsilla lingualis. Auf dem Zungenrücken, also vor dem Sulcus terminalis, befinden sich in der Schleimhaut vier verschiedene Formen von Papillen:

- **Papillae filiformes** (Fadenpapillen): Sie kommen am gesamten Zungenrücken vor und sind die häufigsten aller Papillen. Es handelt es sich um schlanke Papillen, deren Spitzen ein verhorntes Epithel tragen und rachenwärts gerichtet sind. Die Papillen haben hauptsächlich mechanorezeptorische Funktionen (Tastsinn). Hierfür lassen sich histologisch Tastrezeptoren und freie Nervenendigungen sichern.
- **Papillae fungiformes** (Pilzpapillen): Sie befinden sich an der Zungenspitze und am Zungenrand. Sie haben eine pilzförmige Form und sind niedrig und breit. Neben Thermo- und Mechanorezeptoren besitzen sie Geschmacksrezeptoren **(Geschmacksknospen).**
- **Papillae foliatae** (Blattpapillen): Sie sind am hinteren Zungenrand zu finden und bilden Schleimhautfalten, in denen ebenfalls Geschmacksknospen liegen.
- **Papillae vallatae** (Wallpapillen): Die ca. sieben bis zwölf Papillen befinden sich vor dem Sulcus terminalis. Sie sind die größten aller Papillen und haben einen Durchmesser von ca. 1–3 mm. Außerdem sind sie von einem Graben umgeben, in den die Ausführungsgänge der serösen Ebner-Drüsen münden, deren Aufgabe die Spülung der Drüsen und des Grabens ist. Im seitlichen Epithel der Papillae vallatae finden sich Geschmacksknospen (s. S. 103).

Klinik

Zigaretten- und Alkoholkonsum induzieren in der Mundhöhle (v. a. Lippe, Wange und Zunge) chromosomale Aberrationen in den untersten Lagen des Plattenepithels. Es entstehen **Präkanzerosen** (nichtinvasive Malignomvorstufen) wie die **Leukoplakie** (*griech.* weißer derber Fleck), aus der sich nicht selten **invasive Plattenepithelkarzinome** entwickeln.

Speicheldrüsen

Es gibt kleine und große Speicheldrüsen. Die kleinen Speicheldrüsen finden sich in der Mundschleimhaut. Zu ihnen zählen die serösen Ebner-Drüsen, die mukösen Drüsen des Rachens und des Gaumens sowie die seromukösen Drüsen der Lippen und Wangen. Zu den großen Speicheldrüsen zählen die Gll. parotideae (Ohrspeicheldrüsen), submandibulares (Unterkieferspeicheldrüsen) und sublinguales (Unterzungendrüsen).

Funktion

Die Aufgabe der vegetativ (sowohl sympathisch als auch parasympathisch) innervierten Speicheldrüsen besteht in der Produktion von täglich ca. 0,75–1,5 l eines wässrigen hypotonen Sekrets, das Enzyme (v. a. Amylase), Abwehrzellen und Schleim enthält. Der Speichel hat unterschiedliche Funktionen, u. a. die Befeuchtung der Mundhöhle und den Beginn der Verdauung durch weitere Verflüssigung des Nahrungsbreis und Beimengung von Amylase. Daneben wirkt der Speichel bakterizid.

Histomorphologie

Die großen Speicheldrüsen sind von einer Kapsel umgeben, deren Fasern in das Innere ziehen und die Drüsen in Läppchen unterteilen. In den Läppchen befinden sich sowohl muköse, seröse als auch seromuköse Endstücke. Diese Endstücke enthalten an ihrer basalen Seite **Myoepithelzellen,** die durch ihre Kontraktion für den Sekretabfluss verantwortlich sind. Die mukösen Endstücke sind tubulös organisiert und besitzen basal einen relativ großen abgeflachten Kern. Ihr Zytoplasma erscheint in der H.E.-Färbung blass, da die schleimhaltigen Vesikel in dieser Färbung nicht zur Darstellung kommen. Die serösen Endstücke dagegen bestehen aus Zellen, die viele Sekretgranula und reichlich rER enthalten. Letzteres lässt ihr Zytoplasma basophil erscheinen. Ihr runder Zellkern liegt im Zentrum der Zelle. Die Zellen sind zu Azini (beerenartige Form) zusammengeschlossen. Vom Aufbau her bestehen die seromukösen Endstücke aus mukösen Tubuli, denen seröse Azini aufsitzen. Hier werden die serösen Azini auch als **Von-Ebner-Halbmonde** (seröse Halbmonde, Gianuzzi-Halbmonde) bezeichnet. Charakteristisch für die großen Speicheldrüsen ist ihr Ausführungsgangsystem, das sich aus den **Schaltstücken,** den **Streifenstücken** (Sekretrohre) und dem **Ausführungsgängen** zusammensetzt. Das in den Endstücken produzierte Sekret drainiert zuerst in die intralobulär gelegenen Schaltstücke, von hier ebenfalls in die intralobulär gelegenen Streifenstücke und dann in den interlobulär gelegenen Ausführungsgang. Dieser wiederum vereinigt sich mit weiteren Ausführungsgängen zum Hauptausführungsgang. Die Schaltstücke bilden die kleinste und dünnste Einheit des Ausführungsgangsystems, die sich zwei- bis dreimal verzweigt. Sie besitzen ein einschichtig flaches Epithel und enthalten wie die Endstücke Myoepithelzellen, die den Rückfluss des in den Endstücken gebildeten Sekrets verhindern sollen.

Mundhöhle, Speicheldrüsen und Zähne II

Speicheldrüsen/Histomorphologie (Fortsetzung)
Die Streifenstücke sind größer als die Schaltstücke und von einem einschichtig prismatischen Epithel ausgekleidet. Ihr Zytoplasma ist aufgrund des Reichtums an Mitochondrien azido- bzw. eosinophil. Der in den Endstücken produzierte isotone Speichel wird in den Streifenstücken durch Rückresorption von Na^+- und Cl^--Ionen (Na^+/K^+-ATPase), aber nicht von Wasserionen hypoton. Energie für diesen Prozess liefern die in den Streifenstücken gelegenen Mitochondrien, die auch für die basale Streifung der Streifenstücke verantwortlich sind. Die interlobulär gelegenen Ausführungsgänge sind weitlumig und besitzen am Anfang einschichtiges prismatisches Epithel, das im weiteren Verlauf in zweischichtiges prismatisches Epithel übergeht. Die Hauptausführungsgänge sind durch zweischichtiges prismatisches Epithel gekennzeichnet. Dieser allgemeine Aufbau ist bei den großen Speicheldrüsen gleich, doch besitzen sie trotz allem einige Besonderheiten hinsichtlich des jeweiligen Anteils seröser und muköser Endstücke:

▶ **Gll. parotideae** (▌ Abb. 1): Sie enthalten ausschließlich seröse Endstücke und besitzen jeweils einen Ductus parotideus **(Stenon-Gang),** der gegenüber dem zweiten oberen Molar in das Vestibulum oris mündet. Im Anschnitt des Parenchyms finden sich (mit dem Alter zunehmend) viele Fettzellen.
▶ **Gll. sublinguales:** Sie besitzen v. a. muköse Endstücke. Nur selten finden sich Von-Ebner-Halbmonde, und Anschnitte von Streifenstücken sind ebenfalls rar. Neben einem Ductus sublingualis major **(Bartholin-Gang),** der auf der Caruncula sublingualis mündet, finden sich auf jeder Seite bis zu 10 Ductus sublinguales minores, die einzeln neben der Zunge münden.
▶ **Gll. submandibulares:** Diese Drüsen besitzen neben serösen Endstücken (Hauptmasse) muköse Anteile, die meist mit serösen Halbmonden gesäumt sind. Die Drüsen beider Seiten münden über jeweils einen Ductus submandibularis **(Wharton-Gang)** an derselben Stelle wie die Gll. sublinguales.

Klinik
Entzündungen der Speicheldrüsen **(Sialadenitiden)** betreffen am häufigsten die Parotis, meist im Rahmen viraler Infektionen wie z. B. einer Mumpsinfektion **(Parotitis epidemica).**

Zähne

Funktion
Die Zähne dienen der Zerkleinerung und dem Aufschluss der Nahrung.

Histomorphologie
Das menschliche Gebiss besteht aus vier verschiedenen Zahntypen: den meißelförmigen **Dentes incisivi** (Schneidezähne), den langen und spitzen **Dentes canini** (Eckzähne), den breiten **Dentes premolares** (Backenzähne) und den ebenfalls breiten und tief verankerten **Dentes molares** (Mahlzähne).

Aufgrund dessen wird das menschliche Gebiss als **heterodont** bezeichnet. Das Milchgebiss besteht in jedem der vier Quadranten aus zwei Schneide-, einem Eck- und drei Mahlzähnen, das Dauergebiss aus zwei Schneide-, einem Eck-, zwei Backen- und drei Mahlzähnen. Da Backenzähne keine Präkursoren im Milchgebiss haben, werden sie auch als **Zuwachszähne** bezeichnet. Trotz unterschiedlicher Form besteht jeder Zahn aus (▌ Abb. 2):

▶ **Corona dentis** (Krone): Dies ist der sichtbare, aus dem Zahnfleisch herausragende Teil des Zahns, der von **Zahnschmelz** überzogen ist.
▶ **Collum dentis** (Hals): Dieser liegt oberhalb des knöchernen Zahnfachs (**Zahnalveole,** Alveolus dentis) und ist von **Gingiva** (Zahnfleisch) überzogen.
▶ **Radix dentis** (Wurzel): Diese liegt in der Zahnalveole, ist von **Zement** überzogen und wird durch **Desmodontium** im **Alveolarknochen** fixiert. Mahlzähne tragen jeweils zwei bis drei Wurzeln.

> Die Gingiva, der Zement, das Desmodontium (Periodontium) und der dem Zahn zugewandte Knochen werden gemeinsam auch als Parodontium (Zahnhalteapparat) bezeichnet.

▶ **Dentin:** Dieses bildet sich im Zentrum und umschließt die Pulpa mit den Wurzelkanälen.

Der **Amelum** (Zahnschmelz) setzt sich aus langen, ca. 5 µm dicken, säulenförmigen **Schmelzprismen** und dazwischen liegendem **interprismatischem Schmelz** zusammen. Beide zusammen bestehen zu über 95 % aus Hydroxylapatitkristallen und sind die härteste Substanz des menschlichen Körpers. Der Rest besteht aus Wasser und organischer Matrix, jedoch nicht aus Kollagenfibrillen. Begonnen wird die Schmelzbildung durch die dem Schmelz aufliegenden und vor ihm zu-

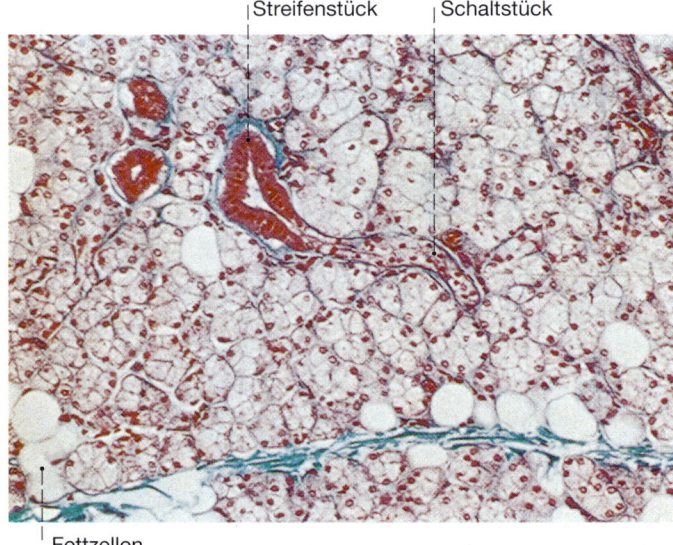

▌ Abb. 1: Gl. parotidea (Azan, 150fach). [1]

Verdauungstrakt

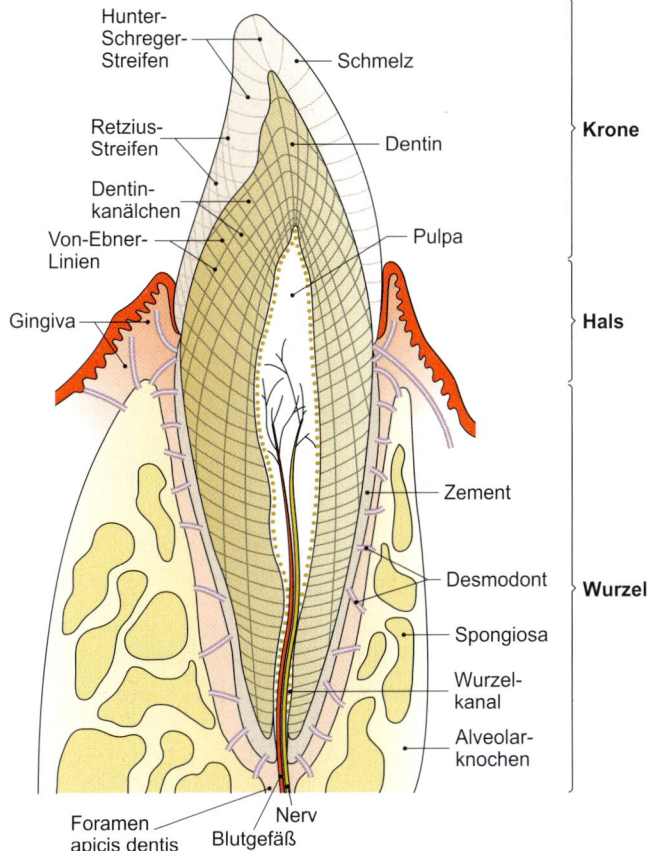

Abb. 2: Sagittalschnitt durch einen schematischen Schneidezahn. [nach 11]

Im Zahnhalsbereich „geht" der Schmelz in den 0,1–0,5 mm dicken, desmal ossifizierenden und dem Knochen gleichenden **Zement** über. Er setzt sich zu 61% aus Hydroxylapatit, zu 27% aus organischer Matrix und zu 12% aus Wasser zusammen und wird von **Zementoblasten** gebildet. Den Zement durchziehende Kollagenfasern (Sharpey-Fasern) verbinden Zement mit Desmodont. Aufgrund der Zusammensetzung unterscheidet man zellulären, azellulär-fibrillären, azellulär-afibrillären und fibrillären Zement. Die im Zentrum des Zahns liegende **Pulpa** (einschließlich Wurzelkanälen) ist aus einem Grundgerüst aus retikulären Fasern und mesenchymalem Bindegewebe aufgebaut, in das Blut- und Lymphgefäße sowie ein Nervengeflecht **(Raschkow-Plexus)**, von dem dendritische Axone in die Dentinkanälchen reichen und Schmerz vermitteln, eingebettet sind. Über das 0,1–0,3 mm starke Desmodontium aus straffem kollagenem Bindegewebe ist der Zahn über den Zement mit dem Alveolarknochen verbunden. Die **Gingiva** (Zahnfleisch) bedeckt den Zahn im Halsbereich und setzt sich aus einem leicht verhornten Plattenepithel und einer kollagenfaserreichen Lamina propria zusammen. Über das **Saumepithel**, das zum Schmelz eine Basalmembran und Hemidesmosomen ausbildet, ist sie fest mit dem Zahn verbunden.

Klinik

Wichtige Krankheitsbilder des Zahns und seines Halteapparats sind die **Karies** (bakteriell bedingte Zerstörung von Zahnhartsubstanzen bis zur Pulpa) und die **Parodontose** (bakterielle Zerstörung des Saumepithels mit anschließender Degeneration des gesamten Parodontiums). Bei beiden Krankheitsbildern kommt der Mundhygiene erhöhte Bedeutung zu.

rückweichenden **Ameloblasten (Adamantoblasten)**, die Schmelzmatrixproteine (z. B. Amelogenin), Ca^{2+} und Phosphat bereitstellen. In Richtung auf die Schmelzfront bilden sie den keilförmigen **Tomes-Fortsatz**, der vor der Mineralisation zurückgezogen wird. Zunächst wird interprismatischer Schmelz als Leitstruktur mineralisiert, dann das Schmelzprisma verlängert. Der Schmelz wächst von der **Schmelz-Dentin-Grenze** (ehem. Membrana preformativa) und ist am reifen Zahn bis zu 2,3 mm dick. Bei Zahndurchbruch gehen die Ameloblasten unter, so dass reifer Schmelz zellfrei und nicht regenerationsfähig ist. Der regelmäßige Verlauf der Schmelzprismen lässt im Zahnschliff die **Hunter-Schreger-Streifung** entstehen. Das rhythmische Wachstum führt daneben zur Bildung von **Retzius-Streifen**. Ebenfalls von der Schmelz-Dentin-Grenze aus wächst das allerdings lebenslang nachbildbare **Dentin** (Zahnbein) in Richtung Pulpa. Reifes Dentin ist bis zu 5 mm dick. Es besteht zu 70% aus Hydroxylapatit, zu 20% aus organischer Matrix (v. a. Kollagen Typ I) und zu 10% aus Wasser und wird von Odontoblasten bereitgestellt, die sich ebenfalls vor der Mineralisation zurückziehen und deren Perikarya an der Dentin-Pulpa-Grenze zu liegen kommen. Von ihnen geht ein Fortsatz **(Tomes-Faser)** aus, die in einem **Dentinkanälchen** liegt und bis an den Schmelz heranreicht. Auch hier lassen sich im Zahnschliff Wachstumslinien sichern **(Von-Ebner-Linien)**. Daneben finden sich bei metabolischen Störungen **Owen-Linien** (Kronen- und Halsdentin) sowie eine **Tomes-Körner-Schicht** (Wurzeldentin) im Zahnschliff.

Zusammenfassung

- Papillae filiformes enthalten keine Geschmacksknospen.
- Zu den großen Speicheldrüsen zählen die drei paarigen Gll. parotideae, submandibulares und sublinguales.
- Die Gl. parotidea ist eine überwiegend seröse Drüse mit relativ vielen Fettzellen im Anschnitt, die Gl. sublingualis ist überwiegend mukös, und die Gl. submandibularis enthält neben vielen serösen Endstücken einzelne muköse Anteile mit Von-Ebner-Halbmonden.
- Differentialdiagnosen der großen Speicheldrüsen sind die Gl. lacrimalis, der allerdings Streifenstücke fehlen, und das Pankreas, für das Gleiches gilt und das über zentroazinäre Zellen und Langerhans-Inseln verfügt.
- Schmelz ist die härteste Substanz des menschlichen Körpers.

Magen und Darmtrakt I

Der Ösophagus und der MDT werden zusammen als Rumpfdarm bezeichnet. Der Darm unterteilt sich in Dünndarm, bestehend aus Duodenum, Jejunum und Ileum, sowie Dickdarm, bestehend aus Zäkum mit Appendix vermiformis, Kolon und Rektum. Im gesamten Rumpfdarm zeigt sich der gleiche Wandaufbau, der sich von innen (Lumen) nach außen aus folgenden Schichten zusammensetzt (▪ Abb. 1):

▶ **Tunica mucosa** (Mukosa, Schleimhaut), die sich unterteilen lässt in:
– Lamina epithelialis (Oberflächenepithel): Diese Schicht zeigt aufgrund ihrer Funktion in den verschiedenen Abschnitten des Rumpfdarms einen unterschiedlichen Aufbau.
– Lamina propria (Schleimhautbindegewebe): Sie besteht aus zell- und blutgefäßreichem retikulärem Bindegewebe. Man findet hier viele für das Immunsystem wichtige Zellen, z. B. Eosinophile, Granulozyten, Lymphozyten, Makrophagen und Plasmazellen.
– Lamina muscularis mucosae (Muscularis mucosae, Muskelschicht der Schleimhaut): Sie besteht aus glatter Muskulatur und ist nur im Rumpfdarm zu finden.
▶ **Tela submucosa** (Submukosa), eine Schicht aus lockerem Bindegewebe, die den Plexus submucosus (**Meißner-Plexus**), ein Nervengeflecht, beherbergt. Außerdem enthält sie Blut- und Lymphgefäße.
▶ **Tunica muscularis** (Muscularis propria), die sich untergliedern lässt in Str. circulare (Ringmuskelschicht) und Str. longitudinale (Längsmuskelschicht). Zwischen diesen beiden Schichten findet sich der Plexus myentericus (**Auerbach-Plexus**), ebenfalls ein Nervengeflecht.
▶ **Tunica serosa** (Serosa) mit **Tela subserosa** (Subserosa), wenn die Organe vom Peritoneum umgeben sind, oder **Tunica adventitia** (Adventitia), wenn die Organe extraperitoneal (Ösophagus und Rektum) oder retroperitoneal (Duodenum und Teile des Kolons) liegen. Die Serosa besteht an ihrer Oberfläche zur Bauchhöhle hin aus flachem bis kubischem einschichtigem Plattenepithel (**Mesothel**) und bildet das Peritoneum viscerale.

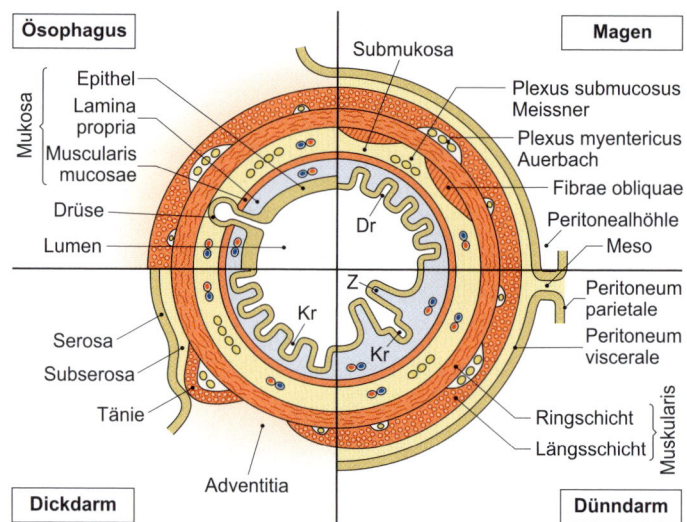

▪ Abb. 1: Schematischer Wandaufbau des Ösophagus und MDT (Dr = Drüse, Kr = Krypte, Z = Zotte). [nach 11]

> ▶ Eine Besonderheit ist die Muscularis propria des Ösophagus, die in den oberen zwei Dritteln aus quergestreifter Muskulatur besteht. Im übrigen Rumpfdarm ist nur glatte Muskulatur zu finden.

In der Wand des Rumpfdarms findet sich ein Nervensystem (intramurales Nervensystem, **enterisches Nervensystem**, ENS), das aus dem Meißner- und dem Auerbach-Plexus besteht. Der Meißner-Plexus in der Submukosa innerviert die Mukosa. Der Auerbach-Plexus in der Muscularis propria innerviert sowohl die Ring- als auch die Längsmuskelschicht und stimuliert diese zur Peristaltik. Das ENS steuert die Leistungen des Rumpfdarms wie Sekretion, Motorik und Durchblutung. Es wird vom Sympathikus und Parasympathikus beeinflusst, kann aber auch ohne deren Einfluss arbeiten. Als Neurotransmitter fungieren u. a. Acetylcholin, ATP, Noradrenalin, opioide Peptide, Substanz P, VIP und NO, das der wichtigste inhibitorische Transmitter im ENS ist. Außer dem Parasympathikus und dem Sympathikus haben die **interstitiellen Zellen von Cajal** als Schrittmacher ebenfalls Einfluss auf das ENS, besonders aber auf die Motorik. Die Zellen finden sich in der Darmwand zwischen der Ring- und Längsmuskelschicht. Durch ihre niedrige Erregungsschwelle und die Verbindung über Gap junctions wird schnell die gesamte Umgebung von der Erregung erfasst, was zu einer wellenförmigen Muskelkontraktion führt.

Histogenese

Alle Teile des MDT entstammen dem **primitiven Darmkanal.** Aus dem plattenförmigen Entoderm entwickelt sich bei Ausbildung der definitiven Körperform ein **Entodermschlauch,** der zunächst aus einschichtig hochprismatischem Epithel besteht. In der Folge entwickeln sich alle Zelltypen der späteren Lamina epithelialis mucosae aus diesem Schlauch. Die Oberflächendifferenzierung dieser Zellen entsteht durch Interaktion mit Zellen des darunter liegenden Bindegewebes. Um den Entodermschlauch entwickelt sich aus Abkömmlingen des Mesoderms das **Splanchnopleuromesoderm,** aus dem u. a. Muscularis mucosae und Muscularis propria hervorgehen. In beide wachsen Abkömmlinge des Neuroektoderms ein, die **Neuralleistenzellen,** die das spätere ENS bilden. Die Ausdifferenzierung des MDT vollzieht sich oral früher als aboral.

> Durch die starke Proliferation der Zellen des Entodermschlauchs kommt es während der Entwicklung des Darms zu zeitweiligen physiologischen Atresien der Darmlichtung. Diese bilden sich gewöhnlich zurück. Anderenfalls resultieren bleibende, postpartal operationsbedürftige Atresien (z. B. Ösophagusatresien).

Den primitiven Darmkanal untergliedert man weiter in die Abschnitte:

▶ **Vorderdarm:** Diesen unterteilt man in einen **kranialen Vorderdarm** (Syn. **Schlunddarm**), der von der **Membrana buccopharyngea** bis zur Lungenknospe reicht, und einen **kaudalen Vorderdarm**, der an der Lungenknospe beginnt und an der **vorderen Darmpforte** bzw. der Leberknospe endet. Aus dem kaudalen Vorderdarm entwickeln sich Ösophagus, Magen und proximales Duodenum.
▶ **Mitteldarm:** Dieser reicht von der vorderen bis zur **hinteren Darmpforte,** die beim Erwachsenen ungefähr auf Höhe des **Cannon-Böhm-Punkts** liegt. Aus dem Mitteldarm gehen distales Duodenum, Jejunum, Ileum und proximale zwei Drittel des Kolons hervor.
▶ **Enddarm:** Er reicht von der hinteren Darmpforte bis zur **Kloakenmembran** und bildet das distale Drittel des Kolons.

> Als Darmpforten bezeichnet man den Übergang des relativ engen Entodermschlauchs des Vorder- bzw. Enddarms in den am Anfang der Entwicklung stark erweiterten und mit dem Dottersack in Verbindung stehenden Mitteldarm.

Ösophagus

Funktion
Die Speiseröhre ist etwa 25–30 cm lang und für den Transport von Speisebrei aus dem Pharynx in den Magen zuständig. Dies geschieht durch peristaltische Kontraktionswellen, die von oral nach aboral verlaufen.

Histomorphologie
Die Mukosa zeigt längs verlaufende Falten, was ein sternförmiges Lumen des Ösophagus im Querschnitt bedingt. Die Lamina epithelialis mucosae besteht aus mehrschichtigem unverhorntem Plattenepithel, und ihre Lamina propria enthält viele Kollagenfasern. Die Muscularis mucosae ist im Ösophagus breiter als in den restlichen Abschnitten. Die Submukosa enthält kleine muköse Drüsen (Gll. oesophageae), die Muzine sezernieren und das Oberflächenepithel des Verdauungskanals mit einer Schleimschicht bedecken. Im oberen Drittel des Ösophagus besteht die Muscularis propria aus quergestreifter Skelettmuskulatur, im mittleren Drittel sowohl aus quergestreifter als auch glatter Muskulatur und im unteren Drittel nur aus glatter Muskulatur. Lediglich das kurze abdominell gelegene Stück des Ösophagus ist von Serosa überzogen, der größere extraperitoneal gelegene Teil besitzt einen Überzug aus Adventitia. Eine histologische Übersicht findet sich in ▮ Abbildung 2.

Klinik
Zwei häufige Krankheitsbilder sollen hier vorgestellt werden:

▶ Die **Achalasie** beruht auf einer Öffnungsstörung des unteren Ösophagussphinkters. Schuld ist ein Verlust NO- und VIP-positiver Ganglienzellen. Symptome sind v. a. Erbrechen und Schluckstörungen.
▶ Eine **Refluxösophagitis**, die durch eine Inkompetenz des unteren Ösophagussphinkters zustande kommt, führt zu einem Rückfluss von saurem Mageninhalt in den Ösophagus. Klassisches Symptom ist das Sodbrennen. Der Reflux führt zu epithelialen Defekten, Erosionen, Nekrosen und schließlich zur Ulzeration. Betroffen ist nur das untere Drittel des Ösophagus; hier wird Plattenepithel durch Zylinderepithel mit Ausbildung von Becherzellen ersetzt (Metaplasie). Dies wird als **Barrett-Ösophagus** bezeichnet, der mit Dysplasien einhergehen kann und dann eine Präkanzerose darstellt, d. h. mit einem erhöhten Risiko für die Entwicklung eines **Adenokarzinoms** verbunden ist.

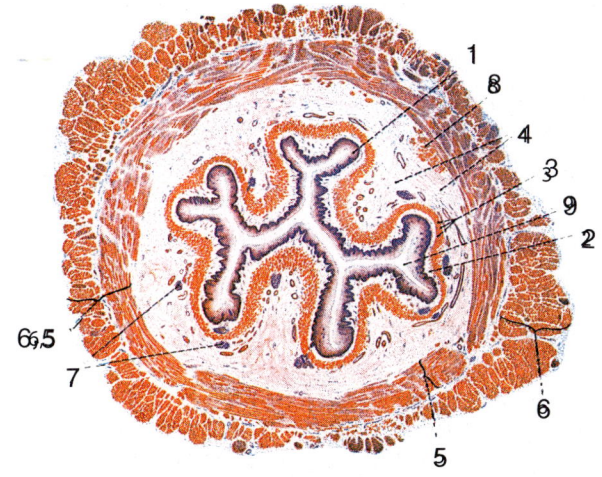

▮ Abb. 2: Histologische Übersicht über den Wandaufbau des Ösophagus (Querschnitt; 1 = Lamina epithelialis mucosae, 2 = Lamina propria mucosae, 3 = Lamina muscularis mucosae, 4 = Submukosa, 5, 6, 8 = Muscularis propria, 7 = Gll. oesophageae, 9 = Lumen). [9]

Magen und Darmtrakt II

Magen

Funktion

Der Magen hat mehrere funktionelle Aufgaben; dazu gehören die Zwischenspeicherung der Nahrung, deren Durchmischung und Verdauung sowie Abgabe in den Dünndarm. Im Magen werden Salzsäure, proteolytische Enzyme, Hormone und der Intrinsic-Faktor gebildet.

Histomorphologie

Der Magen liegt intraperitoneal im linken Oberbauch und gliedert sich in Pars cardiaca (Kardia, Mageneingang), Corpus gastricum (Korpus, Magenkörper), Fundus gastricus (Fundus, Magenkuppel) und Pars pylorica (Pförtnerabschnitt), bestehend aus Antrum pyloricum und Canalis pyloricus. Die Mukosa des Magens zeigt schräg und quer verlaufende Falten **(Plicae gastricae)**, die als Reserve bei starker Magenfüllung dienen. Sie besteht aus einschichtigem hochprismatischem schleimbildendem (v. a. Muzine) Oberflächenepithel, das Vertiefungen in die Lamina propria zeigt. Diese Vertiefungen werden als **Foveolae gastricae** (Magengrübchen) bezeichnet und zeigen tubulöse Einmündungen bis in die Muscularis mucosae, die die Magendrüsen darstellen (s. u.). Die Verbindung zwischen den Foveolae und den Drüsen wird **Isthmus** genannt. Das schleimbildende Oberflächenepithel formt eine Schutzbarriere gegen den Inhalt des sauren Magensafts. Verstärkt wird dieser Effekt noch durch in den Schleim eingelagertes Bikarbonat, das bei der Salzsäurebildung (s. u.) anfällt. Das Oberflächenepithel wird durch Prostaglandine und das Hormon Sekretin (s. u.) zur Muzinbildung stimuliert. Die Lamina propria der Pars pylorica kann einzelne Lymphfollikel aufweisen. Die Submukosa enthält wie im restlichen Rumpfdarm Blut- und Lymphgefäße, aber auch lymphatische Zellen und Mastzellen. Die Muscularis propria besteht neben der Ring- und Längsmuskelschicht zusätzlich aus einer dritten inneren Schicht schräg verlaufender glatter Muskelzellen **(Fibrae obliquae)**. Da der Magen intraperitoneal liegt, ist er von der Serosa überzogen. Die Magendrüsen unterscheiden sich in den einzelnen Abschnitten des Magens:

▶ **Drüsen der Kardia:** Die spezifischen Gll. cardiacae bilden zusätzlich eine Schleimschicht, die das Oberflächenepithel ebenfalls vor dem sauren Mageninhalt schützt. Die Foveolae nehmen ca. ein Drittel der Schleimhautdicke ein.

▶ **Drüsen des Korpus und Fundus:** Die Foveolae sind nicht sonderlich tief, sie nehmen ca. ein Viertel bis ein Fünftel der Schleimhautdicke ein. Die Gll. gastricae propriae unterteilen sich in einen Drüsenhals und einen Drüsenhauptteil. Der gerade verlaufende Drüsenhals ist reich an Stamm- sowie Neben- und Parietalzellen. Im gewundenen Drüsenhauptteil sind die Hauptzellen und im geringeren Maße enteroendokrine Zellen enthalten. Aus den dünnen, stäbchenförmigen, häufig durch Mitosefiguren gekennzeichneten **Stammzellen** regenerieren sich alle Typen der spezifischen Drüsenzellen von Korpus und Fundus. Neben ihrer Lokalisation im Drüsenhals findet man sie auch im Isthmus. Bei den **Nebenzellen** handelt es sich um im H. E.-Schnitt blasse, stiftchenförmige Zellen, die sehr leicht übersehen werden. Sie produzieren Muzine, die sich von denen des Oberflächenepithels unterscheiden, aber ebenfalls dem Schutz der Magenmukosa dienen. Die **Parietalzellen (Belegzellen)** besitzen viele Mitochondrien, die als wichtige Energielieferanten für die Ionenpumpen dienen. Die Mitochondrien führen zu einem eosinophilen (azidophilen) Aussehen der Parietalzellen. Mikroskopisch zeigen die Parietalzellen eine ovale, abgerundete Form, sind größer als die übrigen Drüsenzellen und wirken häufig wie von außen auf die Drüsenschläuche aufgelagert (daher auch als Belegzellen bezeichnet). Apikal tragen sie zur Oberflächenvergrößerung einen Mikrovillisaum. Eine Aufgabe der Parietalzellen besteht in der Produktion von **Salzsäure** (HCl, Magensäure), stimulierend wirken Acetylcholin aus dem ENS sowie dem N. vagus (Parasympathikus), Histamin aus den ECL-Zellen (enterochromaffin-like cells) und Gastrin aus den G-Zellen der Pylorusregion. Hemmend auf die Säureproduktion wirken dagegen Prostaglandin E_2 und Somatostatin. Die Parietalzelle zeigt in Ruhe und bei Aktivierung einen unterschiedlichen Aufbau. Im ruhenden Zustand weisen die Parietalzellen im Intrazellularraum tubuläre und vesikuläre Strukturen auf. Bei Aktivierung fusionieren diese Strukturen mit der apikalen Plasmamembran zu **intrazellulären Canali-**

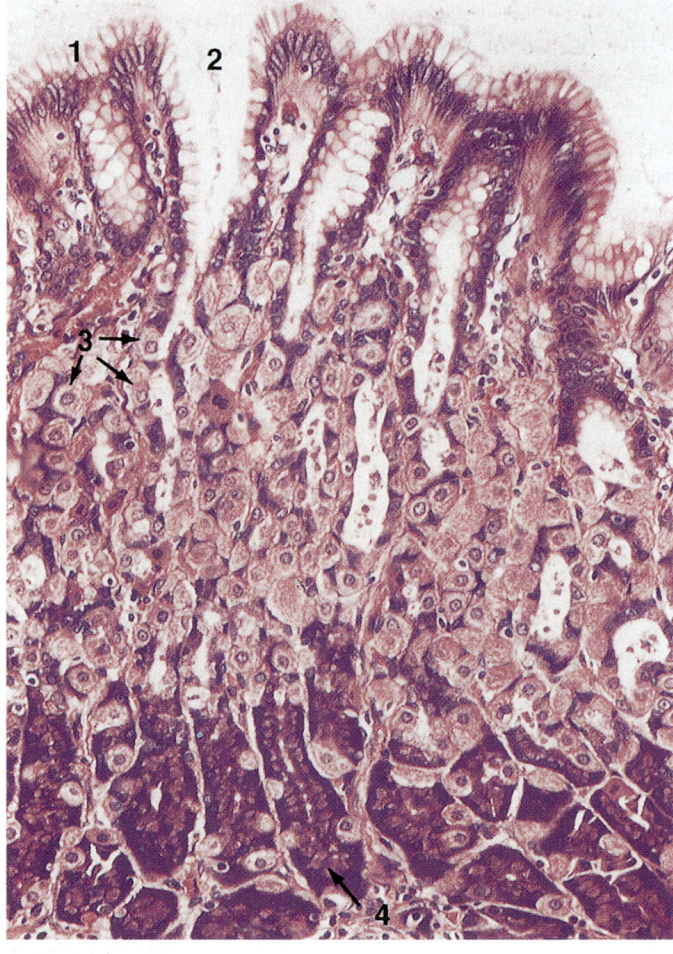

■ Abb. 3: Die Drüsen des Korpus und Fundus (1 = Oberflächenepithel, 2 = Foveola gastrica, 3 = Parietalzelle mit dazwischen liegenden Nebenzellen, 4 = Hauptzelle; H. E., 120fach). [1]

culi. Die in den tubulovesikulären Stukturen befindlichen Protonenpumpen (H^+/K^+-ATPase) sind nun Teil der Plasmamembran. Die Protonenpumpe transportiert anschließend Protonen (H^+-Ionen) im Austausch gegen K^+-Ionen gegen ein Konzentrationsgefälle aus der Zelle (in der ein pH von 7 herrscht) in den Magensaft (hier herrscht ein pH von 1,5). Außerdem findet man an der Plasmamembran einen Chlorid- und einen Kaliumkanal. Wird ein H^+-Ion aus der Zelle transportiert, folgt ihm ein Cl^--Ion in das Drüsenlumen, wo sich beide zur Salzsäure verbinden. Bei der HCl-Produktion fällt Bikarbonat an, das auf dem Blutweg zum Oberflächenepithel gelangt (s. o.). Die Salzsäure ist bakterizid, denaturiert mit der Nahrung aufgenommene Proteine und wandelt Pepsinogen in seine enzymatisch aktive Form, das Pepsin, um (s. u.). Daneben produziert und sezerniert die Parietalzelle den **Intrinsic-Faktor,** ein Glykoprotein, das an das aufgenommene Vitamin B_{12} bindet und entscheidend für dessen Resorption im terminalen Ileum ist. Bei den **Hauptzellen** handelt es sich um kleine exokrine Drüsenzellen, die Pepsinogene, d. h. Zymogene (inaktive Enzymvorstufen), produzieren, die aufgenommenes Nahrungsprotein spalten sollen. Die Zellen sind basophil, da sie einen hohen Gehalt an rER und Sekretgranula (angefüllt mit Zymogenen) besitzen. Stimulierend auf die Hauptzellen wirken Gastrin aus den G-Zellen der Pars pylorica und Acetylcholin des Parasympathikus. Die spezifischen Drüsen von Korpus und Fundus im H. E.-Präparat finden sich in ▌Abbildung 3.

▶ **Drüsen der Pars pylorica**
(▌Abb. 4): Die Foveolae nehmen etwa zwei Fünftel bis die Hälfte der Schleimhautdicke ein und zeigen einen verzweigten, stark gewundenen Aufbau. Außerdem besitzen sie nur einen Typ von mukösen Zellen. Daneben findet man **G-Zellen**; dabei handelt es sich um endokrine Zellen, die Gastrin produzieren, das wiederum über den Blutweg die Parietalzelle zur Säurebildung stimuliert (s. o.). Stimulierend auf die Gastrinproduktion wirken Acetylcholin aus dem Parasympathikus, Peptide aus den Nahrungsproteinen sowie eine mäßige Dehnung der Magenwand. Hemmend auf die Gastrinproduktion wirken Somatostatin, HCl und eine starke Dehnung der Magenwand.

Klinik
Häufige Schädigungen des Magens sind **Erosionen** (Defekt auf die Mukosa beschränkt) und **Ulzera** (Defekt überschreitet die Mukosa). Zwei wesentliche Pathomechanismen stehen hier im Vordergrund:

▶ Schädigung schleimbildender Zellen: am häufigsten durch das Bakterium *Helicobacter pylori*
▶ Unterdrückung der Prostaglandinsynthese: Die aufgrund der in Deutschland sehr häufig eingesetzten Prostaglandinsynthesehemmer (z. B. Acetylsalicylsäure, Diclofenac) eingeschränkte Schleimbildung (s. o.) führt zu den o. g. Schädigungen.

Zum Schutz vor Erosionen und Ulzera werden sehr häufig Protonenpumpenhemmer (H^+/K^+-ATPase-Hemmer) und Histaminrezeptorblocker (H_2-Rezeptoren-Blocker) eingesetzt. Bei *Helicobacter-pylori*-positiven Läsionen werden zusätzlich Antibiotika eingesetzt.

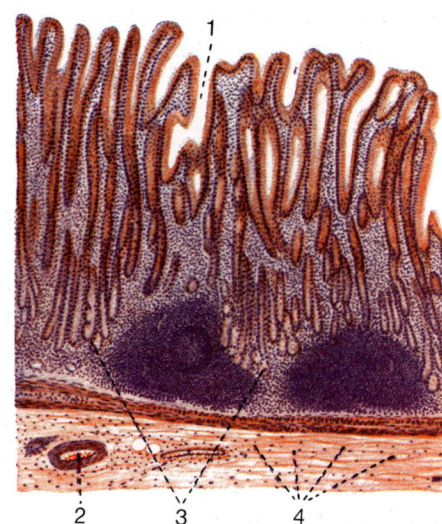

▌Abb. 4: Pylorus (Nachzeichnung; 1 = Foveola gastrica, 2 = Blutgefäß, 3 = Gll. pyloricae, 4 = Submukosa; 50fach). [9]

Zusammenfassung
✖ Die Wand des MDT, die am Ösophagus beginnt und bis hin zum oberen Rektum reicht, besteht aus Tunica mucosa, Tela submucosa, Tunica muscularis, Tunica serosa bzw. Tunica adventitia.
✖ Die Lamina muscularis des Ösophagus besteht im oberen Drittel aus quergestreifter Muskulatur, im mittleren Drittel aus quergestreifter und glatter Muskulatur und im unteren Drittel aus glatter Muskulatur.
✖ Die Nebenzellen des Magens produzieren Muzine, die Belegzellen Salzsäure und den Intrinsic-Faktor und die Hauptzellen Pepsinogene.

Magen und Darmtrakt III

Dünndarm

Funktion
Der 3–5 m lange Dünndarm befindet sich zwischen dem Pylorus des Magens und der Ileozäkalklappe. Er gliedert sich in die Abschnitte **Duodenum** (Zwölffingerdarm), **Jejunum** (Leerdarm) und **Ileum** (Krummdarm). Sein Aufgabenbereich liegt in der Verdauung der Nahrung durch enzymatische Aufspaltung sowie deren Resorption.

Histomorphologie
Abweichend vom Grundaufbau der Wand des MDT (s. S. 54) weist der Dünndarm generell einige Besonderheiten auf (❙ Abb. 5):
Dazu gehören die zur Vergrößerung der Dünndarmoberfläche (ca. 100–200 m^2) beitragenden **Plicae circulares** (Ringfal-

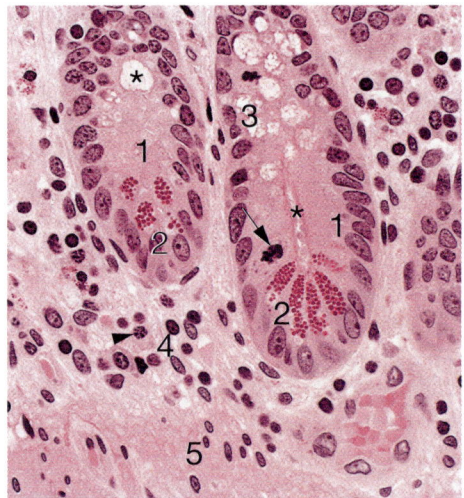

❙ Abb. 6: Übersichtsbild über die Krypte (1 = Krypte, 2 = Paneth-Körnerzelle, 3 = Becherzellen, 4 = Lamina propria mit freien Bindegewebszellen, 5 = Muscularis mucosae, Pfeil = Mitosefigur, Pfeilkopf = Plasmazelle, Stern = Kryptenlumen; H. E., 450fach). [15]

ten, **Kerckring-Falten**), **Villi intestinales (Darmzotten)** und Mikrovilli. Die Plicae circulares sind Aufwerfungen der Mukosa sowie der Submukosa (die Muskularis ist nicht mitbeteiligt) und verstreichen im Gegensatz zu den Falten im Magen auch bei maximaler Füllung nicht. Im einschichtigen hochprismatischen Plattenepithel des Dünndarms finden sich **Enterozyten,** die einen Bürstensaum an der apikalen Oberfläche bilden, wodurch diese sich vergrößert. Die Mikrovilli sind von einer stark PAS-positiven Glykokalix überzogen. Zudem finden sich alkalische Phosphatasen, ATPasen, Disaccharidasen und Peptidasen in den Membranen der Enterozyten. Neben diesen Zellen liegen im Oberflächenepithel mikrovillifreie **Becherzellen** vor, die Schleim produzieren und eine Schicht auf der Glykokalix bilden, die dem Schutz der Oberfläche dient. Die Becherzellen sowie die Schleimschicht stellen sich mikroskopisch in der PAS-Färbung rotviolett dar. Im gesamten Dünndarm zeigen sich Ausstülpungen des Oberflächenepithels und der Lamina propria, die sog. **Zotten.** Diese blatt-, finger- oder zungenförmigen Gebilde, die in das Darmlumen hineinragen, sind 1 mm lang und 0,15 mm dick. Die Lamina propria der Zotten enthält glatte Muskelzellen (sog. **Zottenpumpe**), die ihrer Kontraktion dienen, außerdem kleine Blut- und Lymphgefäße. Die Blutgefäße bilden ein Netz aus Kapillaren, bestehend aus fenestriertem Endothel, und dienen dem Abtransport der resorbierten Aminosäuren und Kohlenhydrate, während die Aufgabe der Lymphgefäße im Abtransport der resorbierten Fette besteht. Daneben finden sich im Stroma der Zotten viele freie Zellen (z. B. Mast- und Plasmazellen), die der Abwehr dienen. Zwischen den Zotten finden sich tubulöse Einstülpungen der Lamina propria, die bis zur Muscularis mucosae reichen und als **Krypten** (Gll. intestinales, **Lieberkühn-Krypten**) bezeichnet werden. Sie stellen sich als kurze (100–250 µm), schlauchförmige Gebilde dar, in deren Basis man Gruppen von **Paneth-Körnerzellen** findet (❙ Abb. 6). Diese enthalten sekretorische Granula, die sich mikroskopisch im H. E.-gefärbten Präparat eosinophil darstellen. Die Granula enthalten **Lysozym,** das eine bakterizide Wirkung aufweist. Daneben sind in den Krypten Stamm-

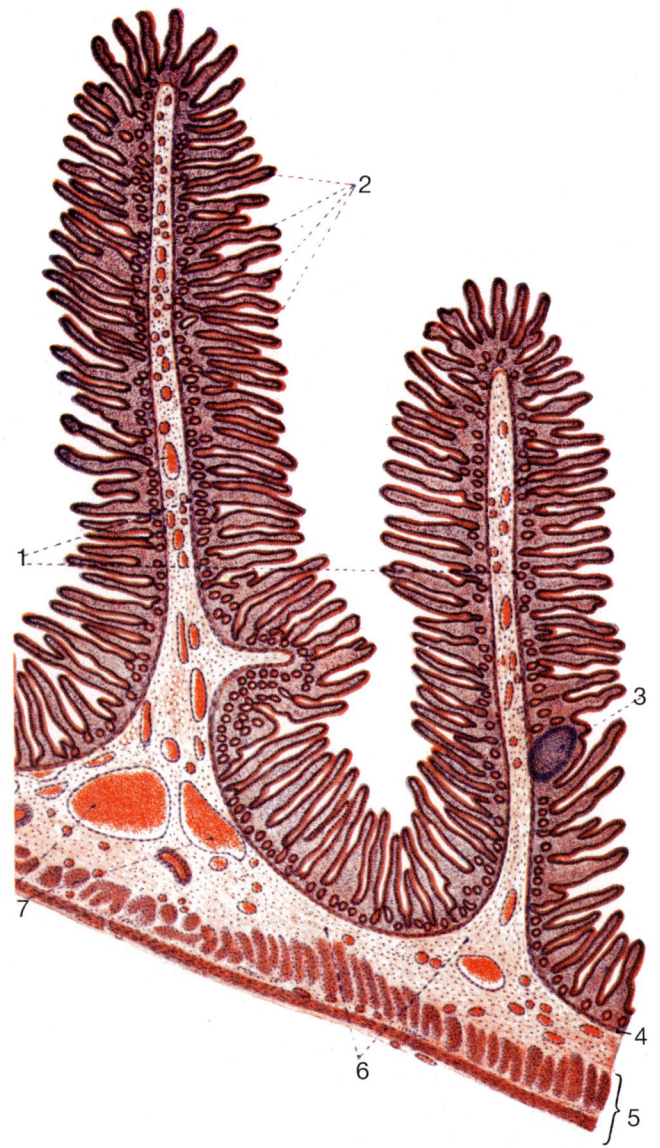

❙ Abb. 5: Übersichtsbild über die Mukosa des Dünndarms (Jejunum; Nachzeichnung; 1 = Plica circularis, 2 = Zotten mit dazwischen liegenden Krypten, 3 = Lymphfollikel, 4 = Lamina muscularis mucosae, 5 = Muscularis propria, 6 = Submukosa, 7 = Vene). [9]

zellen und wandernde Ersatzzellen für das Zottenepithel zu finden. In den an der Basis der Krypten befindlichen Stammzellen werden Zellen neu gebildet, die in Richtung der Zotten wandern und sich immer mehr zu Becherzellen und Enterozyten differenzieren. In der Zottenspitze angekommen, werden sie innerhalb weniger Tage abgeschilfert und durch neue ersetzt. Als letzte Zellgruppe lassen sich in den Krypten enteroendokrine Zellen nachweisen, die Hormone (Cholezystokinin, Gastrin, Motilin, Sekretin, Serotonin) produzieren und der Verdauung dienen. Zellen, die Serotonin produzieren, werden auch als enterochromaffine Zellen bezeichnet und stehen im Dienst der Darmmotilität. Neben seinen Gemeinsamkeiten zeigt der Dünndarm auch einige regionale Unterschiede:

▶ **Duodenum:** Die Zotten und Falten sind hier am dichtesten und auch am höchsten; je näher man aber dem Jejunum kommt, nehmen Dichte und Höhe ab. Im Gegensatz dazu nehmen die Becherzellen zahlenmäßig zu, und die Krypten werden immer tiefer. In der Submukosa des Duodenums findet man die verzweigten, tubulösen, in Gruppen liegenden **Brunner-Drüsen** (Gll. duodenales), die in die Krypten münden (▌Abb. 7). Durch Sekretin werden die Drüsen stimuliert und sezernieren daraufhin ein alkalisches bikarbonat- und schleimhaltiges Sekret, das der Neutralisation des sauren Mageninhalts dient und das Oberflächenepithel schützt. Eine weitere Besonderheit des Duodenums ist das Fehlen der Plicae circulares an seinem Anfang (Bulbus duodeni).
▶ **Jejunum:** Im Jejunum fehlen die Brunner-Drüsen (die ein Merkmal des Duodenums sind) und die Peyer-Plaques (ein Merkmal des Ileums).

▶ **Ileum:** Histologisches Merkmal (wie o. g.) sind die 1–4 cm langen und 1 cm breiten **Peyer-Plaques** (Noduli lymphoidei aggregati), bei denen es sich um eine Ansammlung von ca. 300 Lymphfollikeln handelt, die gegenüber dem Mesenteriumansatz in der Mukosa und Submukosa liegen. Oberhalb der Lymphfollikel befinden sich im Epithel **(Domepithel)** die **M-Zellen.** Im Ileum ist die Muscularis mucosae nur schwach ausgeprägt, die Plicae circulares sind niedrig oder fehlen ganz, und die Zotten sind kürzer und in geringer Zahl vorhanden. Exklusiv werden hier konjugierte Gallensäuren über apikale Import-Carrier und eine basolaterale Exportpumpe sowie Vitamin B_{12} über einen Intrinsic-Faktor-Rezeptor (bestehend aus den Proteinen **Cubulin** und **Megalin**) aus dem Darmlumen resorbiert.

Klinik

Beim **Morbus Crohn** handelt es sich um eine chronisch-entzündliche Darmerkrankung **(CED)** mit bis zu 15 Neuerkrankungen auf 100 000 Menschen und einem Häufigkeitsgipfel zwischen 20 und 40 Jahren. Der ganze MDT einschließlich der Mundhöhle kann von dieser diskontinuierlichen, die ganze Darmwand betreffenden Erkrankung befallen sein. Am häufigsten findet sich die Entzündung im terminalen Ileum **(Ileitis terminalis),** und es kommt zu Blutungen, **Stenosen** (Verengungen), **Fisteln** (durch die Entzündung entstandene Gangverbindungen) und **Anämien** (z. B. durch die entstandene Vitamin-B_{12}-Resorptionsstörung oder chronische Blutungsprozesse). Therapeutisch kommen Aminosalicylate, Immunsuppressiva und Steroide und bei Komplikationen (Blutungen, Stenosen etc.) Operationen in nichtkurativer Absicht zum Einsatz.

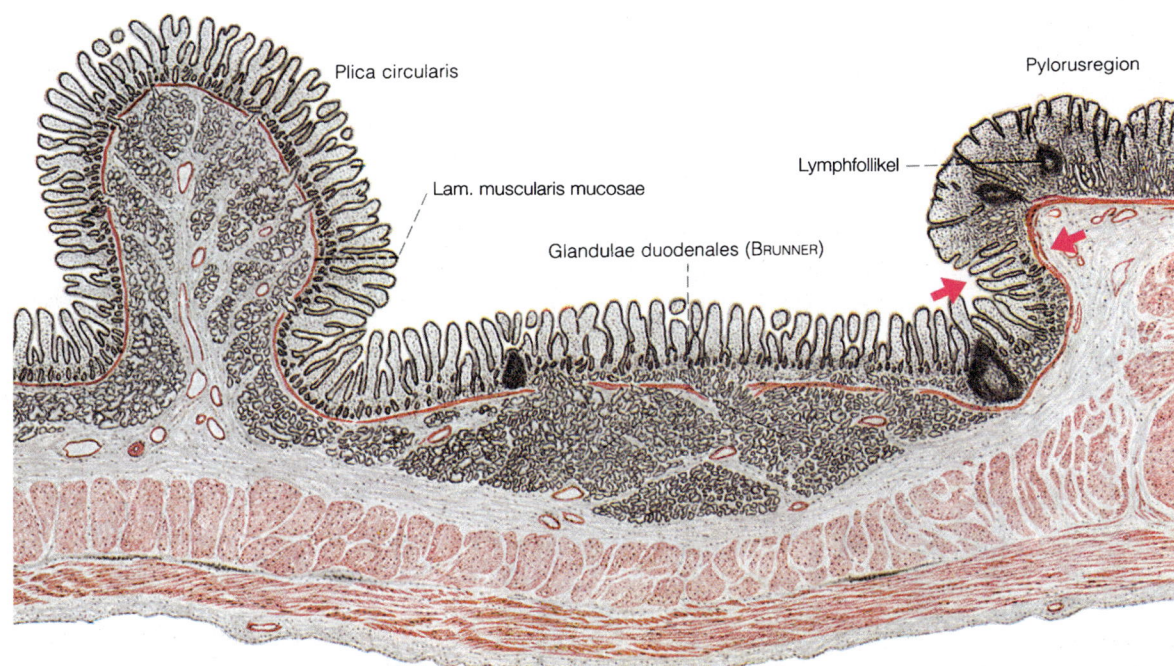

▌ Abb. 7: Übergang vom Pylorus ventriculi (rechts der Pfeile) in das Duodenum mit Brunner-Drüsen (links; Nachzeichnung). [1]

Magen und Darmtrakt IV

Dickdarm

Funktion

Der Dickdarm mit einer Länge von 1,5 – 1,8 m unterteilt sich in Zäkum (Blinddarm) mit Appendix vermiformis (Wurmfortsatz), Kolon (Colon ascendens, Colon transversum und Colon descendens), Sigma (Colon sigmoideum), Rektum (Mastdarm) und Analkanal. Die Funktion des Dickdarms besteht in der Weiterleitung der restlichen Nahrungsbestandteile (Fäzes), die im Dünndarm nicht resorbiert wurden; außerdem werden die Fäzes hier durch Wasserentzug eingedickt, und ihnen wird Schleim zugefügt, um sie gleitfähig für die Ausscheidung zu machen.

Histomorphologie

Im Gegensatz zum Dünndarm lassen sich im Dickdarm (Abb. 8) keine Zotten finden, jedoch sehr viele dicht stehende tiefe Krypten, die bis in die Muscularis mucosae reichen. Das Oberflächenepithel besteht aus einschichtig hochprismatischen Zellen (**Kolonozyten**, Saumzellen). Das Kryptenepithel setzt sich ebenfalls aus Kolonozyten zusammen, in die allerdings viele Becherzellen eingestreut sind. Im Oberflächenepithel sind die Becherzellen dagegen seltener vertreten. Der durch die Becherzellen produzierte Schleim bildet auf der Oberfläche des Dickdarms einen Schleimteppich und macht diese gleitfähig. Die Regeneration der Schleimhaut findet in der Tiefe der Krypten aus Stammzellen statt, die Zellen wandern unter zunehmender Differenzierung in die Kryptenspitzen, wo sie absterben. Das einschichtig hochprismatische Epithel zeigt an seiner Oberfläche viele kurze Mikrovilli, deren Funktion in der Resorption von Natrium, Chlorid und Wasser besteht. In der Lamina propria finden sich neben Zellen der Abwehr, wie Eosinophile, Lymphozyten, Makrophagen, Mastzellen und Plasmazellen, auch Lymphfollikel, aber keine Lymphgefäße. Die Submukosa ist mit vielen Fettzellen durchsetzt (**Appendices epiploicae**). Die im Dünndarm verlaufenden Plicae circulares lassen sich im Dickdarm nicht finden; hier verlaufen die Falten halbkreisförmig und werden daher als **Plicae semilunares** bezeichnet. Sie entstehen durch Kontraktion der Ringmuskulatur. Zwischen den Plicae semilunares finden sich Ausbuchtungen, die als **Haustren** bezeichnet werden. Die Längsmuskulatur des Kolons reduziert sich mit Ausnahme von Appendix vermiformis und Canalis analis auf drei kräftige Bänder, die **Tänien** (Taenia libera, Taenia mesocolica und Taenia omentalis).

Bei der **Appendix vermiformis** (Wurmfortsatz, Abb. 9) handelt es sich um ein Anhängsel des Zäkums, das intraperitoneal liegt und eine Mesoappendix besitzt. Ring- und Längsmuskelschicht sind hier geschlossen und nicht wie im Kolon zu Tänien reduziert. In der Mukosa und Submukosa finden sich entsprechend der Aufgabe der Appendix als lymphatisches Organ viele große Lymphfollikel. Im Bereich der Lymphfollikel sind kaum Krypten und keine Muscularis mucosae vorhanden, da diese durch die Lymphfollikel verdrängt werden. Im Oberflächenepithel finden sich Becherzellen und M-Zellen. Im Appendixlumen lassen sich oft Darminhalt und Abwehrzellen nachweisen.

Der Canalis analis (Analkanal) fungiert als Kontinenzorgan. Als distalster Abschnitt des MDT weist er einige Besonderheiten auf. Die wichtigste ist der Übergang des einschichtigen hochprismatischen Epithels des Dickdarms in das mehrschichtige verhornte Plattenepithel der Haut. Man unterscheidet von oral nach aboral im Analkanal:

▶ **Zona colorectalis (kolorektale Zone):** Hier besteht die Schleimhaut aus einschichtigem hochprismatischem Epithel mit Krypten.
▶ **Zona intermedia (Syn. Zona transitionalis, Übergangszone):** Hier treten unterschiedliche Oberflächenepithelien nebeneinander auf: Vom einschichtigen hochprismatischen kolorektalen Schleimhautepithel bis zum mehrschichtigen unverhornten Plattenepithel sind alle Übergänge zu finden. Das Epithel ist hier zu etwa 1 cm großen Säulen (**Columnae anales**) aufgeworfen, unter deren Oberfläche sich arteriell versorgte Gefäßanastomosen befinden. Sie bilden

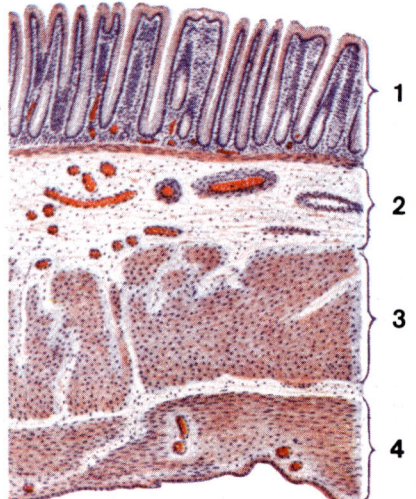

Abb. 8: Kolonwand im Bereich einer Tänie (Nachzeichnung; 1 = Mukosa, 2 = Submukosa, 3, 4 = Muscularis propria; 33fach). [9]

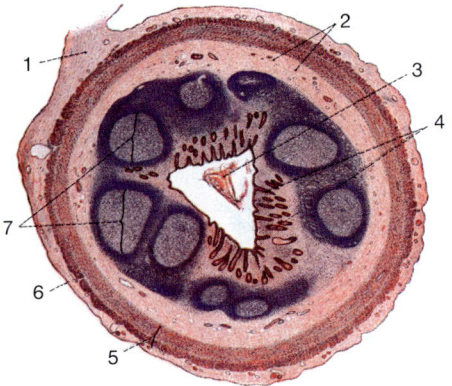

Abb. 9: Appendix vermiformis (Nachzeichnung; Querschnitt; 1 = Mesoappendix, 2 = Submukosa, 3 = Lumen, 4 = Krypten, 5 = Muscularis propria, 6 = Peritoneum, 7 = Lymphfollikel; 10fach). [9]

gemeinsam das **Corpus cavernosum recti**. Aufgrund dessen wird diese Region auch als **Zona haemorrhoidalis** bezeichnet. Sie dient dem Verschluss des Analkanals. Zwischen den Säulen erstrecken sich die **Valvulae anales,** die sich nach peripher zu **Sinus anales** vertiefen, in deren Basis die Ausführungsgänge der **Proktodealdrüsen** (Analdrüsen) münden. Nach aboral bilden die Valvulae eine gemeinsame Linie, die **Linea dentata**. Nach distal beginnt die:

▶ **Zona squamosa (Anoderm, Pecten analis):** Diese von mehrschichtigem unverhorntem Plattenepithel bedeckte und von Venengeflechten und vielen sensorischen Nerven unterfütterte Zone wird aufgrund ihrer makroskopisch weißen Farbe auch als **Zona alba** bezeichnet. Die Innervation mit sensiblen und nozizeptiven Fasern dient ebenso dem Feinabschluss des Canalis analis. Ab der **Linea anocutanea** spricht man von der:

▶ **Zona cutanea:** Diese wird von stark pigmentierter sowie von apo- und ekkrinen Drüsen durchsetzter und behaarter Epidermis umkleidet.

Klinik

▶ **Appendizitis:** Diese häufige Entzündung des Wurmfortsatzes, die fälschlicherweise auch als Blinddarmentzündung bezeichnet wird, entsteht meist aufgrund einer Obstruktion der Appendix vermiformis (z. B. durch Würmer oder Kotsteine). Es handelt sich um eine Erkrankung junger Menschen (häufig Männer zwischen 20 und 30 Jahren). Die Diagnose wird meist klinisch gestellt und bereitet nicht selten Probleme. Symptome sind Übelkeit, gefolgt von Erbrechen, Fieber, Loslassschmerz im rechten Unterbauch und einer Erhöhung der Leukozyten (Leukozytose). Wird zu spät operiert, kommt es zur Bildung von **Abszessen** (eitergefüllte Hohlräume) und **Perforationen** (Durchbrüche in die Bauchhöhle) mit möglicher **Peritonitis** (Bauchfellentzündung). Es besteht eine dringende Operationsindikation.

▶ **Colitis ulcerosa:** Auch hierbei handelt es sich um eine CED, die wahrscheinlich durch eine Fehlregulation des Immunsystems entsteht. Etwa 10 auf 100 000 Menschen zwischen 20 und 40 Jahren sind betroffen. Die Entzündung ist fast ausschließlich in der Mukosa und Submukosa des Kolorektums lokalisiert und breitet sich kontinuierlich aus. Therapeutisch kommen Aminosalicylate, Immunsuppressiva und Steroide und bei Komplikationen (Blutungen, Stenosen etc.) Operationen in kurativer Absicht zum Einsatz.

▶ **Kolorektales Karzinom:** Eines der häufigsten Karzinome des Menschen geht von der Lamina epithelialis mucosae aus, das kolorektale Karzinom. Als invasives Karzinom bezeichnet man es, wenn es die Lamina muscularis mucosae durchbricht. Risikofaktoren für die Entstehung dieses Karzinoms sind fleisch- und fettreiche sowie im Gegenzug ballaststoffarme Ernährung. Daneben spielen genetische Anomalien (z. B. FAP- und HNPCC-Syndrom) bei seiner Entstehung eine Rolle. Symptome dieser Erkrankung, die den Patienten nicht selten zum Arzt führen, sind Stuhlunregelmäßigkeiten und auch Blutungen, die z. B. mit einem **Haemoccult®-Stuhltest** gesichert werden können. Klinisch wird das Karzinom mittels Koloskopie, Endosonographie (mit der die Eindringtiefe des Tumors in Bezug zur Darmwand bestimmt werden kann) und CT gesichert. Therapie der ersten Wahl ist meist die Operation mit Entfernung des Tumors im Gesunden.

▶ **Divertikulose:** Hierbei handelt es sich um multiple Ausstülpungen **(Divertikel)** der Mukosa und Submukosa durch Schwachstellen der Muscularis propria. Da nicht alle Wandschichten ausgestülpt werden, bezeichnet man dies als **Pseudodivertikel**. Von der Divertikulose sind ca. 50% aller über 60-jährigen Menschen in den Industrienationen betroffen. Gründe sind Adipositas und Ernährungsgewohnheiten. In 10% der Fälle entzünden sich die Pseudodivertikel. Dies bezeichnet man als **Divertikulitis,** die dann mit einer Antibiotikatherapie oder einer Operation angegangen werden muss.

Zusammenfassung

✱ Zu den Besonderheiten des Wandaufbaus des Dünndarms gehören u. a. die Kerckring-Falten, die Darmzotten und die Lieberkühn-Krypten.

✱ Im Dickdarm fehlen Darmzotten, und vom Zäkum bis zum oberen Rektum ist die Längsmuskulatur auf drei Tänien reduziert. Dafür verfügt der Dickdarm über Plicae semicirculares, zwischen denen sich Haustren ausbuchten.

Leber, Gallengangssystem und exokrines Pankreas I

Histogenese

Die epithelialen Anteile von Leber, Gallengangssystem und Pankreas entwickeln sich aus **entodermalen Knospen** des distalen Vorderdarms. Die Lebersinusoide entstehen durch Interaktion proliferierender Anteile der entodermalen Knospe mit Dottersack- und Umbilikalvenen. Das spärliche Bindegewebe insbesondere der Leber entstammt dem **Septum transversum**. Kupffer-Zellen leiten sich von Monozyten ab. Präpartal ist die Leber an der Hämatopoese beteiligt. Das Pankreas entsteht aus einer fusionierenden **ventralen und dorsalen Anlage**.

Leber

Funktion

Die Aufgaben der Leber als zentrales Stoffwechselorgan sind vielfältig. Sie spielt eine zentrale Rolle im Protein-und Aminosäurenstoffwechsel (z. B. Produktion von Plasmaproteinen), Kohlenhydratstoffwechsel (z. B. Synthese, Speicherung und Abbau von Glykogen) und Lipidstoffwechsel (z. B. Synthese und Abbau von Fettsäuren). Daneben dient sie der Inaktivierung, Entgiftung und Ausscheidung von körpereigenen Stoffen sowie der Produktion der Galle und Sekretion von Gallensäuren (Näheres zur Funktion der Leber s. a. Lehrbücher der Physiologie).

Histomorphologie

Die Leber (Hepar) ist mit einem Gewicht von 1,5 kg die größte Drüse des Menschen. Sie wird von einer bindegewebigen Kapsel **(Glisson-Kapsel)** überzogen. Über das Lig. hepatoduodenale erreichen V. portae hepatis und A. hepatica propria die Leber, und der Ductus choledochus (Gallengang) verlässt die Leber über dieses Ligament. Durch die V. portae hepatis wird die Leber zu 75% mit Blut versorgt, für die restlichen 25% der Blutversorgung ist die A. hepatica propria verantwortlich. Die **V. portae hepatis (Pfortader, Portalvene)** führt das sauerstoffarme, aber mit Nährstoffen angereicherte Blut in die Leber. Die **A. hepatica propria** aus der A. hepatica communis dient der Eigenversorgung der Leber. Die klassische Baueinheit der Leber ist das Leberläppchen (▪ Abb. 1) mit einer Größe von 1–2 mm. Mikroskopisch sind die Leberläppchen variabel angeordnet, schematisch kann man sie sich aber als viele nebeneinanderliegende Sechsecke vorstellen. Sie sind von dünnen Bindegewebsstreifen umgeben. An den Stellen, an denen drei Leberläppchen aneinandergrenzen, liegen die sog. Periportalfelder **(Glisson-Felder)**. In diesen Feldern befindet sich jeweils ein Ast der V. portae hepatis, der A. hepatica communis und des Gallengangs, die sog. **Glisson-Trias**. Die Venole ist die größte Struktur der Glisson-Trias. Das Gallenkanälchen (Canaliculus biliferus), in das die Hepatozyten die Galle sezernieren, ist mit kubischem Epithel ausgekleidet. Die Leber enthält ca. 1 Mio. dieser Läppchen, die aus Hepatozyten (Leberepithelzellen), Sinusoiden sowie einer Zentralvene bestehen. Im Zentrum des Leberläppchens befindet sich die Zentralvene, die Einmündungen der Sinusoide enthält. Der Hepatozyt mit einem Durchmesser von 20–30 µm hat einen runden Kern, der sich im Zentrum befindet. Manche Zellen besitzen sogar zwei Kerne. Die Kerne sind meist diploid, sehr große Kerne können auch polyploid sein. Das Zytoplasma der Hepatozyten enthält viel gER und rER, Mitochondrien, Golgi-Apparate, Lysosomen und sekretorische Vesikel. Zwischen den Hepatozyten, die radiär auf die Zentralvene zulaufend als Balken angeordnet sind (Leberzellbalken), liegen die Sinusoide, weitlumige Blutkapillaren (Lumendurchmesser bis 15 µm), die ein offenes, gefenstertes Endothel besitzen. Die basolaterale Seite der Hepatozyten, die an die Sinusoide grenzt, wird als **Blutpol** bezeichnet. An der luminalen Seite des Sinusoidendothels befinden sich Makrophagen, die in der Leber als **Kupffer-Zellen** bezeichnet werden. Diese Zellen dienen der Phagozytose von gealterten Blutbestandteilen (v. a. Erythrozyten). Sie gehören dem MPS an. Zwischen den Sinusoiden und den Hepatozyten befindet sich ein schmaler Spalt, der **perisinusoidale Raum (Disse-Raum)**. Hier findet der Stoffaustausch zwischen Hepatozyten und Blut statt, der durch die auf den Hepatozyten ausgebildeten Mikrovilli verbessert wird. Die Hepatozyten können aus dem Blutplasma die für sie nötigen Stoffe resorbieren und auch Stoffe (z. B. Plasmaproteine, Gerinnungsfaktoren, Aminosäuren) in das Blut abgeben. Der Disse-Raum enthält die sog. **Ito-Zellen** (perisinusoidale Zellen, Sternzellen, Fettspeicherzellen), die durch die in ihnen enthaltenen großen Fetttropfen charakterisiert sind. In diesen Fetttropfen wird z. B. fettlösliches Vitamin A gespeichert, das zuvor im Darm resorbiert wurde. Die Hepatozyten sind durch Tight junctions miteinander verknüpft und bilden so die **Gallenkanälchen** (Canaliculi biliferi) mit den Gallenkapillaren, die sich in den Periportalfeldern zu Gallengängen vereinen. Die apikale Seite der Hepatozyten, die an die Gallenkanälchen grenzt, wird als **Gallepol** bezeichnet. In ihn ragen die kurzen Mikrovilli der Hepatozyten. Die durch die Hepatozyten gebildete Galle gelangt durch die **Hering-Kanälchen** (Schaltstücke aus flachem Epithel) in die interlobulären Gallengänge (Ductus biliferi interlobulares). Einige der Zellen, die das Hering-Kanälchen bilden, scheinen **Stammzellen** zu sein, aus denen sich sowohl Hepatozyten als auch Gallengangsepithel regenerieren. Die Galle fließt im Gegensatz zum Blut vom Zentrum zur Peripherie des Leberläppchens. Die Gallengänge vereinen sich schließlich zum rechten und linken Ductus hepaticus, der die Leber verlässt. Am Tag produziert die Leber ca. 1000 ml Galle, die durch den Bilirubingehalt eine grüngelbe Farbe erhält. Die Galle setzt sich aus 82% Wasser, 12% Gallensäuren, 4% Phospholipiden und 0,7% Cholesterin zusammen, daneben enthält sie noch weitere Bestandteile wie Bilirubin, Proteine usw. Im Dünndarm werden ca. 90% der Galle resorbiert und der Leber wieder zugeführt; dies wird als **enterohepatischer Kreislauf** bezeichnet. Die Galle wird benötigt, um im Darm Fette zu resorbieren und damit den Speisebrei verdaubar zu machen. Je nach histologischer Struktur, die man in das Zentrum des Leberläppchens stellt, wurden drei verschiedene Konzepte entwickelt:

- **Klassisches Leberläppchen:** Hier steht die Zentralvene im Zentrum. In den intralobulären Sinusoiden fließt das Blut aus der Peripherie des Läppchens auf die Zentralvene zu.
- **Azinus:** Im Zentrum stehen hier die interlobulären Venolen und Arteriolen zwischen zwei Leberläppchen. Von hier gehen jeweils rechts und links Äste ab, die in die Leberläppchen eindringen. Der Azinus wird in drei Zonen unterteilt: Zone 1 liegt den Gefäßen am nächsten, befindet sich also in der Peripherie des klassischen Leberläppchens. Da diese Zone sich im Zentrum des Azinus befindet, wird sie am besten mit Sauerstoff und Nährstoffen versorgt. Bei Zone 2 handelt es sich um die intermediäre Zone, die schlechter versorgt wird als Zone 1. Zone 3, die im Zentrum des klassischen Leberläppchens, also am weitesten vom Azinuszentrum entfernt, liegt, wird am schlechtesten versorgt.
- **Portalläppchen:** Das Zentrum des Portalläppchens stellt der Gallengang dar; damit wird die exokrine Funktion der Leber in den Vordergrund gestellt.

Klinik

Eine häufige Erkrankung der Leber ist die **Hepatitis**, eine Entzündung des Leberparenchyms. Ursachen sind häufig virale Infektionen durch die Hepatitisviren A (akute Hepatitis), B und C (chronische Infektionen) und chronischer Alkoholabusus (chronische äthyltoxische Hepatitis). Insbesondere im Rahmen chronischer Entzündungen kommt es zu einer überschießenden fehlgeleiteten Regeneration der Leber, die als **Zirrhose** bezeichnet wird. Es entwickeln sich Regeneratknoten (veränderte Leberläppchen) ohne regelrechte Mikroarchitektur (z. B. ohne Zentralvenen und mit geschlossenem Kapillarendothel der Sinusoide) und eine überschießende Vermehrung kollagenen Bindegewebes durch Myofibroblasten, die aus zytokinaktivierten Ito-Zellen entstehen. Symptome einer fortgeschrittenen Zirrhose sind u. a. **Ikterus** (Gelbfärbung von Haut und Skleren durch Konjugations- und Ausscheidungsstörung der Gallensäuren) mit Juckreiz (durch Ablagerung von Gallensäuren in der Haut), **Pfortaderhochdruck** (durch den reduzierten Blutfluss durch die Leber) mit der konsekutiven Ausbildung von **Aszites** (Bauchwasser) und Umgehungskreisläufen des Bluts **(Caput medusae, Ösophagusvarizen)**, exkretorische Insuffizienz der Leber (Albumin ↓↓, Gerinnungsfaktoren ↓↓ usw.) und nicht zuletzt **hepatische Enzephalopathie** (durch Ausfall der Leberentgiftung). Überproportional häufig entwickelt sich in einer zirrhotischen Leber ein **hepatozelluläres Karzinom**.

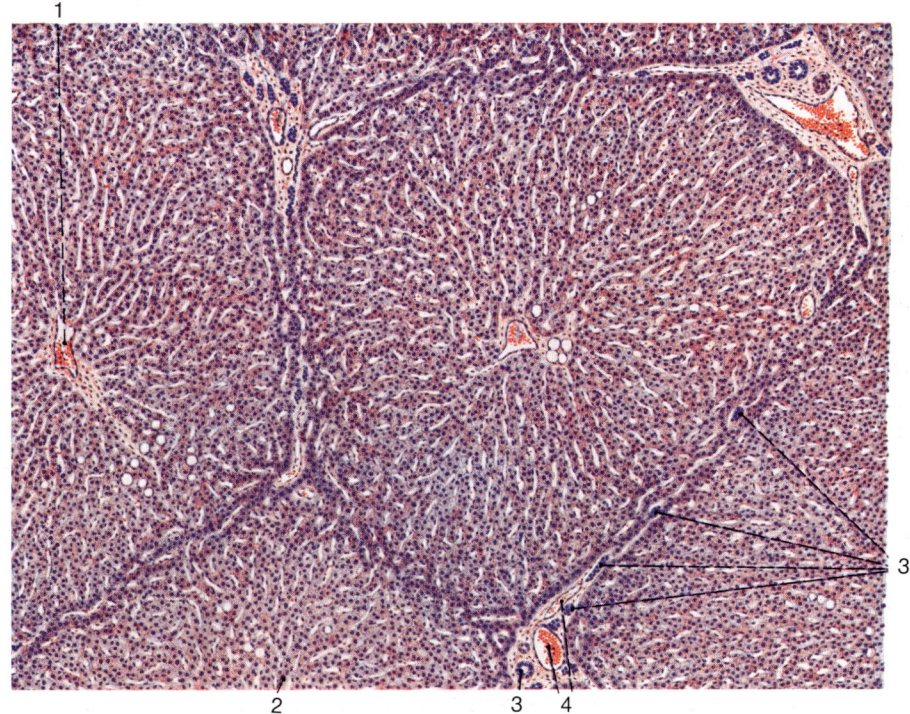

■ Abb. 1: Leber (Nachzeichnung; 1 = Zentralvene, 2 = Hepatozyten, 3 = interlobulärer Gallengang, 4 = Ast der V. portae; 50fach). [9]

Zusammenfassung

✷ Die Glisson-Trias setzt sich aus einem Ast der V. portae, einem Ast der A. hepatica und einem Gallengang zusammen.

Leber, Gallengangssystem und exokrines Pankreas II

Gallenblase und Ductus choledochus

Funktion
Die von den Hepatozyten gebildete Galle fließt über die Ductus hepatici, den Ductus hepaticus communis und den Ductus cysticus in die Vesica biliaris (Gallenblase). Hier wird sie durch Wasserentzug auf ca. 10 % des Ausgangsvolumens eingedickt und als Blasengalle bei Bedarf über den Ductus choledochus in das Duodenum abgegeben, wo sie als Lösungsvermittler und Absorptionshilfe für fettlösliche Verbindungen dient.

Histomorphologie
Die birnenförmige **Gallenblase** liegt in der Fossa vesicae biliaris unter der Leber. Sie ist fast vollständig von Serosa überzogen, nur dort, wo sie dem rechten Leberlappen anliegt, wird sie von Adventitia bedeckt. Die Wand der Gallenblase setzt sich aus der Tunica mucosa und der Tunica muscularis zusammen. Die Tunica mucosa besteht aus dem Oberflächenepithel und der Lamina propria. Eine Muscularis mucosae wie im MDT fehlt hier. Beim Oberflächenepithel handelt es sich um einschichtig hochprismatische/zylindrische Epithelzellen, die Mikrovilli und Hauptzellen enthalten. Becherzellen fehlen hier, aber es kommen vereinzelt enteroendokrine Zellen vor. Das Oberflächenepithel ist in Falten aufgeworfen, die je nach Füllungsgrad der Gallenblase verstreichen können und stellenweise in der Tiefe bis in die Tunica muscularis reichen. Je nach Schnitt durch die Gallenblase sieht man durch die Falten gebildete Hohlräume, die sog. **Rokitansky-Aschoff-Krypten** (Abb. 2). Die Hauptzellen dienen der Resorption von NaCl, Wasser folgt diesem Gradienten und bewirkt damit die Eindickung der Galle. Die Tunica muscularis besteht aus glatten Muskelzellen; durch CCK und den Parasympathikus (Acetylcholin) wird sie kontrahiert und damit die eingedickte Galle ausgetrieben. Der **Ductus choledochus** ist von einem einschichtigen prismatischen Epithel ausgekleidet. Becherzellen sind hier nicht vorhanden, wohl aber einige muköse Drüsen. Mit dem Pankreasgang mündet der Ductus choledochus in der Papilla duodeni major **(Papilla Vateri)** des Duodenums. Der Ductus choledochus wird hier durch den Oddi-Sphinkter (M. sphincter ampullae hepatopancreaticae) verschlossen.

Klinik
Eine häufige Erkrankung der Gallenblase ist die **Cholezystolithiasis** (Gallensteinleiden). Risikofaktoren für die Ausbildung von Gallensteinen sind neben hereditären Faktoren v. a. Adipositas (Fettleibigkeit), höheres Alter und weibliches Geschlecht (erhöhter Östrogenspiegel). Außerdem tragen Menschen aus Industrienationen häufiger Gallensteine (Ernährung?). In ca. 80 % handelt es sich um Cholesterin-, seltener um Bilirubinpigmentsteine. Kommt es durch den/die Steine zu einer Obstruktion des Ductus cysticus, treten Symptome auf: wellenartige Oberbauchschmerzen im rechten Oberbauch **(Koliken)**. Bei ausreichender Dauer der Obstruktion entwickelt sich eine **akute Cholezystitis** mit Fieber, Leukozytose, Übelkeit und Erbrechen. Da es durch die aggressiven Bestandteile der Blasengalle zur Andauung der Gallenblasenwand mit Perforation in die freie Bauchhöhle kommen kann, sollte nach Abklingen der akuten Symptomatik eine **Cholezystektomie** (Entfernung der Gallenblase) erwogen werden.

Exokrines Pankreas

Das 70–100 g schwere Pankreas (Bauchspeicheldrüse) liegt retroperitoneal zwischen Duodenum und Milz. Es lässt sich unterteilen in Caput pancreatis, Corpus pancreatis und Cauda pancreatis.

Funktion
Das Pankreas (Abb. 3) hat eine exo- und eine endokrine Funktion. Die endokrine Funktion wird auf Seite 91 erläutert. Im exokrinen Teil des Pankreas werden täglich 1–2 l eines enzymreichen Verdauungssekrets gebildet. Diese hydrolytischen Enzyme bzw. Proenzyme (Tab. 1) werden dann über den Pankreasgang (Ductus pancreaticus) in das Duodenum abgegeben und dienen hier der **Digestion** (Verdauung) aufgenommener Nahrungsbestandteile. Trypsinogen wird, bevor es wirken kann, durch ein Bürstensaumenzym der Duodenalschleimhaut, die Enteropeptidase, in das aktive Enzym gespalten. Die anderen Proenzyme sowie die Kolipase (der Kofaktor für die Lipase) werden dann durch Trypsin in die aktive Form gespalten. Eine vorzeitige Aktivierung der Pankreasproenzyme noch im Pankreas wird durch einen Bestandteil des Pankreassekrets, den Trypsininhibitor, verhindert.

Histomorphologie
Das exokrine Pankreas besteht hauptsächlich aus Drüsenzellen mit serösen tubuloazinären Endstücken (Azini). In diese Azini stülpen sich die Schaltstücke bis in das Zentrum ein **(zentroazinäre Zellen)**. Die Schaltstücke vereinen sich ihrerseits zum intralobulären Ausführungsgang. Beide enthalten an ihrer Oberfläche flaches bis kubisches Epithel, das der Sekretion von Wasser und HCO_3^--Ionen dient. Der intralobuläre Ausführungsgang mündet wiederum in einen interlobulären

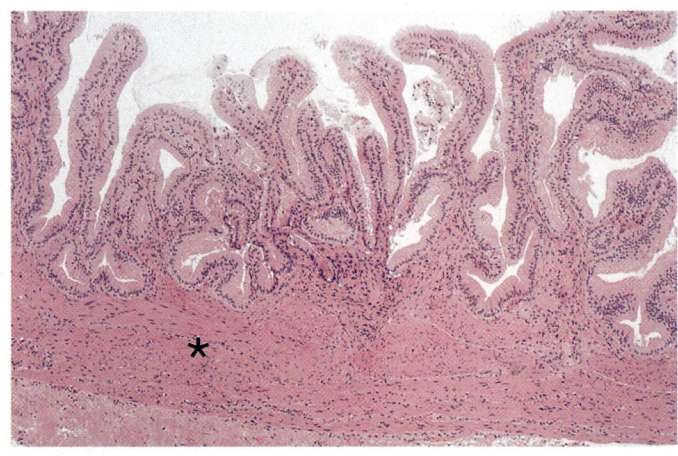

Abb. 2: Die Gallenblase (Stern = Muskularis). [15]

Proenzym	Enzym	Funktion
Endopeptidasen		
Proelastase	Elastase	Spaltung von Elastin in Oligo- und Polypeptide
Chymotrypsinogen	Chymotrypsin	Spaltung von weiteren Proteinen in Oligo- und Polypeptide
Trypsinogen	Trypsin	
Exopeptidasen		
Procarboxypeptidasen A und B	Carboxypeptidasen A und B	Spaltung von Oligo- und Polypeptiden zu Aminosäuren
Proaminopeptidasen	Aminopeptidasen	
Enzyme zur Kohlenhydratspaltung		
	α-Amylase	Spaltung von Glykogen in Oligosaccharide und Maltose
	Maltase	Spaltung von Maltose in Glukose
Enzyme zur Lipidspaltung		
	Lipase	Spaltung von Fettsäureestern
Prophospholipase A	Phospholipase A	
Enzyme zur Ribonukleinsäurespaltung		
	Desoxyribonuklease	Spaltung von Ribonukleinsäuren
	Ribonuklease	

Tab. 1: Die hydrolytischen Enzyme des exokrinen Pankreas im Überblick.

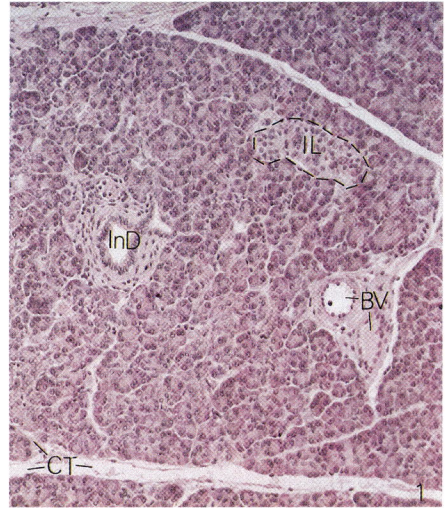

Abb. 3: Pankreas (BV = Blutgefäße, CT = Bindegewebe, IL = Langerhans-Inseln, InD = interlobulärer Ausführungsgang; H. E., 300fach). [5]

Ausführungsgang, der in den Ductus pancreaticus übergeht. Diese beiden Gänge sind von einem einschichtigen kubischen oder zylindrischen Epithel ausgekleidet, das der Sekretion von Muzinen dient.

> Im Gegensatz zu den Mundspeicheldrüsen finden sich im Pankreas keine Streifenstücke.

Die Azinuszellen enthalten jeweils einen ausgeprägten Golgi-Apparat und apikal gelegene Sekretgranula, die auch als Zymogengranula bezeichnet werden, da sie vielfach Zymogene (inaktive Vorstufen der Verdauungsenzyme = Proenzyme) enthalten. Außerdem findet sich in den Azinuszellen viel rER (Proteinsekretion), das den Azinuszellen am basalen Zellpol eine Basophilie des Zytoplasmas verleiht. Via Stimulation der Azinuszellen durch den N. vagus und CCK werden die (Pro-)Enzyme durch Exozytose in das Azinuslumen freigesetzt. Die Stimulation durch Sekretin führt zur Freisetzung von Wasser und Bikarbonat aus dem Ausführungsgangsystem.

Klinik

Die **akute Pankreatitis** ist durch vermehrte Freisetzung von Verdauungsenzymen in den Azinuszellen gekennzeichnet. Die Folge ist eine Selbstverdauung des Pankreas. Ursachen sind u. a. Alkoholabusus und Gallenwegserkrankungen. So führt z. B. ein Gallenstein zur Verlegung der Papilla Vateri, und die Pankreasenzyme können nicht abfließen. Leitsymptome sind starke gürtelförmige Oberbauchschmerzen und ein Anstieg der Pankreasenzyme im Serum (besonders der Lipase und Amylase). Die **chronische Pankreatitis** wird v. a. durch chronischen Alkoholabusus ausgelöst, oft finden sich jedoch keine Ursachen (idiopathisch). Die chronische Pankreatitis führt zur Zerstörung des Pankreasgewebes, wodurch sowohl die exokrine als auch die endokrine Funktion des Pankreas beeinträchtigt ist. Aufgrund der exokrinen Pankreasinsuffizienz können keine Enzyme freigesetzt werden. Symptome sind rezidivierende Oberbauchschmerzen, die tagelang andauern können, und aufgrund des Lipasemangels besteht eine Nahrungsintoleranz für Fette. Diese äußert sich in Erbrechen, Übelkeit, dyspeptischen Beschwerden, Schmerzen und Maldigestion.

Zusammenfassung

✖ Histologische Differentialdiagnose für die Gallenblase ist die Harnblase, die durch den differenten Aufbau von Epithel und Muskularis abgegrenzt werden kann.

✖ Wichtige Differentialdiagnosen bei der histologischen Betrachtung des Pankreas sind die Gl. lacrimalis, die allerdings weite tubuloalveoläre Endstücke besitzt, und die Gl. parotidea, die über Streifenstücke verfügt. Außerdem fehlen beiden Drüsen zentroazinäre Zellen, und Langerhans-Inseln sind ebenfalls nicht zu finden.

Niere und ableitende Harnwege I

Histogenese

Die Niere und der obere Teil der ableitenden Harnwege entwickeln sich aus den **Urogenitalfalten** der dorsalen Leibeshöhlenwand. Insgesamt entstehen drei paarige **mesodermale Nierenanlagen**: die wenig funktionelle kraniale **Vorniere** (Pronephros), die **Urniere** (Mesonephros) und die kaudale **Nachniere** (Metanephros), die den Grundstein für die spätere Niere legt. Die Nachniere besteht aus einsprossenden Blutgefäßen, dem die Nephrone bildenden **metanephrogenen Blastem** und der **Ureterknospe**, die Sammelrohre, Nierenkelche, Nierenbecken und natürlich Ureter hervorbringt. Die Nachniere macht einen **Aszensus** durch. Die Ureterknospe entspringt dem distalen **Wolff-Gang**, der wiederum aus dem **Urnierengang** hervorgeht. Harnblase und Harnröhre entstehen aus dem anterioren Teil des entodermalen **Sinus urogenitalis**, der durch das **Septum urorectale** vom Rektum getrennt wird.

Niere

Funktion

Die Aufgabe der retroperitoneal gelegenen Nieren besteht in der Harnbildung, wodurch Endprodukte des Stoffwechsels und Fremdstoffe ausgeschieden werden. Täglich werden etwa 170 l Primärharn gebildet, der zu 1,5 l Endharn konzentriert wird. Gleichzeitig regeln die Nieren den Wasser-, Salz- und Säure-Basen-Haushalt. Außerdem sind sie an der Produktion von Hormonen wie Renin, Erythropoetin sowie 1,25-Dihydroxycholecalciferol (Calcitriol) und Prostaglandinen beteiligt.

Histomorphologie

Die Niere **(Nephros, Ren)** ist an ihrer Außenfläche von einer straffen kollagenen Bindegewebskapsel umgeben, die wiederum von einer Fettgewebskapsel überzogen ist. Das Nierenparenchym wird unterteilt in die **Nierenrinde** und das **Nierenmark**. Die Nierenrinde befindet sich als bis zu 1 cm breiter dunkler Streifen an der äußeren lateralen, kranialen und kaudalen Oberfläche der Niere. Teile der Rinde strahlen als sog. **Columnae renales** (Nierensäulen) in das Innere der Niere ein. Dazwischen befindet sich das hellere Nierenmark, das pro Niere in Form von sieben bis neun **Markpyramiden** vorliegt, deren Basis zur Rinde zeigt. Es gliedert sich in die **Markstrahlen** mit dazwischen liegendem **Rindenlabyrinth**, die fingerförmig in die Rinde ziehen, das **äußere Mark** mit Außen- und Innenstreifen und das **innere Mark,** das nach medial über jeweils eine **Papille** in die Kelche des **Nierenbeckens (Pelvis renalis)** mündet (s. u.). Eine Markpyramide mit umliegender Rinde wird als **Lobus renalis** bezeichnet. Das Nierenbecken verjüngt sich medial zum **Ureter** (s. u.), der den Harn zur Harnblase ableitet. Die Gesamtheit aus Nierenbecken, Kelchen, das Becken umziehendem Fettgewebe, Gefäßen und Nerven bildet den **Sinus renalis** (Nierenbucht), der sich zum **Nierenhilum** (Nierenpforte) verjüngt, wo Nierenarterie und -vene sowie Ureter ein- bzw. austreten. Histologisch untergliedert sich die Niere in Nephrone und Interstitium. **Nephrone** (■ Abb. 1) sind die Funktionseinheiten der Niere und setzen sich aus den Nierenkörperchen **(Malpighi-Körperchen, Glomeruli renales)** und den Nierenkanälchen **(Tubuli renales)** zusammen:

▶ **Nierenkörperchen:** Die ca. 1,5 Mio. Nierenkörperchen jeder Niere bestehen aus einem **Blutkapillarknäuel (Glomerulus** im eigentlichen Sinne), der **Bowman-Kapsel** und dem **Mesangium**. Letzteres besteht aus **Mesangiumzellen** und EZM. Es liegt teils inmitten des Blutkapillarknäuels **(intraglomerulär),** teils außerhalb **(extraglomerulär)**. Zu den Aufgaben der durch Gap junctions verbundenen Mesangiumzellen zählt die Bildung der EZM und von Bestandteilen der glomerulären Basalmembran (s. u.). Daneben sind sie phagozytotisch

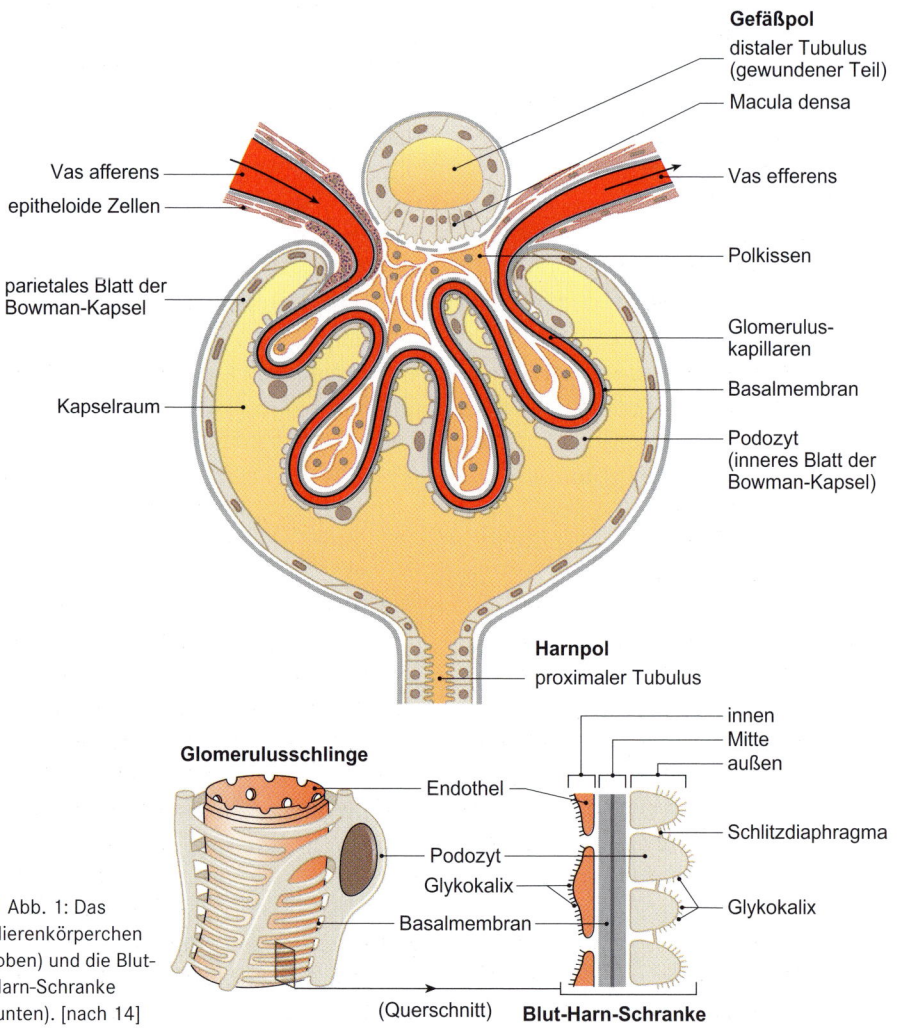

■ Abb. 1: Das Nierenkörperchen (oben) und die Blut-Harn-Schranke (unten). [nach 14]

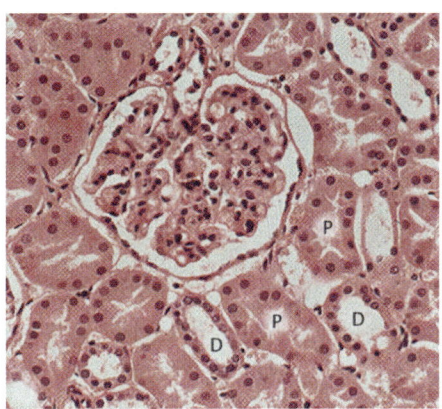

Abb. 2: Lichtmikroskopisches Bild der Niere (im Zentrum ein Malpighi-Körperchen, daneben proximaler [P] und distaler Tubulus [D] im Anschnitt; H. E.-Schnitt, 200fach). [11]

aktiv und in der Lage zu kontrahieren, was der Stabilität und dem Zusammenhalt der Blutkapillarwände dient. Die Bowman-Kapsel besteht aus einem parietalen (äußeren) Blatt aus einschichtigem flachem Epithel, das einer Basallamina aufliegt, und einem viszeralen (inneren) Blatt aus **Podozyten,** das dem Glomerulus anliegt. Inneres und äußeres Blatt der Kapsel gehen am **Gefäßpol** ineinander über. Zwischen beiden Blättern liegt der **Kapselraum,** in den der Primärharn abfiltriert wird und der am dem Gefäßpol gegenüberliegenden **Harnpol** in den proximalen Tubulus übergeht. Die etwa 30 Kapillarschlingen jedes Glomerulus sind untereinander durch Anastomosen verbunden, werden aus einem **Vas afferens (afferente Arteriole)** gespeist und verlassen das Nierenkörperchen über ein **Vas efferens (efferente Arteriole;** Gefäßversorgung: s. u.). Kapillaren (innen) sowie Podozyten und intraglomeruläres Mesangium (beide außen) bilden gemeinsam die **Blut-Harn-Schranke.** Sie besteht aus drei Schichten (Abb. 1, unten):
– fenestriertem Kapillarendothel (ohne Diaphragma), das von einer stark anionischen Glykokalix zur Blutseite umkleidet ist. Die Fenster sind bis zu 100 nm weit.
– der **glomerulären Basalmembran** (GBM), die sich aus einer Lamina rara interna (zum Endothel), einer Lamina densa und einer Lamina rara externa (zu Podozyten und intraglomerulärem Mesangium) zusammensetzt
– Podozytenfüßen (und intraglomerulärem Mesangium). Die Podozytenfüße werden ebenfalls von einer stark anionischen Glykokalix (hier in Richtung Harn) überzogen. Die Räume zwischen den Podozytenfüßen, die ca. 40 nm weiten Filtrationsporen, werden von einem **Schlitzdiaphragma** (überwiegend aus dem Protein **Nephrin** zusammengesetzt) überbrückt.

Die Blut-Harn-Schranke lässt Moleküle mit einem Durchmesser von bis zu 4 nm durch. Grund hierfür ist die größenselektive Lamina densa der GBM. Daneben lassen sich aufgrund der anionischen Ladungen der Glykokalizes besonders neutrale und kationische Moleküle filtrieren. Aufrechterhalten wird die Filtration durch das Druckverhältnis zwischen Kapillaren (55 mmHg) und Kapselraum (15 mmHg). Nierenkörperchen finden sich ausschließlich in der Nierenrinde. Anhand der Lage der Glomeruli unterscheidet man **kortikale** (mit kapselnahen Nierenkörperchen), **mediokortikale** (mit Nierenkörperchen in der mittleren Rinde) und **juxtamedulläre** Nephrone (mit Nierenkörperchen in Marknähe).

▶ **Nierenkanälchen** (Abb. 2): Die Kanälchen beginnen mit dem **proximalen Tubulus,** der sich in einen gewundenen **(Pars contorta)** und einen distal gelegenen geraden Teil **(Pars recta)** gliedert. Das den proximalen Tubulus auskleidende isoprismatische Epithel besitzt einen dichten Bürstensaum, das Zytoplasma ist aufgrund des Mitochondrienreichtums azidophil, und die Zellgrenzen erscheinen unter dem Lichtmikroskop verwaschen. Unter dem EM ist nochmals die starke Fältelung der basalen Zellmembran mit hochkant gestellten Mitochondrien (**basales Labyrinth,** basale Streifung) zu erkennen, die der Na$^+$/K$^+$-ATPase Platz bietet. Daneben findet sich das ultrastrukturelle Korrelat für den Bürstensaum (lange, dicht stehende Mikrovilli), und die einzelnen Epithelzellen sind durch Tight junctions und Zonulae adhaerentes verbunden. Außerdem lassen sich reichlich Endozytosevesikel, Lysosomen und Peroxisomen als Hinweis auf die Transportaktivität des Epithels sichern. Im proximalen Tubulus werden ca. 80% des Wassers des Primärharns parazellulär und transzellulär über Aquaporine, daneben Glukose und Aminosäuren (über einen Na$^+$-Symport), Elektrolyte und Harnstoff aus dem Primärharn zurückgeholt sowie **Calcitriol** aus **Calcidiol** unter dem Einfluss des **Parathormons** gebildet. Auf die Pars recta des proximalen Tubulus folgt der **Intermediärtubulus.** Seine Epithelzellen sind schlank und flach, und Endozytosevesikel, Lysosomen und Mikrovilli finden sich kaum. Er dient der weiteren Wasserresorption (parazellulär und transzellulär über Aquaporine). Ihm schließt sich die Pars recta und dieser wiederum die Pars contorta des **distalen Tubulus** an. Am Übergang beider Abschnitte findet sich die **Macula densa** (s. u.) des distalen Tubulus, die sich dem extraglomerulären Mesangium der Glomeruli anlagert. Das Epithel des distalen Tubulus ist ebenfalls isoprismatisch, wenngleich etwas flacher als im proximalen Tubulus.

Niere und ableitende Harnwege II

Niere/Histomorphologie (Fortsetzung)

▶ Es zeigt ultrastrukturell nur wenige Mikrovilli und kaum Lysosomen. Dafür hat es die höhere Na$^+$/K$^+$-ATPase-Dichte, mehr Tight junctions und das ausgeprägtere basale Labyrinth im Vergleich zum proximalen Tubulus. Hier wird NaCl, aber kaum Wasser resorbiert. Der Intermediärtubulus und die beiden geraden Anteile des proximalen und distalen Tubulus werden gemeinsam als **Henle-Schleife** bezeichnet. Der **Verbindungstubulus** verbindet die Pars recta des distalen Tubulus mit dem **Sammelrohr**. Das ihn bedeckende Epithel gleicht dem der Sammelrohre. Das Sammelrohrepithel besteht aus **Haupt- und Schaltzellen**, die mit Tight junctions fest verbunden sind. Die Hauptzellen sind isoprismatisch, und ihr Zytoplasma ist hell. ADH-abhängig holen sie mit Hilfe von Aquaporinen transzellulär Wasser aus dem Harn zurück. Aldosteron steigert über sie die Na$^+$-Resorption. Die etwas dunkleren Schaltzellen (Typen A und B) dienen der H$^+$- und K$^+$-Feinregulation. Sie sind mit Mikroplicae besetzt, besitzen viele Mitochondrien und in den Membranen eine hohe Dichte an H$^+$- und H$^+$/K$^+$-ATPase. Mehrere Sammelrohre vereinigen sich und münden über einen **Ductus papillaris** in das Nierenbecken. Epitheloide Zellen zwischen Endothel und Media des Vas afferens **(juxtaglomeruläre Zellen)**, die palisadenförmigen Zellen der Macula densa und dazwischen gelegene extraglomeruläre Mesangiumzellen **(Goormaghtigh-Zellen)** bilden gemeinsam den **juxtaglomerulären Apparat**, der die NaCl-Konzentration (lokal) und den Blutdruck (systemisch) reguliert. Die Zellen der Macula densa messen die Na$^+$-Konzentration. Ist diese zu hoch, werden die Mediamyozyten des Vas afferens zur Konstriktion veranlasst. Die juxtaglomerulären Zellen sezernieren bei Druckabfall oder Aktivierung durch den Sympathikus im Vas afferens **Renin**, das wiederum das hepatische **Angiotensinogen** in **Angiotensin I** spaltet. Dieses wird durch das **Angiotensinkonversionsenzym (ACE)** in **Angiotensin II** gespalten, das die **Aldosteronsekretion** in der Nebennierenrinde erhöht und eine **Vasokonstriktion** bewirkt. Aus beidem resultiert eine Blutdruckerhöhung.

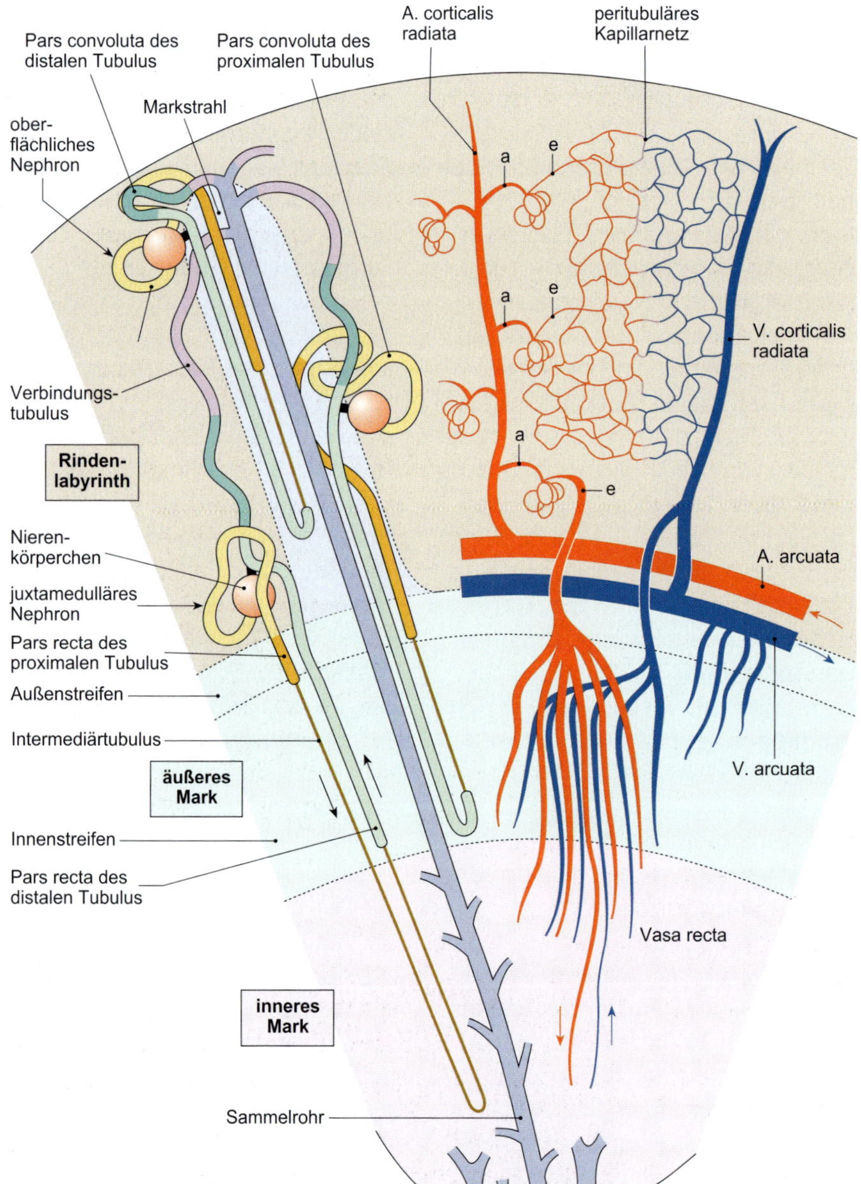

Die Lage einzelner Nephronabschnitte im Vergleich zu den Abschnitten des Nierenparenchyms verdeutlicht ▪ Abbildung 3. Das **Interstitium** beinhaltet neben Bindegewebe und freien Bindegewebszellen Nerven, Gefäße und hormonproduzierende Zellen wie die **peritubulären Fibroblasten** der Rinde, die **Erythropoetin** bei Hypoxie sezernieren. Die Gefäßversorgung jeder Niere erfolgt über eine A. renalis, die sich in Aa. interlobares gliedert, aus denen Aa. arcuatae hervorgehen, die parallel zur Rinden-Mark-Grenze verlaufen. Aus diesen ziehen Aa. corticales radiatae empor, aus denen die Vasa afferentia entspringen **(1. Kapillarbett)**. Die postglomerulären Vasa efferentia drainieren zum einen direkt über Vv. corticales radiatae und zum anderen über lange, in das Mark ziehende Vasa recta **(2. Kapillarbett** mit fenestriertem Endothel) in Vv. arcuatae. Diese münden dann über Vv. interlobares in eine V. renalis.

Klinik

Entzündliche Erkrankungen der Nierenkörperchen **(Glomerulonephritiden)** führen häufig zu einer erhöhten Durchlässigkeit der Blut-Harn-Schranke für

▪ Abb. 3: Die Lage einzelner Nephronanteile und die Gefäßarchitektur der Niere (a = Vas afferens, e = Vas efferens). [nach 11]

Proteine. Die Folgen sind Hypoproteinämie, Infektanfälligkeit und generalisierte Ödeme. Bei einer Überlastung der Transportkapazität des proximalen Tubulus kommt es z. B. zur **Glukosurie** (bei Diabetes mellitus) oder **Hämoglobinurie** (bei Hämolyse großer Mengen von Erythrozyten).

Ableitende Harnwege

Funktion
Der Endharn wird über Nierenbecken und **Ureter** (Harnleiter) zur **Vesica urinaria** (Harnblase) geleitet, wo er zwischengespeichert wird und über die **Urethra** (Harnröhre) kontrolliert nach außen entleert werden kann.

Histomorphologie
Die Wand der ableitenden Harnwege ist dreischichtig: Tunica mucosa mit Übergangsepithel und Lamina propria, Tunica muscularis und Tunica adventitia (mit Ausnahme des Blasendachs). Die Tunica mucosa besteht aus **Urothel** (Übergangsepithel), das sich den verschiedenen Füllungszuständen anpassen kann. Außerdem dient es als Permeabilitätsbarriere zwischen hypertonem Harn und umliegendem Gewebe. Das Urothel findet sich nicht in den gesamten Harnwegen. Es beginnt in den Kelchen des Nierenbeckens und endet im Anfangsteil der Harnröhre. Die oberste Zelllage des Urothels bilden die eosinophilen **Deckzellen** (umbrella cells, Schirmchenzellen), die häufig mehrere Zellkerne besitzen und wohl mit einem Füßchen bis zur Basallamina reichen. Benachbarte Deckzellen sind untereinander durch Haftkomplexe verbunden und bilden damit eine Schranke gegen den aggressiven Harn. Sich selbst schützen sie vor dem Harn durch sog. **Uroplakine** (transmembranäre Glykoproteine der zum Lumen hin gerichteten Lipiddoppelschicht der Plasmamembran). Je nach Füllungszustand verlagern sie Teile der apikalen Zytoplasmamembran einschließlich der Uroplakine in Form kleiner Vesikel in das apikale Zytoplasma. Dieses erscheint dadurch im Vergleich zum restlichen Zytoplasma lichtmikroskopisch azidophiler und wird häufig als **Crusta** bezeichnet. Die ableitenden Harnwege zeigen diskrete Unterschiede in ihrem Wandaufbau:

▸ **Nierenbecken:** Hier ist die Tunica muscularis am Übergang zum Harnleiter sphinkterartig verdickt.
▸ **Ureter** (▌ Abb. 4): Er besitzt ein sternförmig aussehendes Lumen, das im entleerten Zustand aufgrund der längs verlaufenden Mukosa entsteht. Die Muskularis besteht aus spiralig verlaufenden Muskelzellen in Gestalt einer Ringmuskelschicht, die von einer inneren und äußeren Längsmuskelschicht umgeben ist **(dreischichtige Muskularis)**. Die Muskularis ist von reichlich Bindegewebe durchsetzt.
▸ **Harnblase:** Im entleerten Zustand bildet die Schleimhaut der Harnblase Falten aus, die im gefüllten Zustand verstreichen. Die Muskularis (M. detrusor vesicae) besteht aus einer inneren und äußeren Längsmuskelschicht und der dazwischen verlaufenden Ringmuskelschicht, die allerdings stark miteinander verflochten sind.

▸ **Harnröhre:** Die **männliche Harnröhre** hat eine Länge von 20–25 cm und wird unterteilt in **Pars prostatica** (3–4 cm lang), **Pars membranacea** (1 cm lang) und **Pars spongiosa** (15 cm lang). Der erste Teil der männlichen Harnröhre, die Pars prostatica, ist mit Urothel ausgekleidet und von der Prostata umgeben. Die Pars membranacea und die Pars spongiosa besitzen mehrreihiges, an einigen Stellen auch **mehrschichtiges hochprismatisches Epithel**. An der Fossa navicularis (eine ca. 2 cm große Erweiterung vor der Mündung der Harnröhre in das Ostium der Penisspitze) geht dieses Epithel in mehrschichtiges unverhorntes Plattenepithel über. Die **weibliche Harnröhre** ist etwa 3–5 cm lang und am Anfang mit Urothel ausgekleidet, das im weiteren Verlauf in mehrschichtiges unverhorntes Plattenepithel übergeht. Die Mukosa, in deren Lamina propria sich die Gll. urethrales finden, ist in Falten aufgeworfen, so dass das Lumen der weiblichen Harnröhre eine sternartige Form zeigt.

Klinik
Vom Übergangsepithel der ableitenden Harnwege gehen **Urothelkarzinome** aus. Am häufigsten treten sie in der Harnblase (90%), seltener im Nierenbecken und Ureter auf. Risikofaktoren für die Entstehung derartiger Karzinome sind v. a. das Zigarettenrauchen, daneben chronische Entzündungen, Anilinexposition in der chemischen Industrie und langjähriger Missbrauch von Analgetika wie Phenacetin. Klinisches Leitsymptom, das oft früh auftritt, ist die **Hämaturie** (Blut im Urin).

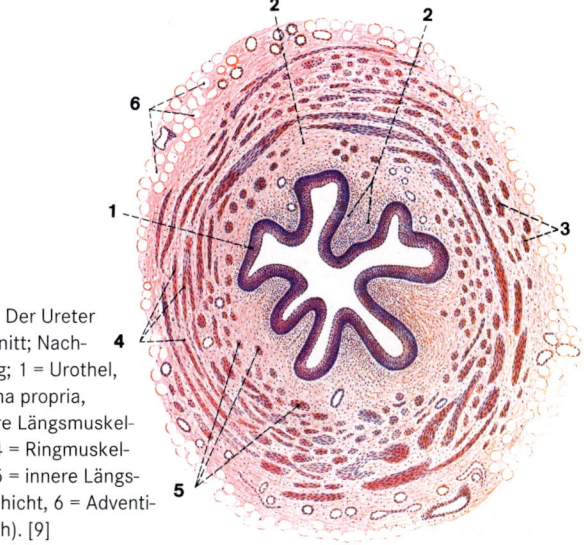

▌ Abb. 4: Der Ureter (Querschnitt; Nachzeichnung; 1 = Urothel, 2 = Lamina propria, 3 = äußere Längsmuskelschicht, 4 = Ringmuskelschicht, 5 = innere Längsmuskelschicht, 6 = Adventitia; 20fach). [9]

Zusammenfassung
✖ Wichtige Differentialdiagnose zum Ureter ist der Ductus deferens (Samenleiter). Dieser besitzt allerdings ein engeres Lumen, zweireihiges Epithel mit Stereozilien und eine deutlich muskelreichere und bindegewebsärmere Muskularis.

Männliche Geschlechtsorgane I

Histogenese

Der Hoden entwickelt sich aus der **Urogenitalleiste.** Zunächst entstehen **Keimstränge.** Ein Teil der Keimstränge entwickelt sich durch Einwanderung von **Urkeimzellen** aus dem Epiblasten etwa ab der 6. EW zu den späteren Samenkanälchen (s. u.), die auch die somatischen Sertoli-Zellen hervorbringen, ein anderer Teil zu Tubuli recti und dem Rete testis. Das die Keimstränge umgebende Mesenchym bringt die Leydig-Zellen hervor. Für die Entwicklung des Hodens ist der **TDF** (testis-determining factor) entscheidend, dessen Expression vom **SRY-Gen** des **Y-Chromosom** gesteuert wird. Das von den Sertoli-Zellen gebildete **AMH** (Anti-Müller-Hormon) bewirkt die Rückbildung der Müller-Gänge (s. S. 74) im männlichen Fetus. Unter dem Einfluss des **Testosterons** der Leydig-Zellen entwickeln sich in Nähe der Hodenanlage **Urnierenkanälchen** zu den Ductuli efferentes, die wiederum in den **Wolff-Gang** (Urnierengang) einmünden, der Ductus epididymidis, Ductus deferens, Gl. vesiculosa und Ductus ejaculatorius hervorbringt. Darüber hinaus bewirkt das Testosteron den **Deszensus** des Hodens in den Hodensack und die Entwicklung der äußeren männlichen Geschlechtsorgane. Als Leitschiene für den Deszensus dient dem Hoden das **Gubernaculum testis** (kaudales Keimdrüsenband). Der Deszensus ist um die Geburt abgeschlossen.

Die Prostata entsteht als **entodermale Ausstülpung** der prostatischen Harnröhre. Äußere männliche Geschlechtsorgane entstehen im Einzelnen aus Ektoderm, unterfüttert mit Mesodermproliferaten:

- Einer **Urethralrinne,** die die männliche Harnröhre hervorbringt
- Paarigen **Urethralfalten** (Geschlechtsfalten), aus denen das Corpus spongiosum entsteht
- Einem **Genitalhöcker,** aus dem sich die beiden Corpora cavernosa und die Glans penis entwickeln
- Paarigen **Labioskrotalwülsten,** aus denen sich der Hodensack differenziert

Die Verschmelzungszone der paarigen Anlagen ist u. a. als **Raphe penis** am Glied und als **Raphe scroti** am Hodensack zu erkennen.

> Überreste der Müller-Gänge können am Hoden als Appendix testis (Morgagni-Hydatide) oder an der Prostata als Utriculus prostaticus bestehen bleiben, Rudimente verbliebener Urnierenkanälchen können eine Appendix epididymidis oder eine Paradidymis genitalis bilden.

Hoden

Funktion

Die Hoden (**Testes**) sind paarig angelegt und befinden sich außerhalb der Bauchhöhle im Skrotum (Hodensack). Sie dienen als exokrine Drüse der Produktion von Samenzellen und als endokrine Drüse der Produktion des Geschlechtshormons Testosteron.

Histomorphologie

Der Hoden ist von einer bindegewebigen Kapsel, der **Tunica albuginea,** umgeben. Diese enthält viele glatte Muskelzellen und gibt bindegewebige Septen ab, die den Hoden in Läppchen unterteilen und einzelne Lymphgefäße enthalten. In jedem dieser Läppchen finden sich mehrere **Samenkanälchen** (Hodenkanälchen, **Tubuli seminiferi contorti**), in denen die Spermien produziert werden. Die Samenkanälchen haben in entwundener Form eine Länge von 20–70 cm. Im Hoden liegen sie jedoch in gewundener Form vor, ihre Länge beträgt dann nur noch 2–3 cm, und sie haben einen Durchmesser von 150–250 μm. Das Epithel (**Keimepithel,** ▌Abb. 1) der Samenkanälchen ist etwa 80 μm dick und setzt sich aus **Sertoli-Zellen** sowie **Keimzellen** zusammen. Aus den Keimzellen, die sich im Epithel vermehren und die Meiose durchlaufen, entstehen die Samenzellen. Die Sertoli-Zellen dienen als Stützzellen für die sich im Epithel der Samenkanälchen entwickelnden Samenzellen, daneben sind sie als Ammenzellen für die Proliferation und Differenzierung der Samenzellen verantwortlich. Eine weitere Aufgabe besteht in der Produktion der androgenbindenden Proteine (ABP), die das Testosteron aus

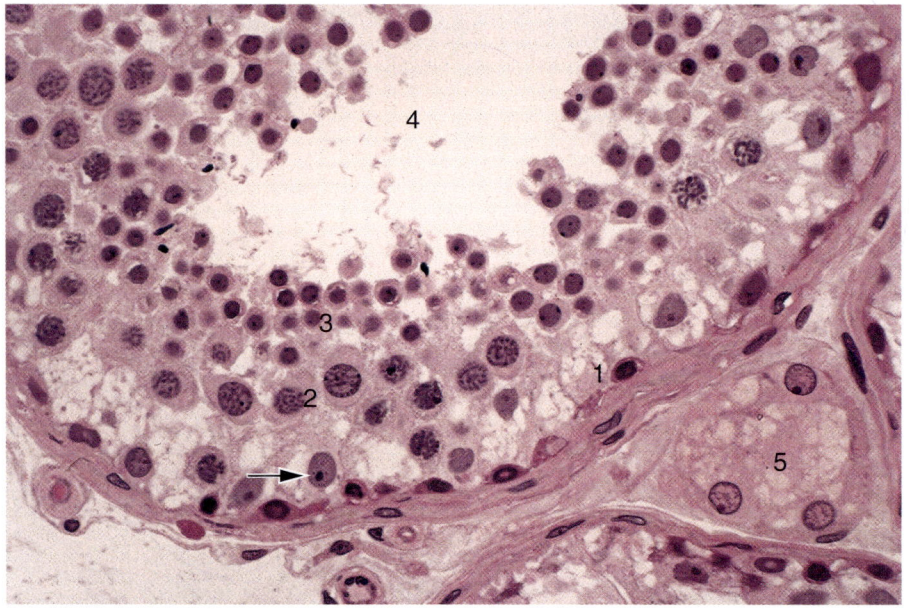

▌ Abb. 1: Tubuli seminiferi contorti und interstitielle Leydig-Zellen (1 = Spermatogonien, 2 = Spermatozyten 1. Ordnung, 3 = Spermatiden, 4 = Lumen, 5 = Leydig-Zwischenzellen, Pfeil = Sertoli-Zellen; H. E., 450fach). [15]

den **Leydig-Zellen** binden (s. u.) und damit die Testosteronkonzentration erhöhen. Des Weiteren setzen die Sertoli-Zellen **Inhibin** (ein Peptidhormon) frei, das eine negative Wirkung auf die Ausschüttung von FSH (follikelstimulierendes Hormon) hat. Untereinander sind die Sertoli-Zellen durch Tight junctions verbunden und bilden so die **Blut-Hoden-Schranke** aus. Diese teilt das Keimepithel in ein basales Kompartiment unterhalb und ein adluminales Kompartiment oberhalb der Blut-Hoden-Schranke. Sie verhindert die Bildung von Autoantikörpern gegen Spermatozyten, da diese während ihrer Entwicklung als Antigene wirken können. In den Keimzellen der Samenkanälchen findet die **Spermatogenese** statt, die aus drei Phasen, der Vermehrungs-, der Reifungs- und der Differenzierungsphase, besteht. Die **Vermehrungsphase (Spermatozytogenese)** findet im basalen Kompartiment des Keimepithels statt. Aus den Spermatogonien (Samenstammzellen) entwickeln sich durch Mitose die **Spermatogonien Typ A und Typ B,** die diploid und durch zytoplasmatische Brücken miteinander verbunden sind. Dadurch entstehen Klone, die alle Stadien der Entwicklung gemeinsam durchlaufen. Das Spermatogonium Typ A vermehrt sich durch mitotische Teilung. Dabei entwickelt sich eine Tochterzelle wiederum zum Spermatogonium Typ A, die andere dagegen durch weitere mitotische Teilungen zum Spermatogonium Typ B (2n2c). Das Spermatogonium Typ B geht in die Reifungsphase über. Die **Reifungsphase** findet im adluminalen Kompartiment des Keimepithels statt, sie stellt die Phase der Meiose dar. Die **1. Reifeteilung** beginnt mit der Entwicklung des diploiden Spermatogoniums Typ B zum **Spermatozyten I** (2n4c). Aus einem Spermatozyten I entwickeln sich wiederum zwei haploide (entweder X- oder Y-Chromosom) **Spermatozyten II** (1n2c). Damit endet die 1. Reifeteilung, und es beginnt die **2. Reifeteilung** mit der Entwicklung des Spermatozyten II zu zwei **Spermatiden** (1n1c). Die **Differenzierungsphase (Spermiogenese)** findet wie die Reifungsphase im adluminalen Kompartiment des Keimepithels statt. Während dieser Phase wandeln sich die Spermatiden in die **Spermatozoen** um, ohne dass Teilungen stattfinden, und die zytoplasmatischen Brücken werden getrennt. Dabei entwickelt sich innerhalb der Spermatiden aus dem Golgi-Apparat das **Akrosom,** das sich wie eine Kappe über den Kern legt. Es ist angefüllt mit hydrolytischen Enzymen wie z. B. dem Akrosin, das dem späteren Spermium beim Durchtritt durch die Zona pellucida hilft. Daneben kommt es zur **Kernkondensation,** und ein **Schwanz** wird ausgebildet, der dem späteren Spermatozoon bei der Bewegung hilft. Die Entwicklung ist abgeschlossen, wenn es zur Freisetzung in das Lumen der Samenkanälchen gekommen ist **(Spermiation).** Jetzt spricht man nicht mehr von Spermatiden, sondern von Spermatozoen. Die Entwicklung zum Spermatozoon dauert im Mittel 74 Tage. Reife Spermatozoen setzen sich aus einem ca. 4–5 μm langen und 2–3 μm breiten Kopf sowie einem ca. 60 μm langen Schwanz zusammen. Im Kopf finden sich das Akrosom und der Kern. Der Schwanz besteht aus einem kurzen Halsstück, einem Mittelstück (ca. 5 μm), einem Hauptstück (ca. 50 μm) und einem Endstück (5 μm). Im Zentrum des Schwanzes befindet sich das **Axonema,** das aus Mikrotubuli mit $9 \times 2 + 2$-Struktur besteht und der Fortbewegung des Spermiums dient. Als Sperma wird die Zusammensetzung aus Spermatozoen und den Sekreten aus Bulbourethraldrüsen, Prostata und Samenblase bezeichnet, und erst hier sind die Spermatozoen beweglich. Die Spermatozoen verlassen die schleifenartigen Samenkanälchen und münden über kurze, gerade verlaufende Verbindungsstücke, die **Tubuli recti,** in das **Rete testis.** Dieses ist ein aus einschichtigem flachem bis kubischem Epithel ausgekleidetes Gangsystem, das in den **Ductus epididymidis** (s. u.) mündet. Im Interstitium zwischen den Samenkanälchen befinden sich Bindegewebe, viele Blutgefäße (mit kontinuierlichem Endothel) und die endokrin aktiven Leydig-Zellen (Interstitialzellen, Zwischenzellen, ▌ Abb. 1). Diese in Gruppen liegenden azidophilen Zellen dienen der Produktion des androgenen Hormons Testosteron. Da es sich dabei um ein Steroidhormon handelt, zeigen die Leydig-Zellen die charakteristischen Strukturen steroidhormonbildender Zellen wie viel gER, viele Lipidtropfen sowie viele tubuläre Mitochondrien. Daneben enthalten sie auch Lipofuszingranula und die Reinke-Kristalle (kristalline Proteinaggregate, deren Funktion unbekannt ist). Die Leydig-Zellen werden durch LH stimuliert und setzen Testosteron frei, das Einflüsse auf die Spermatogenese und die Differenzierung der inneren und äußeren Geschlechtsorgane hat (s. o.). Daneben hemmt es die Freisetzung von LH, FSH und GnRH (negatives Feedback).

Klinik

Von den Keimzellen des Hodens können maligne Tumoren ausgehen (z. B. **Chorionkarzinome, embryonale Karzinome, Seminome**). Risikofaktor für die Entstehung maligner Keimzelltumoren ist der **Kryptorchismus** (Störung des Descensus testis). Diese Tumoren finden sich häufig bei Männern zwischen 20 und 40 Jahren. Häufiges Erstsymptom ist eine einseitige schmerzlose Hodenschwellung.

Zusammenfassung

✱ Die Tubuli seminiferi contorti sind der Ort der Spermienproduktion.

✱ Sertolizellen sind die Ammenzellen der Spermatogenese, Leydig-Zwischenzellen produzieren Testosteron.

✱ Sperma besteht aus Spermatozoen und den Sekreten der Bulbourethraldrüsen, Prostata und Samenblasen.

Männliche Geschlechtsorgane II

Samenwege

Histomorphologie und Funktion

Im dem Hoden folgenden Nebenhoden werden die Spermatozoen zwischengespeichert, reifen zu Spermien heran und werden weitergeleitet. Der Nebenhoden setzt sich aus dem **Caput,** in dem die **Ductuli efferentes** liegen, dem **Corpus** und der **Cauda** zusammen. In Corpus und Cauda liegt der **Ductus epididymidis** (Nebenhodengang), zusätzlich enthält die Cauda den Anfang des **Ductus deferens** (Samenleiter), der bei der Ejakulation die Spermien aus dem Nebenhoden in die Urethra transportiert:

▶ Aus dem Rete testis gehen die 12–20 Ductuli efferentes ab, die in den Ductus epididymidis münden. Die Ductuli efferentes sind mit einem einschichtigen kubischen oder primatischen, teilweise sogar mehrreihigen prismatischen Epithel ausgekleidet, das auf der Oberfläche entweder Kinozilien oder Mikrovilli trägt. Aufgrund des heteromorphen Epithels zeigt sich im Querschnitt ein wellenförmiges Lumen. Die Kinozilien dienen dem Spermientransport, während die Mikrovilli resorptive Funktion haben. Der Ductus epididymidis hat eine Länge von 6 cm und liegt im Nebenhoden stark aufgeknäuelt vor. Er ist mit einem zweireihigen hochprismatischen stereozilientragenden Epithel ausgekleidet. Die Stereozilien haben sekretorische und resorptive Eigenschaften, wodurch die Samenflüssigkeit modifiziert wird. Die Spermien reifen aus und werden hier bis zur Ejakulation gespeichert. Das Epithel enthält außerdem Mitochondrien, Golgi-Apparat und rER. Unter der Basallamina finden sich Myofibroblasten und glatte Muskelzellen, die dem Transport der Spermien dienen. Der Transport durch den ganzen Ductus epididymidis dauert ca. 12 Tage.

▶ Der paarige Ductus deferens (▪ Abb. 2) beginnt im Nebenhodenschwanz und geht am Eintritt in die Prostata in den **Ductus ejaculatorius,** seine intraprostatische Verlängerung, über. Auf dem **Colliculus seminalis** mündet er in die Urethra. Er verlässt mit dem **Samenstrang** (Funiculus spermaticus) den Hodensack, durchzieht den Leistenkanal und taucht dann in das kleine Becken ein. Kurz vor Eintritt in die Prostata mündet die Samenblase (s. u.) in ihn, und er erweitert sich zur **Ampulla ductus deferentis.** Die Wand des 30 cm langen Ductus deferens setzt sich aus Tunica mucosa und Tunica muscularis zusammen. Die Tunica mucosa besteht aus einem mehrreihigen Zylinderepithel mit Stereozilien, die Richtung Prostata an Menge abnehmen. Unter dem Epithel findet sich die Lamina propria, die die Tunica mucosa von der Tunica muscularis abgrenzt. Die kräftige Tunica muscularis besteht aus drei Schichten: einer äußeren und inneren Längsmuskelschicht sowie der dazwischen liegenden mittleren Ringmuskelschicht. Die Muskularis nimmt vor der Prostata an Stärke ab und ist im Ductus ejaculatorius nur noch spärlich ausgeprägt. Die Muskelschicht wird durch noradrenerge Nervenendigungen innerviert und dient somit dem raschen Transport der Spermien in die Urethra **(Emission).**

> Im histologischen Querschnitt durch den Samenstrang finden sich Skelettmuskulatur (M. cremaster), mehrere Arterien (A. ductus deferentis, Aa. testiculares), weitlumige Venen mit relativ kräftiger Wand (Teile des Plexus pampiniformis), Lymphgefäße, Nerven (Anschnitte des R. genitalis des N. genitofemoralis etc.) und natürlich der Ductus deferens.

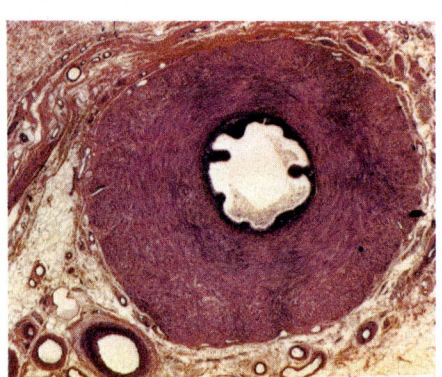

▪ Abb. 2: Ductus deferens (Übersicht; Querschnitt; H. E., 10fach). [9]

Klinik

Eine häufige Operation beim Mann mit abgeschlossener Familienplanung ist die **Vasektomie,** bei der wenige Zentimeter des Ductus deferens auf Skrotalhöhe reseziert werden. Nach Entleerung der noch weiter distal vorhandenen Spermiendepots kommt es meist wenige Wochen nach dem Eingriff zur gewollten **Sterilität** (Unfruchtbarkeit) des Manns.

Akzessorische Geschlechtsdrüsen

Funktion

Die paarigen Bläschendrüsen **(Gll. vesiculosae, Vesiculae seminales)** produzieren durch Stimulation von Testosteron ein fruktosereiches Sekret (pH 7,4), das den Spermien beigemengt wird und ihre Bewegungsaktivität steigert. Das Sekret stellt mit ca. 70% den Hauptanteil der Samenflüssigkeit dar. Die **Prostata** (Vorsteherdrüse) produziert 30% der Spermienflüssigkeit. Ihr dünnflüssiges, farbloses Sekret hat einen pH von 6,4 und enthält Immunglobuline, Prostaglandine, saure Phosphatasen, Spermin, Spermidin, außerdem die für die Klinik wichtigen Proteasen und das ebenso wichtige prostataspezifische Antigen (PSA). Die **Gll. bulbourethrales** produzieren ein Sekret, das beim Koitus als Gleitmittel dient.

Histomorphologie

Die Bläschendrüse mündet mit ihrem Ductus excretorius kurz vor der Prostata in den Ductus deferens. Sie liegt als ein stark geknäuelter Schlauch vor und ist mit einem ein- bis zweireihigen prismatischen Epithel ausgekleidet, das **Falten** bildet. Nach **McNeal** wird die Prostata (▪ Abb. 3) in vier Zonen eingeteilt: eine hintere und seitliche **periphere Zone** (70% des Organs), eine **zentrale Zone** (25% der Organmasse), eine **transitionale Zone** zu beiden Seiten der Urethra und eine **periurethrale Zone.** Sie setzt sich aus 30–50 tubuloalveolären Einzeldrüsen zusammen, die über 15–30 Ausführungsgänge in die Urethra münden. Zwischen den einzelnen Drüsen befinden sich Bindegewebe, ausgehend von der Kapsel, und glatte

■ Abb. 3: Prostata mit im Lumen liegenden Prostatasteinen (Azan, 230fach). [1]

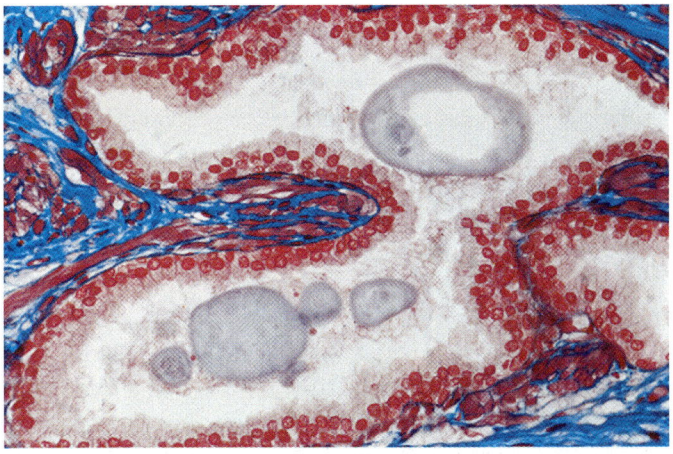

Muskelzellen. Die Einzeldrüsen sind mit zweireihigem Epithel ausgekleidet, das abhängig vom Aktivitätsgrad kubisch (wenig aktiv) oder zylindrisch (aktiv) ist. Im Lumen der Einzeldrüsen finden sich gelegentlich azidophile Prostatasteine **(Corpora amylacea),** die aus dem Drüsensekret entstehen. Die paarigen mukösen Gll. bulbourethrales **(Cowper-Drüsen)** bestehen aus tubuloalveolären Einzeldrüsen und besitzen kubische Epithelzellen.

Klinik

Die in der Transitionalzone bei nahezu jedem über 70-jährigen Mann nachweisbare **benigne Prostatahyperplasie** ist durch eine Proliferation von Drüsenepithel und Stroma charakterisiert. Sie kann die Urethra komprimieren. Über die Stauung der Harnwege kann es neben dem Harnverhalt auch zu Nierenschäden bis hin zur terminalen Niereninsuffizienz kommen. Das in der peripheren Zone entstehende **Prostatakarzinom** geht vom Drüsenepithel aus. Sein Wachstum wird durch Dihydrotestosteron unterhalten. Harnstauungszeichen gehören **nicht** zu seinen Frühsymptomen. Einen ersten Hinweis auf dieses beim alten Mann häufigste Malignom gibt nicht selten nur ein erhöhter PSA-Spiegel im Blut.

Penis

Funktion

Der Penis lässt sich in Radix, Corpus und Glans unterteilen. Im Inneren trägt der Penis die Schwellkörper, die seiner Erektion und damit der Beischlaffähigkeit des Manns dienen.

Histomorphologie

An der Oberfläche trägt der Penis die dünne und verschiebliche **Penishaut,** die ein mehrschichtiges verhorntes Plattenepithel trägt und im Bereich der Glans penis eine Duplikatur, das **Präputium** (Vorhaut), bildet. Darunter befindet sich die bindegewebige **Fascia penis** (superficialis et profunda), die die paarigen **Corpora cavernosa** (Penisschwellkörper) und das **Corpus spongiosum** (Harnröhrenschwellkörper) umhüllt. Die Corpora cavernosa bestehen aus mit Endothel ausgekleideten Hohlräumen, den sog. Kavernen. Zwischen den Kavernen befinden sich die Trabekel, die aus Bindegewebe und glatten Muskelzellen bestehen und mit der **Tunica albuginea,** welche die Corpora cavernosa nach außen umkleidet, verbunden sind. In die Kavernen münden Aa. helicinae, Äste der A. profunda penis. Beide Penisschwellkörper werden durch das sagittale Septum penis unvollständig in zwei Hälften getrennt. Das Corpus spongiosum zeigt einen ähnlichen Aufbau. Es wird jedoch über Äste der A. urethralis versorgt und bildet den dominierenden Teil an Schwellkörpergewebe in der Glans penis.

Klinik

Für die Erektion ist die Freisetzung von **NO** aus den Endothelien der zuführenden Arterien und parasympathischen Nervenendigungen entscheidend. Dadurch kommt es in den Muskelzellen der zuführenden Arterien und der Trabekel zu einem Anstieg von **cGMP,** was zu einer Erschlaffung glatter Muskelzellen führt. Die Folge ist ein ungehinderter Bluteinstrom in die Schwellkörper bei zu geringem Ausstrom. Dadurch kommt es zur Erektion. Die Erektion wird durch die Spaltung des cGMP durch die **Phosphodiesterase 5** (PDE-5) beendet. Diese Spaltung kann durch die in der Klinik bei **erektiler Dysfunktion** eingesetzten PDE-5-Hemmer (z. B. **Sildenafil** [Viagra®], Tadalafil, Vardenafil) blockiert werden.

Zusammenfassung

* Beim Ductus deferens muss differentialdiagnostisch bei der Betrachtung der Ureter in Betracht gezogen und ausgeschlossen werden.
* Die Wand der Gl. vesiculosa zeigt histologische Ähnlichkeiten mit der Gallenblasenwand. Bei dieser sind allerdings das Faltenbild gröber und das Epithel ausschließlich einschichtig hochprismatisch.
* Die Prostata lässt sich im histologischen Schnitt mit der laktierenden Mamma verwechseln. Bei dieser fehlen allerdings glatte Muskelzellen, und das Stroma ist insgesamt rarer.

Weibliche Geschlechtsorgane I

Die weiblichen Geschlechtsorgane werden in äußere und innere Organe gegliedert. Zu den inneren Geschlechtsorganen werden die **Ovarien** (Eierstöcke), die **Tubae uterinae** (Eileiter), der **Uterus** (Gebärmutter) und die **Vagina** (Scheide) gezählt. Das äußere Geschlechtsorgan wird durch die **Vulva** (Scheidenvorhof) gebildet, die sich weiter in Klitoris, Labia pudenda (Schamlippen) und Gll. vestibulares (Vorhofdrüsen) untergliedern lässt.

Histogenese

Genau wie bei den männlichen Geschlechtsorganen (s. S. 70) beginnt die Entwicklung mit einem Indifferenzstadium. Die weiblichen Keimdrüsenanlagen (die Ovarien) entwickeln sich dann bei Fehlen des TDF. In ihnen entstehen primäre Keimstränge, aus denen anschließend sekundäre Keimstränge und schließlich **Eiballen** hervorgehen. Eiballen bestehen aus sich aus **Urkeimzellen** entwickelnden Oogonien, die von einem einschichtigen Follikelepithel umgeben sind (weitere Entwicklungsschritte s. u., Oogenese und Follikulogenese). Anschließend deszendiert die weibliche Keimdrüsenanlage in das kleine Becken. Die weiblichen Geschlechtsgänge (Tubae uterinae, Uterus und Vagina) entwickeln sich aus den epithelialen **Müller-Gängen** und deren umgebendem Mesoderm. Die Wolff-Gänge bilden sich zurück. Abschließend entwickeln sich bei Fehlen von Testosteron die äußeren Geschlechtsorgane in die weibliche Richtung. Aus dem kaudalen Sinus urogenitalis entsteht das Vestibulum vaginae, aus Geschlechts- und Urethralfalten die Labia minora (kleine Schamlippen), aus den paarigen Genitalhöckern die Klitoris und aus den Labioskrotalwülsten die Labia majora (große Schamlippen).

> Histologisch lassen sich postnatal häufig Überreste von Urnierenkanälchen in der Nähe von Ovar, Uterus oder Tuben sichern, das Epoophoron oder Paroophoron. In Korrelation dazu lässt sich nicht selten histologisch ein Relikt der Wolff-Gänge in der Uterus-, Zervix- und Eileiterwand nachweisen, der sog. Gartner-Gang.

Ovar

Das Ovar ist paarig angelegt und $3 \times 2 \times 1$ cm groß. Die Ovarien befinden sich intraperitoneal und sind durch Bänder und das Mesovar im kleinen Becken befestigt.

Histomorphologie

Das Ovar besteht an seiner Oberfläche aus flachem bis prismatischem Peritonealepithel **(Müller-Epithel)**, das bei jungen Frauen meist kubisch ist. Dem Epithel folgt die **Tunica albuginea**, eine Schicht aus straffem Bindegewebe. Unter dieser befindet sich die Rinde, die aus spinozellulärem Bindegewebe besteht. Die Rinde ist sehr zellreich und beherbergt die Follikel, Corpus luteum (Gelbkörper) und atretische Follikel. Das Mark des Ovars besteht aus lockerem Bindegewebe und ist reich an Blutgefäßen, die aus Ästen der A. ovarica und dem R. ovaricus der A. uterina gespeist werden.

Funktion

Die zentrale Aufgabe des Ovars liegt in der Synthese der weiblichen Geschlechtshormone (Östrogene, Gestagene und in geringem Maße auch Testosteron) und der damit eng verzahnten Follikulogenese.

> Als Follikel wird die Gesamtheit aus Oozyte (Syn. Ovozyte, Keimzelle) und Follikelepithel (somatische Begleitzellen) bezeichnet.

▶ **Oogenese:** In der 5. Embryonalwoche wandern Urkeimzellen in die Genitalleiste ein, wo sie sich durch mitotische Teilung vermehren und schließlich zu Oogonien (bestehend aus 22 Autosomen und 2 Gonosomen) differenzieren. Mit Beginn der 1. Reifeteilung (Meiose) differenzieren sich die Oogonien noch vor der Geburt zu **primären Oozyten** (bestehend aus 44 Autosomen und 2 Gonosomen). Ihre Entwicklung verharrt im Diplotän der Prophase I für 12–50 Jahre in einem Ruhestadium. Dieses Stadium wird auch als **Diktyotän** bezeichnet. Diese primären Oozyten erhalten einen Überzug aus einschichtig flachen Epithelzellen und werden jetzt als Primordialfollikel bezeichnet. Erst kurz vor der Ovulation wird die 1. Reifeteilung beendet; dabei entstehen aus der ruhenden primären Oozyte eine große dotterreiche **sekundäre Oozyte** (bestehend aus 22 Autosomen und 1 Gonosom) und ein kleines Polkörperchen (1. Polkörperchen, ebenfalls bestehend aus 22 Autosomen und 1 Gonosom). Während der Ovulation beginnt die sekundäre Oozyte mit der 2. Reifeteilung. In der Metaphase der 2. Reifeteilung wird die Oozyte in eine Ruhephase versetzt und nur unter der Bedingung der Befruchtung, also dem Eindringen eines Spermatozoons in die Zelle, beendet. Dabei entstehen das große dotterhaltige **Ovum** (Eizelle, bestehend aus 11 Autosomen und 1 Gonosom) und ein kleines Polkörperchen (2. Polkörperchen, bestehend aus 11 Autosomen und 1 Gonosom). Wird die sekundäre Oozyte nicht innerhalb von 24 h befruchtet, stirbt sie ab. Das 1. Polkörperchen durchläuft ebenfalls eine Teilung, so dass am Ende der Oogenese insgesamt 3 Polkörperchen vorliegen, die jedoch für die Fortpflanzung unwichtig sind.

> Im 5. Fetalmonat beträgt die Keimzellzahl in beiden Ovarien etwa 6–7 Mio. Diese Zahl reduziert sich bis zur Geburt auf 2 Mio. und bis zum Beginn der Pubertät auf ca. 400 000.

▶ **Follikulogenese:** Die Reifung der Follikel aus dem ruhenden Vorrat der Primordialfollikel findet zuerst gonadotropinunabhängig und dann gonadotropinabhängig statt. Die gonadotropinunabhängige Reifung besteht in einer Oozytenvergrößerung und einer Proliferation des Follikelepithels. Aus den Primordialfollikeln werden ständig Primär- und Sekundärfollikel gebildet (■ Abb. 1). Das Epithel der **Primärfollikel** besteht aus einschichtig kubischen bis zylindrischen Zellen. Der Primärfollikel hat einen Durchmesser von ca. 100 µm. Der **Sekundärfollikel** mit einem Durchmesser von ca. 200 µm

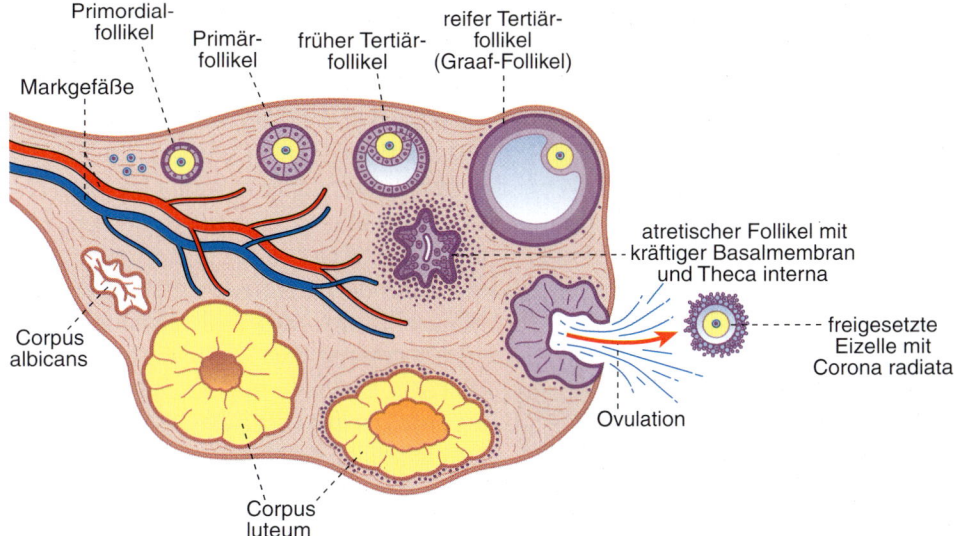

Abb. 1: Die verschiedenen Follikelstadien in der Übersicht. [15]

hat ein mehrschichtiges Epithel. Die Epithelzellschicht kann jetzt auch als **Stratum granulosum** bezeichnet werden, die einzelnen Epithelzellen folgerichtig als **Granulosazellen**. Zwischen Oozyte und Epithel wird die **Zona pellucida** deutlich sichtbarer. Die in der Umgebung des Sekundärfollikels befindlichen Stromazellen ordnen sich zu einer eigenen Schicht an, die als **Theca folliculi** bezeichnet wird. Der **Tertiärfollikel** (= antraler Follikel, Bläschenfollikel) hat einen Durchmesser von 2–5 mm. Zwischen den Epithelzellen des Tertiärfollikels entsteht ein mit **Liquor follicularis** gefüllter Raum, das **Antrum folliculi**. Der Liquor ist reich an Proteoglykanen und Hyaluronsäure. Von der Zona pellucida umgeben, bleibt die Oozyte an einem Pol des Follikels liegen, dem sog. **Cumulus oophorus** (Eihügel). Weiter bleibt sie von Epithelzellen umgeben, die die **Corona radiata** bilden. Die Theca folliculi differenziert sich in die **Theca interna** (innere, androgenproduzierende Schicht, bestehend aus mehrschichtigen epitheloiden Zellen) und die **Theca externa** (äußere Schicht, bestehend aus konzentrisch geordneten Myofibroblasten). Die Reifung der Primärfollikel zum Tertiärfollikel dauert etwa sechs Monate. Der Tertiärfollikel wird nun entweder in den Zyklus einbezogen, oder er vernarbt und wird als **atretischer Follikel** (s. u.) bezeichnet. Die gonadotropinabhängige Reifung der Tertiärfollikel steht unter dem Einfluss der hypophysären Hormone follikelstimulierendes Hormon **(FSH)** und luteinisierendes Hormon **(LH)**. Unter dem Einfluss von FSH wird zunächst eine Kohorte (Gruppe) von 10–20 Tertiärfollikeln für einen weiblichen Zyklus ausgewählt, die rasch an Größe zunehmen und innerhalb einer Woche auf jeweils 8 mm anwachsen. Das LH befähigt die Theca-interna-Zellen dieser Follikel zur Synthese von Androgenen. Diese werden dann in den Granulosazellen zu Östrogenen (insbesondere Estradiol) umgewandelt. Das FSH, das die Expression des Enzyms **Aromatase** induziert, befähigt die Granulosazellen dieser Follikel dazu. In der ersten Woche des weiblichen Zyklus synthetisieren alle Follikel einer Kohorte Östrogene; das führt über eine negative Rückkopplung zu einem Abfall des FSH-Spiegels. Nur der am weitesten fortgeschrittene Follikel, in dem die Empfindlichkeit der FSH-Rezeptoren maximal gesteigert ist, produziert deshalb weiterhin Östrogene in großen Mengen, was die negative Rückkopplung auf den FSH-Spiegel weiter steigert. Dieser Effekt wird durch **Inhibin**, ein im fortgeschrittenen Follikel produziertes Peptid, noch verstärkt. Durch die mangelnde Stimulation bilden sich nun in der 2. Zykluswoche alle bis auf den hochempfindlichen Follikel zurück, der nun als **dominanter Follikel** bezeichnet wird. Die zurückgebildeten Follikel werden atretische Follikel genannt. Während in ihnen Oozyte und Granulosazellen durch Apoptose untergehen, bleibt ihre Theca interna länger lebensfähig. Ihre Zellen hypertrophieren und entwickeln sich zu **sekundären interstitiellen Zellen**, dem sog. **Thekaorgan**. Sie sind in der Lage, Androgene zu produzieren, die umgebenden vitalen Tertiärfollikeln zur Östrogensynthese zur Verfügung stehen. In ihnen kollabiert das Antrum folliculi, und die ehemalige Basalmembran zwischen Theca interna und untergegangenen Granulosazellen erscheint verdickt und geschlängelt **(Slavjanski-Membran)**.

Weibliche Geschlechtsorgane II

Ovar/Funktion (Fortsetzung)

▸ Der dominante Follikel hingegen steigert bis zum Ende der 2. Zykluswoche seine Östrogensynthese maximal und wächst zum sprungreifen, etwa 15–25 mm großen Follikel (**Graaf-Follikel**, s. u.) heran. Die bisher genannten Vorgänge werden gemeinsam als **Follikelphase** des ovariellen Zyklus bezeichnet.

> Die von den Granulosazellen produzierten Östrogene wirken proliferativ auf Uterus und Brustdrüse.

▸ **Ovulation:** Der exorbitante Anstieg des Östrogenspiegels durch den dominanten Follikel bedingt am Ende der 2. Zykluswoche einen raschen und hohen Anstieg des LH-Spiegels (**LH-Peak**). Dieser führt nach ca. 24 h zu den Vorgängen, die gemeinsam als Ovulation bezeichnet werden. Zunächst beendet die Oozyte die 1. Reifeteilung und beginnt mit der 2. Reifeteilung. Im sprungreifen Follikel, der jetzt direkt unter der Tunica albuginea zu liegen kommt, zerfällt der Cumulus oophorus, und die Oozyte schwimmt mit ihrer Corona radiata frei im Liquor follicularis. Durch den LH-Peak kommt es präovulatorisch zu einem Anstieg der Progesteronkonzentration, der in einer Synthese proteolytischer Enzyme resultiert. Diese führen zusammen mit Prostaglandinen, der Tätigkeit der Myofibroblasten der Theca externa und dem Druck des Liquor follicularis zu einer Zerreißung zunächst der Follikelwand und dann der Tunica albuginea sowie des Oberfächenepithels des Ovars. Die auf diese Weise freigesetzte Oozyte mit ihrer Corona radiata wird nun chemotaktisch gesteuert von der Tuba uterina aufgenommen.

▸ **Lutealphase:** Diese im Zyklus 2 Wochen dauernde Periode ist durch einen hohen LH-Spiegel gekennzeichnet. Das LH führt innerhalb weniger Tage zur Luteinisierung der im Ovar zurückbleibenden Follikelreste, an deren Ende die Bildung des **Corpus luteum** steht. In die beim Sprung der Oozyte zunächst eingeblutete Follikelhöhle (**Corpus haemorrhagicum** oder **rubrum**) sprossen Blutgefäße ein, und die Granulosazellen exprimieren verstärkt LH-Rezeptoren an ihrer Oberfläche. Diese jetzt als **Granulosa-Luteinzellen** bezeichneten Zellen sind in der Lage, nicht mehr nur Östrogene zu produzieren, sondern auch selbstständig Progesteron aus Cholesterin zu bilden. Sie lagern mehr und mehr Lipidtröpfchen ein, was die makroskopische Gelbfärbung und die Namensgebung bedingt. Diese Zellen machen die Hauptmasse des Corpus luteum aus. Um diese großen Granulosa-Luteinzellen entwickeln sich die kleinen **Theka-Luteinzellen,** die Nachfolger der Theca-interna-Zellen. Im Zentrum der Granulosa-Luteinzellen, dem ehemaligen Antrum folliculi, dominieren in den ersten Tagen nach der Ovulation Blutreste, die abgebaut und durch mesenchymales Bindegewebe ersetzt werden. Das **Corpus luteum menstruationis** (Abb. 2) ist entstanden. Nimmt die LH-Stimulation ab Mitte der 2. Zyklushälfte allmählich ab, geht das Corpus luteum unter. Über acht Wochen bildet es sich zu einer bindegewebigen Narbe (**Corpus albicans**) zurück. Aufgrund der langen Rückbildungsdauer lassen sich häufig mehrere Corpora albicantia gleichzeitig histologisch im Ovar nachweisen. Übernimmt in der Frühschwangerschaft das LH-ähnliche **HCG** (humanes Choriongonadotropin) die weitere Stimulation, dann bildet sich das Corpus luteum nicht zurück, und stattdessen entwickelt sich das bis zu 30 mm große **Corpus luteum graviditatis.** Sein Progesteron sorgt für die Ruhigstellung des Uterus und damit für die Aufrechterhaltung der Frühschwangerschaft (s. S. 80–81).

Klinik

Bösartige Tumoren des Ovars nehmen von unterschiedlichen Geweben ihren Ausgang: Vom Müller-Epithel des Ovars gehen die primären epithelialen Ovarialtumoren aus (**Ovarialkarzinome**). Am häufigsten sind **seröse** vor **muzinösen, endometrioiden** und **klarzelligen Karzinomen.** Weniger häufig als die primären epithelialen Tumoren sind die

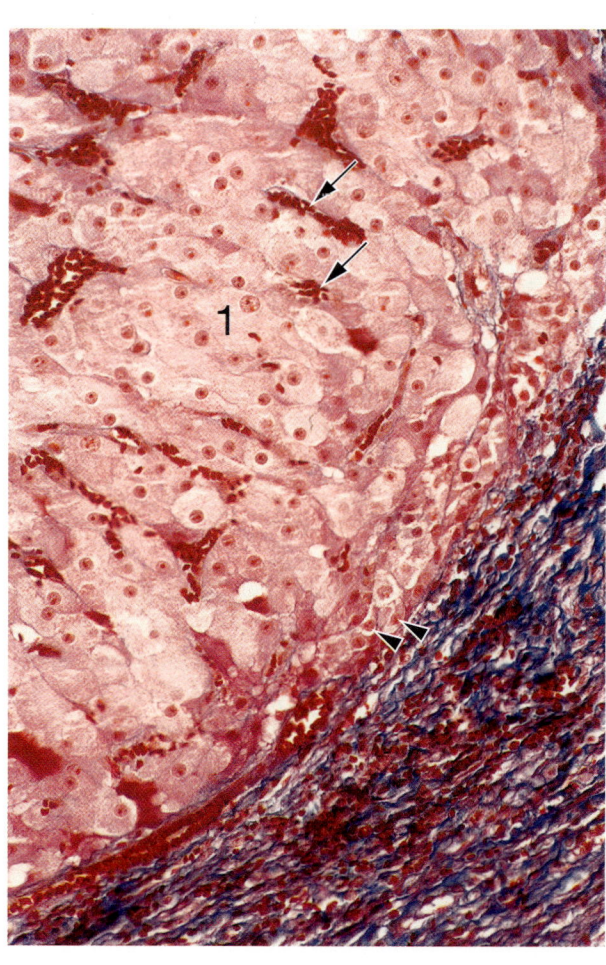

Abb. 2: Corpus luteum menstruationis (1 = Granulosa-Luteinzellen, Pfeile = Blutkapillaren, Pfeilköpfe = Theka-Luteinzellen; Azan, 250fach). [15]

sekundären epithelialen Tumoren (Metastasen von z. B. Magen- und Mammakarzinomen), **Keimzelltumoren**, die vom Keimepithel ihren Ursprung nehmen, und **Keimstrang-Stroma-Tumoren** (z. B. **Ovarialfibrome, Thekome**).

Tuba uterina

Funktion

Die intraperitoneal gelegene **Tuba uterina** (Salpinx, Eileiter) gliedert sich in vier Abschnitte: **Infundibulum, Ampulla, Isthmus** und **Pars uterina**. Sie ist ein ca. 12–15 cm langer Muskelschlauch, dessen ein Ende in den Uterus mündet (Pars uterina) und dessen anderes Ende mit dem Infundibulum tubae uterinae über Fimbrien (**Fimbriae tubae uterinae**) mit dem Ovar verbunden ist. Die Aufgabe der Tubae uterinae besteht in der Aufnahme der Eizelle aus dem Ovar und deren Transport in den Uterus. Die Pars ampullaris ist darüber hinaus der häufigste Ort der Eizellbefruchtung.

Histomorphologie

Jede Tube besteht aus vier Wandschichten: Tunica mucosa, Tunica muscularis, Tela subserosa und Tunica serosa. Die Tunica mucosa ist in longitudinale Falten aufgeworfen, die im Bereich der Ampullae am stärksten ausgebildet sind und im Querschnitt durch diese fast das ganze Lumen einnehmen. Die Schleimhaut (▌ Abb. 3) besteht aus einem einschichtigen prismatischen Epithel, das sich sowohl aus **kinozilientragenden Flimmerzellen** (dienen dem Transport der Eizelle Richtung Uterus) als auch aus **mikrovillibesetzten sekretorischen Zellen** (dienen der Ernährung der Eizelle) zusammensetzt. Abgestorbene sekretorische Zellen bleiben als helle **Stiftchenzellen** zurück. Die Lamina propria aus lockerem Bindegewebe bildet das Gerüst der Schleimhautfalten. Die Tunica muscularis besteht aus drei Schichten glatter Muskelzellen: innen Längs- und Ringmuskelschicht (verantwortlich für den Eizelltransport), in der Mitte lockere Muskulatur und außen spiralförmig angeordnete Muskelschicht (verantwortlich für die Beweg-

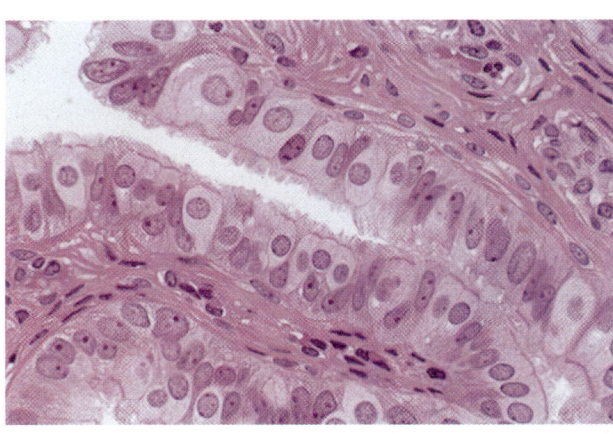

▌ Abb. 3: Epithel des Eileiters (H. E. bei hoher Vergrößerung). [6]

lichkeit der Fimbrien). Die Tela subserosa besteht aus lockerem Bindegewebe und enthält viele Blutgefäße (Venenplexus) sowie Reste der Urnierenkanälchen (Epoophoron bzw. Paroophoron), die als **Parovarialzysten** imponieren können. Die Tunica serosa ist eine Bindegewebsschicht mit peritonealem Epithelüberzug.

Klinik

Eine Entzündung des Eileiters wird als **Salpingitis** bezeichnet. Sie entsteht meist im Rahmen aufsteigender Infektion des weiblichen Genitales und betrifft häufiger junge Frauen. Komplikationen der Entzündung können ein **Tuboovarialabszess** (abgekapselter Entzündungsherd in Tube und/oder Ovar) oder eine **Peritonitis** (Bauchhöhlenentzündung) sein. Viel häufiger heilt die Erkrankung ohne derartige Komplikationen aus, hinterlässt jedoch Schleimhautverwachsungen, die den Eitransport behindern, die Spermienwanderung jedoch kaum beeinflussen und zu einer **extrauterinen Gravidität** führen können. Mit dem Wachstum der Frucht an der unphysiologischen Implantationsstelle steigt das Risiko einer aufgrund starker Blutungen lebensgefährlichen **Tubarruptur**. Obliterieren die Tuben auf beiden Seiten hingegen vollständig, können auch keine Spermien mehr passieren. Es resultiert eine **Sterilität**.

Uterus

Funktion

Der 7,5 cm lange Uterus (Gebärmutter) wird in Corpus uteri (Gebärmutterkörper) mit Fundus und Cervix uteri (Gebärmutterhals) sowie den dazwischen liegenden Isthmus gegliedert. Die Cervix uteri geht in das hintere Scheidengewölbe (Portio vaginalis cervicis) über. Der Uterus hat die Aufgabe, die Eizelle aus der Tube aufzunehmen, als Fruchthalter zu dienen sowie durch rhythmische Kontraktionen (Wehen) während der Geburt das Kind auszutreiben.

Histomorphologie

Die Wand des **Corpus uteri** besteht aus drei Schichten: Innen findet sich das **Endometrium** (Tunica mucosa), in der Mitte das **Myometrium** (Tunica muscularis) und außen das **Perimetrium** (Tunica serosa und Tela subserosa). Das Endometrium besteht aus einschichtigem prismatischem Epithel mit vereinzelten kinozilientragenden Zellen und tubulösen Drüsen, eingebettet in eine Lamina propria (Stroma) aus mesenchymalem Bindegewebe. Im Hinblick auf den Mestruationszyklus ist es wichtig, das Endometrium in zwei Bereiche zu unterteilen: das **Str. basale (Basalis)** und das **Str. functionale (Funktionalis)**. Die Basalis befindet sich über dem Myometrium und hat eine Dicke von ca. 1 mm. Sie wird während des Menstruatioszyklus nicht abgestoßen, dient aber der Regeneration der Uterusschleimhaut. Die Funktionalis, bestehend aus einer **Pars spongiosa** und einer **Pars compacta**, ist die oberflächliche, 5–8 mm dicke Schicht, die sich während des Zyklus verändert und bei der Menstruation abgestoßen wird.

Weibliche Geschlechtsorgane III

Uterus/Histomorphologie (Fortsetzung)

Die zyklischen Veränderungen des Endometriums **(Menstruationszyklus)** haben eine Dauer von im Mittel 28 Tagen. Sie gliedern sich in drei Phasen: **Desquamationsphase** (Blutung, 1.–3. Tag), **Proliferationsphase** (4.–14. Tag) und **Sekretionsphase** (15.–28. Tag). Die Desquamationsphase (Menstruationsphase) wird durch den Abfall des Östrogen- und Progesteronspiegels eingeleitet. Die Funktionalis wird aufgrund einer Minderdurchblutung (durch die Spiralarterien, s. u.) ischämisch, und proteolytische Enzyme desintegrieren sie. Sie wird abgestoßen, und aus ihren rupturierten Blutgefäßen fängt es an zu bluten **(Menstruation)**. Das Myometrium (s. u.) unterstützt durch Kontraktionen die Ausstoßung der Funktionalis. Die Proliferationsphase beginnt schon während der Blutung durch Anstieg des Östrogenspiegels. Die Regeneration der Funktionalis geht von der Basalis aus. Durch mitotische Teilungen der Drüsen, des Oberflächenepithels und der Stromazellen wird die Funktionalis wieder neu aufgebaut. Die Drüsen haben zunächst einen gestreckten Verlauf, da sie aber schneller wachsen als das sie umgebende Stroma, zeigen sie in der späteren Proliferationsphase einen geschlängelten Verlauf (❚ Abb. 4). Die Sekretionsphase wird durch die luteale Phase des ovariellen Zyklus beeinflusst. Das im Corpus luteum sezernierte Progesteron beeinflusst die Glykogen- und Glykoproteinbildung in den Drüsenzellen des Str. functionale. In den Zellen des Drüsenepithels finden sich nun **retronukleäre Glykogenvakuolen** (Glykogenablagerungen, die unter dem Lichtmikroskop wie Vakuolen aussehen), die das basal liegende Zytoplasma in Standardfärbungen blass erscheinen lässt. Die Vakuolenbildung erreicht am 4. Tag nach der Ovulation ihr Maximum und nimmt dann ab. Die Drüsen nehmen allmählich eine **sägeblattartige Form** (❚ Abb. 5) an, ihr Lumen wird weiter und enthält Sekret (v. a. die im Drüsenepithel produzierten Glykoproteine). Das Drüsenepithel ist in Falten aufgeworfen. Im Interstitium des Str. functionale entwickelt sich ein interstitielles Ödem, und die Stromazellen häufen Glykogen und Lipide für eine möglicherweise anstehende Schwangerschaft an, was sie aufgedunsen erscheinen lässt **(Pseudodezidualzellen)**. Die Arterien, die aufgrund ihres spiraligen Verlaufs als **Spiralarterien** bezeichnet werden, wachsen hormonabhängig von basal in das Str. functionale ein. Zum Ende der Sekretionsphase kontrahieren die Spiralarterien aufgrund abfallender Hormonspiegel und können die Funktionalis nicht mehr mit Blut versorgen: Die Desquamationsphase beginnt.

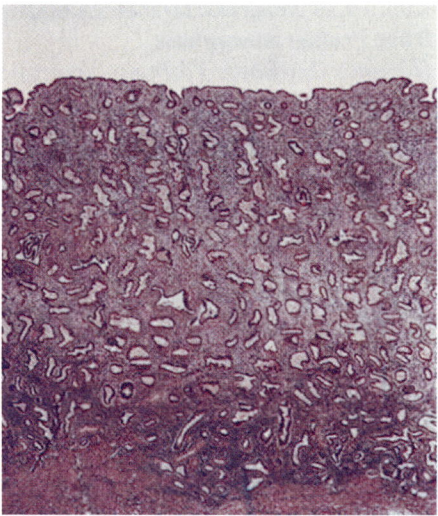

❚ Abb. 5: Endometrium in der frühen Sekretionsphase. [1]

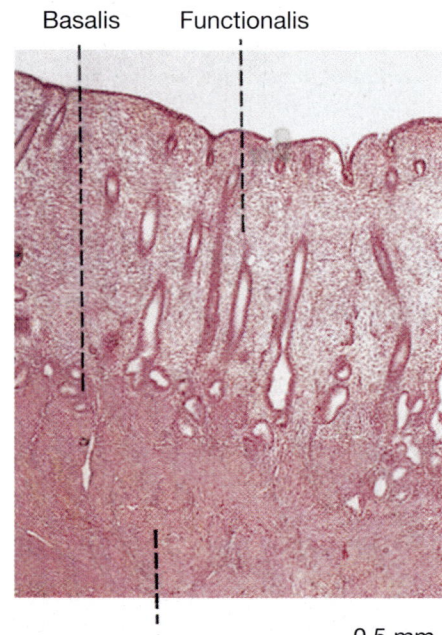

❚ Abb. 4: Endometrium in der Proliferationsphase. [1]

Das **Myometrium** stellt eine 1,5–2 cm dicke Schicht aus longitudinal, schräg und zirkulär verlaufenden glatten Muskelzellen dar. Die im nichtschwangeren Uterus 20–50 µm langen Muskelzellen verändern sich im schwangeren Uterus durch Hyperplasie und Hypertrophie und erreichen eine Länge von 600 bis 800 µm. Untereinander sind die Muskelzellen durch Gap junctions verbunden, die in der Schwangerschaft an Zahl zunehmen und Grundlage der Erregungsausbreitung der durch Oxytocin gesteuerten Wehentätigkeit sind. Zwischen den Muskelzellen finden sich viele Blutgefäße. Das Myometrium gliedert sich in drei Schichten: das **Str. subvasculosum**, das **Str. supravasculosum** sowie das zwischen beiden liegende **Str. vasculosum**, das besonders gefäßreich ist. Das **Perimetrium** besteht aus einer Serosa und einer schmalen Bindegewebsschicht. Seitlich geht das Perimetrium in die **Ligg. lata** über. Am kaudalen Pol geht das Corpus uteri in den **Isthmus uteri** über, dessen Endometrium kaum am Zyklus beteiligt und daher auch flacher (ähnlich der Basalis) ist. Das Myometrium enthält hier weniger Gefäße. Am inneren (histologischen) Muttermund geht der Isthmus in die **Cervix uteri (Zervix)** über. Die

Schleimhaut der Zervix ist in Falten **(Plicae palmatae)** aufgeworfen, dazwischen finden sich **tubulöse Drüsen**. Sie ist von hochprismatischem Epithel überzogen, das **schleimbildende Zellen** und wenige basal gelegene **Reservezellen** enthält. Erstere produzieren ein gegen Infektionen schützendes alkalisches Sekret, das viskös ist. Während der Ovulation wird dieser Schleim dünnflüssig sowie fadenziehend („spinnbar") und begünstigt den Durchtritt der Spermien. Das Endometrium der Zervix ändert im Gegensatz zu jenem im Corpus uteri während des Menstruationszyklus sein Aussehen kaum. Die **Portio vaginalis cervicis (Portio)** ist der in die Vagina hineinhängende Bereich der Zervix. In ihrem Zentrum mündet mit dem **äußeren Muttermund** der Zervikalkanal. Vor der Pubertät und nach der Menopause ist sie ausschließlich von mehrschichtig unverhorntem Plattenepithel (wie auch die Vagina, s. u.) überzogen. Unter dem Einfluss der ovariellen Hormone reicht das Zervixepithel während der reproduktiven Phase bis auf die Portiooberfläche, und die scharfe Grenze zum Plattenepithel wandert nach kaudolateral. In dem sog. **ektropionierten** Bereich der Zervikalschleimhaut kann es zu Plattenepithelmetaplasien kommen. Er wird deshalb auch als Umwandlungszone bezeichnet. Das **Myometrium** enthält weniger Muskelzellen als im Corpus uteri, und ein Perimetrium fehlt hier.

Klinik
Der Verschluss ektropionierter Zervixdrüsen durch die Plattenepithelmetaplasie der Umwandlungszone kann zu einem Sekretstau führen, wodurch die Drüsen zu **Retentionszysten** anschwellen, die als **Ovula Nabothi** bezeichnet werden. Mit etwa 15/100 000 Neuerkrankungen pro Jahr ist das **Zervixkarzinom** eine häufige Erkrankung der Umwandlungszone. Es handelt sich meist um ein Plattenepithelkarzinom, dessen Auslöser in der Mehrzahl der Fälle eine Infektion mit Papillomaviren ist (v. a. durch die Typen 16, 18, 31 und 33). Vorstufe ist eine Epitheldysplasie, die in den zytologischen Vorsorgeuntersuchungen erfasst werden kann. Gegen einen Teil der auslösenden Viren steht seit Neuestem eine Impfung zur Verfügung.

Vagina

Funktion
Die **Vagina** (**Kolpos**, Scheide) ist ein ca. 8–12 cm langer muskulärer Schlauch. Sie stellt das weibliche Beischlaforgan dar, dient als Geburtskanal und schützt mit ihrem sauren Milieu vor aufsteigenden Infektionen.

Histomorphologie
Die Wand der Vagina setzt sich aus drei Schichten zusammen: Mukosa, Muskularis und Adventitia. Die Mukosa besteht aus mehrschichtigem unverhorntem Plattenepithel und einer Lamina propria aus lockerem Bindegewebe. Das mehrschichtige unverhornte Plattenepithel ist aus vier Schichten aufgebaut: **Str. basale, Str. parabasale, Str. intermedium** und **Str. superficiale**. Die Mukosa enthält keine Drüsen, ist aber auf ihrer Oberfläche von Schleim bedeckt, der entweder aus dem Gebärmutterhals oder als Transsudat aus dem Epithel stammt. In der lutealen Phase des ovariellen Zyklus werden die oberflächlichen Zellen des Epithels abgeschilfert. Das Glykogen dieser Zellen dient den **Döderlein-Bakterien** zur Herstellung von Milchsäure, die der Vagina ihr saures Milieu (pH 4–5) verleiht.

Klinik
Als **Kolpitis** wird eine Entzündung der Scheide bezeichnet. Sie geht häufig mit **Fluor** (Ausfluss) einher. Häufige Auslöser sind Hefepilze wie ***Candida albicans.***

Vulva

Histomorphologie und Funktion
Die Vulva (äußeres Genitale) besteht aus der Klitoris, den Labia majora pudendi und den Labia minora pudendi (große und kleine Schamlippen). Die Klitoris liegt zwischen den kleinen Schamlippen über der Urethralöffnung. Sie ist dem Penis homolog und enthält wie dieser einen Schwellkörper (entspricht dem Corpus cavernosum). Die Labia majora pudendi sind pigmentierte, fettzellreiche, außen behaarte Hautwülste, die ekkrine und apokrine Schweiß- sowie Talgdrüsen enthalten. Die Labia minora pudendi sind im Gegensatz zu den Labia majora pudendi fettgewebsfrei und unbehaart. Sie besitzen einen Schwellkörper, der dem Corpus spongiosum des Penis homolog ist. Innen besitzen sie ein mehrschichtiges unverhorntes Plattenepithel und außen ein schwach verhorntes Plattenepithel. Auf den Labia minora pudendi münden die tubuloalveolär verzweigten **Bartholin-Drüsen.** Sie entsprechen den Bulbourethraldrüsen des Mannes, und der von ihnen produzierte Schleim dient als Gleitmittel beim Geschlechtsverkehr.

Klinik
Das **Vulvakarzinom** ist ein Malignom des hohen Lebensalters (60.–80. Lebensjahr). Es handelt sich meist um ein (verhornendes) Plattenepithelkarzinom mit besonders schlechter Prognose für die Patientin.

Zusammenfassung
- Das Aussehen der Uterusdrüsen lässt auf die Phase im weiblichen Zyklus schließen.
- Nur das Str. functionale des Uterus nimmt am zyklischen Geschehen teil.
- Bei geringer Vergrößerung bestehen Verwechslungsmöglichkeiten des Eileiters mit der Samenblase und dem Ductus choledochus.

Von der Befruchtung der Eizelle bis zur reifen Plazenta

Entwicklungsschritte bis zur reifen Plazenta und Histogenese

Die Befruchtung der Eizelle (**Fertilisation, Konzeption**) findet i. d. R. in der Ampulle der Tuba uterina statt. Die dazu nötigen Spermien steigen durch Uterus und Tube auf und machen im Milieu des weiblichen Genitaltrakts Veränderungen durch, die es ihnen erlauben, in die Oozyte einzudringen (**Kapazitation**). Dort angekommen, vollzieht sich dann die **Imprägnation** (Eindringen) des schnellsten Spermiums in die Oozyte mit folgenden Schritten:

- Durchdringen der Corona radiata und Bindung an Glykoproteine der Zona pellucida
- Auslösung der **Akrosomreaktion** mit Freisetzung akrosomaler Enzyme
- Penetration und Passieren der Zona pellucida
- Fusion der Plasmamembran des sich nun im **perivitellinen Spalt** befindlichen Spermiums mit jener der Oozyte und Einsinken des Spermieninhalts in die Oozyte
- Freisetzung der **Rindengranula** der Oozyte, deren Inhaltsstoffe die Zona pellucida so verändern, dass sie kein zweites Spermium passieren kann (**Polyspermieblock**).

In der Oozyte wird jetzt die 2. Reifeteilung abgeschlossen, alle Inhaltsstoffe des Spermiums außer dem Chromatin werden enzymatisch aufgelöst, je ein haploider mütterlicher und väterlicher **Vorkern** wird gebildet, die eine gemeinsame Mitosespindel formen und das Zentrum der **diploiden Zygote** darstellen. Die Zygote wandert (noch umgeben von Corona radiata und Zona pellucida) zum Uterus und macht dabei erste mitotische Teilungen (**Furchungen**) durch, bei denen die Tochterzellen (**Blastomeren**) immer kleiner werden. Bis zum 8-Zell-Stadium sind alle Zellen **totipotent**. Etwa nach vier Tagen, im 16-Zell-Stadium (**Morula**, Maulbeere), wird der Uterus erreicht. Ein Teil der Blastomeren differenziert sich in den **Trophoblasten**, der andere in den **Embryoblasten**. Etwa ein Tag später verliert der Zellhaufen Corona und Zona, und in seinem Zentrum entsteht ein flüssigkeitsgefüllter Spaltraum, die **Blastozystenhöhle**, deren äußere Begrenzung der Trophoblast ist. Der Zellhaufen, der den **pluripotenten** Embryoblasten darstellt, klebt nun an der Innenseite des Trophoblasten. Etwa am 6. Tag nach der Befruchtung kommt es zur **Implantation** des Keimlings in die Uterusschleimhaut. Der Trophoblast gliedert sich jetzt in einen **Synzytiotrophoblasten** (Synzytium, das durch den Kontakt zu mütterlichem Gewebe entsteht) und einen **Zytotrophoblasten** (liefert Zellnachschub für den Synzytiotrophoblasten). Der Synzytiotrophoblast wächst durch das Epithel in das Stroma der Schleimhaut vor. In ihm entstehen **Lakunen** (Spalträume des späteren **intervillösen Raums**), und er eröffnet mütterliche Gefäße. Stromazellen der Funktionalis entwickeln sich als Reaktion auf die Implantation zu glykogen- und lipidreichen **Deziduazellen**, deren Inhaltsstoffe dem jungen Keim als Nahrung dienen. Die Funktionalis wird jetzt auch als **Dezidua** bezeichnet. Parallel dazu entwickeln sich in der 2. Woche nach Konzeption aus dem Embryoblasten **Epiblast** und **Hypoblast** (zweiblättrige Keimscheibe). Ein über dem Epiblasten entstehender Spaltraum wird durch Zellen aus diesem umkleidet. Es entsteht die **Amnionhöhle**. Der Hypoblast bringt das **Dottersackepithel** hervor, das während der 2. Woche die Blastozystenhöhle epithelial auskleidet. Durch die Umkleidung wird daraus der **Dottersack**. Außerdem geht aus ihm sowie zu einem geringen Teil auch aus dem Epiblasten das **extraembryonale Mesoderm** hervor, das innerhalb vom Zytotrophoblasten die gesamte Keimscheibe umwächst und das Dottersackepithel unterfüttert. Die im extraembryonalen Mesoderm durch Spaltbildung entstehende **Chorionhöhle** trennt das Mesoderm in ein parietales Blatt, das zusammen mit den beiden Teilen des Trophoblasten das **Chorion** (embryonaler Teil der späteren Plazenta) bildet, und ein viszerales Blatt, das Keimscheibe und Amnionhöhle überzieht. Beide sind letztlich nur noch über den **Haftstiel**, die spätere **Nabelschnur**, verbunden. In der 3. Woche nach Konzeption entstehen aus dem Epiblasten die drei Keimblätter **Ektoderm**, **Mesoderm** und **Entoderm** sowie die **Urkeimzellen** (Gastrulation). Parallel zur Entwicklung der Keimscheibe zum **Embryo** (4.–8. EW) und **Fetus** (9.–38. EW) entwickelt sich auch dessen Lebensraum: In die mit mütterlichem Blut gefüllten Lakunen wächst das Chorion vor (**Chorionzotten**): Zunächst bestehen die Zotten nur aus Trophoblastanteilen (**Primärzotten**), in die dann extraembryonales Bindegewebe (**Sekundärzotten**) und schließlich Blutgefäße einwachsen, die über den Haftstiel Anschluss an intraembryonale Blutgefäße bekommen (**Tertiärzotten**). Die Zotten verzweigen sich immer weiter. Zunächst entstehen **Stammzotten**, aus denen **Intermediär-** und schließlich **Terminalzotten** hervorgehen. An sog. **Haftzotten** überholt der Zytotrophoblast den Synzytiotrophoblasten und verbindet sich über **Nitabuch-Fibrinoid** (ähnlich der Matrix der Basallamina) mit der Dezidua. Dieser Teil des Trophoblasten wird als **extravillöser Trophoblast** bezeichnet. Er bildet die **Zytotrophoblastschale**. Sie stellt die basale Begrenzung der embryonalen Plazenta dar und lässt nur mütterliche Spiralarterien und abführende Venen in die und aus den Lakunen (den **intervillösen Raum**) passieren, die vom Synzytiotrophoblasten ausgekleidet sind. Während die Zotten am Embryonalpol wachsen (**Chorion frondosum, Chorionplatte**), bilden sie sich in allen übrigen Bereichen zurück (**Chorion laeve**). Die unter dem Chorion frondosum liegende **Decidua basalis** bildet den mütterlichen Anteil der Plazenta. Zusammen mit der Zytotrophoblastschale formt sie die **Basalplatte**. Die Übergangszone zwischen Decidua basalis und Zytotrophoblastschale wird als **fetomaternale Durchdringungszone** bezeichnet. Andere Deziduabereiche (**Deciduae capsularis** und **parietalis**) sind nicht an der Plazentabildung beteiligt. Parallel dazu vergrößert sich die mit **Fruchtwasser** gefüllte **Amnionhöhle**, umwächst den Embryo, lässt die Chorionhöhle obliterieren und legt sich außen dem Haftstiel an (jetzt als **Nabelschnur** bezeichnet).

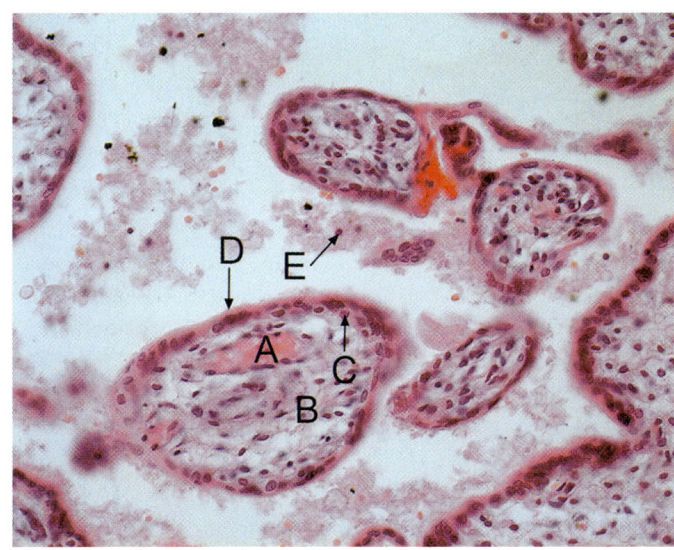

Abb. 1: Tertiäre Plazentazotte (A = fetales Blutgefäß, B = mesenchymales Zottenstroma, C = Zytotrophoblast, D = Synzytiotrophoblast, E = mütterliche Zellen im intervillösen Raum; H. E. bei hoher Vergrößerung). [6]

Plazenta und Nabelschnur

Histomorphologie

Die reife Plazenta (Mutterkuchen) ist ein 15–20 cm großes und ca. 500 g schweres scheibenförmiges Organ. Sie hat sich bis zur 13. SSW vollständig entwickelt **(definitive Plazenta)** und besteht aus der zum Embryo gehörenden Chorionplatte, der überwiegend mütterlichen Basalplatte und dem intervillösen Raum, der ca. 150 ml mütterliches Blut enthält. Die aus der Basalplatte emporragenden Plazentasepten unterteilen die Plazenta unvollständig in mehrere Bereiche **(Kotyledonen)**.

> Die Basalplatte, die Chorionplatte und das Zottensystem sind an der Oberfläche, die Kontakt zum mütterlichen Blut hat, mit Synzytiotrophoblasten ausgekleidet.

Die Chorionplatte ist an ihrer embryonalen Seite mit einschichtigem isoprismatischem Amnionepithel und zum intervillösen Raum vom Trophoblasten umkleidet. Sie enthält Äste der zwei Aa. umbilicales und der V. umbilicalis sowie extraembryonales Mesenchym. Die von der Chorionplatte ausgehenden Zotten haben eine Gesamtoberfläche von **10–14 m²**. Von zentralem Interesse sind die **Terminalzotten** (Abb. 1): Sie sind im ersten Drittel der Schwangerschaft von einem zweischichtigen Epithel bedeckt: Die zum intervillösen Raum gerichtete Schicht ist der mikrovillibesetzte, stark basophile Synzytiotrophoblast mit darunter liegenden helleren Zytotrophoblastzellen (hier als **Langhans-Zellen** bezeichnet). Letztere verbrauchen sich im Laufe der Schwangerschaft, und es entstehen Lücken im Epithel, die durch Serumfibrin aus dem mütterlichen Blut aufgefüllt werden **(Langhans- oder Rohr-Fibrinoid)**. Sie sollen die Plazentaschranke (s. u.) aufrechterhalten. Unter dem Epithel findet sich extraembryonales Mesenchym, in dem die sog. **Hofbauer-Zellen** (Makrophagen) vorkommen. Zwischen dem mütterlichen Blut im intervillösen Raum und dem fetalen Blut in den Zotten befindet sich die **Plazentaschranke**.

> Die Plazentaschranke besteht aus Synzytiotrophoblast, Zytotrophoblastzellen (in der Frühschwangerschaft), Basallamina des Trophoblasten, Bindegewebe der Zotten, Basallamina der fetalen Kapillare und kontinuierlichem Endothel der Zottenkapillaren.

Die 50–60 cm lange Nabelschnur besteht aus gallertigem Bindegewebe **(Wharton-Sulze)**, enthält die zwei Aa. umbilicales und die V. umbilicalis und hat eine Oberfläche aus Amnionepithel.

Funktion

Die Plazenta dient dem Stoffaustausch zwischen mütterlichem und fetalem Blut, der Ernährung und dem Wachstum des Embryos bzw. Fetus. Daneben produziert ihr Synzytiotrophoblast Hormone, die für den Fortgang der Schwangerschaft wichtig sind **(Chorionsomatomammotropin** bzw. **HPL** [humanes plazentares Laktogen], **HCG, Östrogene, Progesteron)**. Die Nabelschnur stellt die Verbindung des embryonalen/fetalen Kreislaufs mit der Plazenta her.

Klinik

Einige Infektionserreger (z. B. Rötelnviren) können bei einer Primärinfektion der werdenden Mutter die Plazentaschranke passieren und schwere **Embryo- und Fetopathien** auslösen, die von **Fehlbildungen** bis hin zum **Tod** des Ungeborenen reichen können.

Zusammenfassung

- Am Ende der Schwangerschaft besteht die Plazentaschranke nur noch aus Synzytiotrophoblast, Kapillarendothel und den dazwischen liegenden Basallaminae und ist nur noch bis zu 3,5 µm weit.
- Eine wichtige Differentialdiagnose bei der Betrachtung der Plazentazotten ist der Plexus choroideus.

Haut mit Rezeptoren und Anhangsgebilden I

Histogenese

Die Keratinozyten der Epidermis sind ektodermaler Herkunft. In der Epidermis liegende Melanozyten und Merkel-Zellen entstammen der Neuralleiste, Langerhans-Zellen sind mesodermaler Herkunft und leiten sich von Blutstammzellen ab. Dermis und Subkutis entstammen Mesoderm und im Kopfbereich der ektodermalen Neuralleiste. Haare und Nägel sind ektodermale Produkte, genau wie die Milch-, Schweiß- und Talgdrüsen, die als ektodermale Knospen in die Tiefe wachsen.

Haut und Hautrezeptoren

Funktion

Die Haut bietet dem Körper Schutz vor chemisch-toxischen, mechanischen und thermischen Schäden und fungiert als Diffusionsbarriere gegen den ungehinderten Durchtritt von Wasser. Daneben wirkt sie bei der Abwehr vor Krankheitserregern und zusammen mit den Schweißdrüsen bei der Thermoregulation mit. Durch Druck-, Schmerz- und Temperaturrezeptoren dient sie der Sinneswahrnehmung. Des Weiteren ist sie ein Energiespeicher. Unter dem Einfluss des Sonnenlichts ist es ihr sogar möglich, Vitamin D zu synthetisieren.

Histomorphologie

Die Haut ist eines der größten Organe des menschlichen Organismus. Sie bietet eine Gesamtoberfläche von ca. **1,7 – 2 m²** und ist bis zu 5 kg schwer. Man unterscheidet:

▶ **Felderhaut** (■ Abb. 1) bedeckt den größten Teil des Körpers und bildet in der Aufsicht viele polygonale (vieleckige) Felder. Sie besitzt Haare, ekkrine und z. T. auch apokrine Schweißdrüsen sowie Talgdrüsen.

▶ **Leistenhaut** findet sich dagegen nur auf den Palmar- und Plantarflächen. Sie ist durch genetisch determinierte längs und quer verlaufende Rinnen gekennzeichnet, die bei jedem Individuum verschieden sind und damit kriminaltechnisch in Form des Fingerabdrucks genutzt werden. In der Leistenhaut sind weder Haare noch Talg- und apokrine Schweißdrüsen zu finden. Lediglich ekkrine Schweißdrüsen sind hier in hoher Zahl vorhanden.

Abgesehen davon besitzt die Haut folgenden allgemeinen Feinbau:

▶ **Kutis:** Sie setzt sich aus der oberflächlich gelegenen epithelialen Epidermis und der darunter gelegenen bindegewebigen Dermis zusammen. Die **Epidermis** (Oberhaut) besitzt in der Felderhaut eine Dicke von 50 – 100 µm, an der plantaren Leistenhaut kann sie sogar bis zu 1 mm dick sein. Sie weist ein epitheliales Grundgerüst auf, das 90% der Epidermis ausmacht. Dieses besteht aus sog. **Keratinozyten,** die ein mehrschichtig verhornendes Plattenepithel ausbilden. Die Zellen sind untereinander durch Gap junctions und Desmosomen verbunden. An den Desmosomen inserieren intrazellulär reichlich **Tonofilamente (Zytokeratinfilamente).** Sie produzieren eine Reihe antimikrobieller Wirkstoffe (z. B. β-Defensine), Hormone (z. B. α-MSH) und Zytokine (z. B. TNF-α). Die Epidermis weist folgende Schichtung auf:

– **Str. basale** (Basalzellschicht): Bei dieser untersten Schicht der Epidermis handelt es sich um eine Lage kubischer Zellen, die einer Basalmembran aufliegen. Hier finden sich die Stammzellen der Epidermis, und hier vollzieht sich die mitotische Vermehrung der Keratinozyten.

– **Str. spinosum** (Stachelzellschicht): Diese eosinophile Schicht besteht aus ca. drei bis fünf Zelllagen. Aufgrund artifizieller Schrumpfung, aber bestehen bleibender desmosomaler interzellulärer Kontakte erscheinen die Zellen stachelig. Von basal nach apikal werden die Zellen der einzelnen Zelllagen immer flacher.

– **Str. granulosum** (Körnerzellschicht): Dieser etwa dreischichtige stark basophile Bereich ist gekennzeichnet durch das Vorhandensein von sog. **Keratohyalingranula** und das ultrastrukturelle Vorliegen von **Odland-Körperchen** (Lamellenkörper), in denen polare Lipide gespeichert werden, die durch Exozytose in den Extrazellularraum abgegeben werden und ihn abdichten. Außerdem sind die Keratinozyten hier nicht nur durch Gap junctions und Desmosomen, sondern zusätzlich durch **Tight junctions** miteinan-

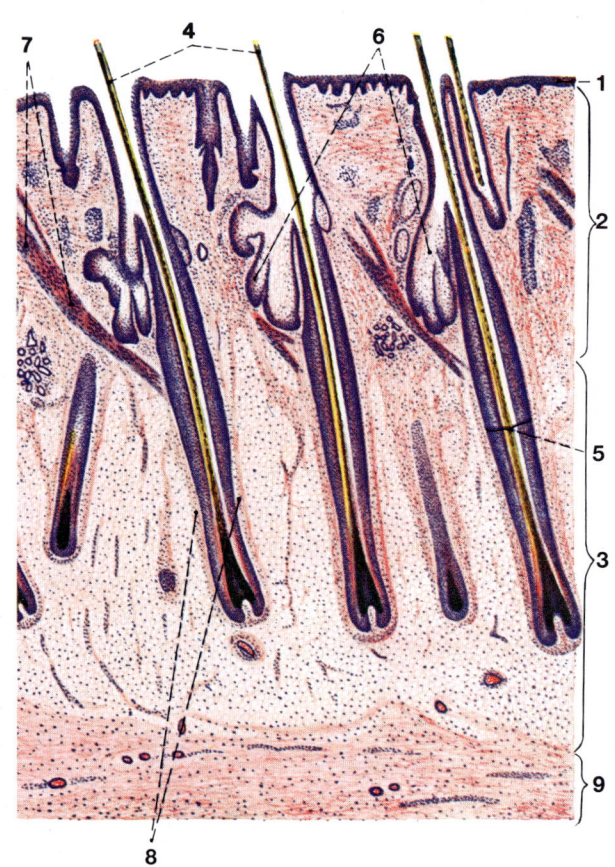

■ Abb. 1: Felderhaut (Nachzeichnung; 1 = Epidermis, 2 = Dermis, 3 = Subkutis, 4 = Haarschaft, 5 = Haarfollikel, 6 = Talgdrüsen, 7 = M. arrector pili, 8 = Haarbalg, 9 = Galea aponeurotica; 20fach). [10]

der verbunden. Des Weiteren sind die Zellen noch platter als im oberen Str. spinosum.
- **Str. corneum** (Hornzellschicht): Durch Abgabe von Zellkern und Organellen entstehen die hier liegenden toten, stark eosinophilen und besonders flachen **Hornzellen**. Diese Schicht beinhaltet in der Felderhaut bis zu 25 und in der Leistenhaut sogar bis zu 100 Zelllagen. In letzterer existiert außerdem noch ein sog. **Str. lucidum** zwischen Str. granulosum und Str. corneum, eine stark eosinophile Übergangsschicht zwischen Keratinozyten und Hornzellen.

Vom Str. basale bis zum Str. corneum machen die Zellen eine ca. vier Wochen dauernde Wanderung und Differenzierung durch, bis sie als Hornzellen abgeschilfert werden. Die Verhornung beginnt im oberen Str. spinosum/unteren Str. granulosum. Intrazellulär bilden sich große Proteinkonglomerate, die mit den Tonofilamenten verkleben. Die dabei entstehenden Komplexe erscheinen lichtmikroskopisch als Keratohyalingranula. Durch weitere Aggregation der Proteinkomplexe mit den Tonofilamenten entsteht schließlich das Keratin, das der Epidermisoberfläche Schutz gegen mechanische und chemische (v. a. Säuren) Stressoren verleiht und gemeinsam mit den polaren Lipiden und den Tight junctions (s. o.) als Diffusionsbarriere wirkt. Neben den Keratinozyten finden sich in der Epidermis weitere Zelltypen:
- **Melanozyten** finden sich durch Desmosomen verbunden gemeinsam mit den Keratinozyten innerhalb der Basalmembran. Sie synthetisieren in ihren **Melanosomen** (spezielle Zellorganellen) zwei verschiedene Melanintypen, das **Eumelanin** und das **Phäomelanin**. Beide werden von den Zellen exozytiert und durch eine Art Phagozytose in die Keratinozyten der Epidermis und der Haarfollikel aufgenommen. Da das Melanin UV-Strahlen absorbiert, schützt es die sich teilenden basalen Keratinozyten vor UV-Schäden des Genoms und wirkt so einem Untergang oder einer malignen Entartung der Zellen entgegen. Durch verzweigte Ausläufer steht ein Melanozyt mit durchschnittlich 30 Keratinozyten im Melaninaustausch (**epidermale Melanineinheit**). Melanozyten werden durch Hormone wie **ACTH** und **α-MSH** aus dem Hypophysenmittellappen und gemeinsam mit Zytokinen wie **TNF-α** aus benachbarten Keratinozyten zur gesteigerten Melaninsynthese stimuliert (z. B. bei erhöhter Sonnenbestrahlung).
- **Merkel-Zellen** finden sich ebenfalls durch Desmosomen verbunden gemeinsam mit den Keratinozyten innerhalb der Basalmembran im Str. basale (allerdings nur in der Leistenhaut). Basal stehen sie mit einem dendritischen Axon in synaptischem Kontakt. Sie dienen der Mechanorezeption (v. a. Druck) und enthalten eletronendichte neurosekretorische Granula. Sie werden dem DNES zugerechnet.
- **Langerhans-Zellen** finden sich im Str. spinosum der Epidermis und ebenfalls in der äußeren epithelialen Wurzelscheide des Haarfollikels. Es handelt sich um antigenpräsentierende Zellen, die von Monozyten abstammen. Ultrastrukturell weisen sie sog. **Birbeck-Granula** auf. Werden sie von Antigenen stimuliert, verlassen sie die Epidermis, wandern in die nächstgelegenen Lymphknoten und stimulieren dort T-Lymphozyten.

Die Basalzellschicht ist mit der darunter gelegenen Dermis durch eine Basalmembran (**dermoepidermale Junktionszone**) fest verbunden. Die an Hyaluronsäure und Proteoglykanen reiche **Dermis** (**Korium**, Lederhaut) besteht aus zwei Bereichen. Der oberste ist die **papilläre Dermis**, die aus lockerem Bindegewebe besteht (mit Kollagen-Typ-I- und -III-Fibrillen und elastischen Fasern). Hier finden sich reichlich freie Bindegewebszellen (z. B. Mastzellen und Plasmazellen) und der Plexus superficialis des Hautblutgefäßsystems sowie erste Lymphkapillaren. Die Epidermis bildet in die Tiefe reichende Zapfen zur papillaren Dermis aus (**epidermale Reteleisten**). Dazwischen finden sich die **Dermispapillen**. Beide dienen der Verzahnung. In den Dermispapillen der Leistenhaut finden sich weiter sog. **Meißner-Tastkörperchen**, eiförmige Gebilde, die sich aus einem zentralen dendritischen Axon und umgebenden Schwann-Zellen sowie einer bindegewebigen Perineuralkapsel zusammensetzen und Berührungsreize vermitteln. Darunter schließt sich die aus straffem Bindegewebe bestehende **retikuläre Dermis** an (mit vielen Kollagen-Typ-I-Fibrillen und elastischen Fasern). Sie enthält den Plexus profundus des Hautblutgefäßsystems, der sich aus Gefäßen der Subkutis speist und mit dem oberflächlichen Plexus in Kontakt steht, sowie **Ruffini-Körperchen,** die Druck registrieren und einen ähnlichen Aufbau wie Meißner-Tastkörperchen zeigen.

▶ Die **Subkutis** (Unterhaut) besteht aus lockerem Bindegewebe, das viele Fettzellen enthält, die als Energiespeicher, Druckpolster und Wärmeisolator wirken. Sie wird von Strängen aus straffem Bindegewebe (**Retinacula cutis**) durchzogen, die die Dermis mit unter der Subkutis liegenden Faszien oder Periost verbinden. Hier finden sich des Weiteren viele Nerven, die mit den o. g. Rezeptoren in Kontakt stehen, Blutgefäße, die die o. g. Plexus speisen und die **Vater-Pacini-Lamellenkörperchen,** die Vibrationen registrieren. Sie gleichen einer quer geschnittenen Zwiebel, ansonsten entspricht ihr Aufbau dem der Meißner-Tastkörperchen.

> Kutis und Subkutis werden gemeinsam als Hautdecke (Integumentum commune) bezeichnet.

Klinik
Eine von den Keratinozyten ausgehende bösartige Erkrankung ist das **Spinaliom** (Spinalzellkarzinom). Von den Melanozyten geht das bösartige **Melanom** (schwarzer Hautkrebs) aus.

Haut mit Rezeptoren und Anhangsgebilden II

Hautdrüsen, Haare und Nägel

Histomorphologie und Funktion

In der Haut finden sich zwei verschiedene Drüsentypen, die Schweiß- und Talgdrüsen. Die **Schweißdrüsen** (Gll. sudoriferae merocrinae) sind unverzweigte schlauchförmige Drüsen, die aus einem aufgeknäuelten Endstück und einem geraden, auf der Hautoberfläche mündenden Ausführungsgang bestehen. Es werden zwei Arten von Schweißdrüsen unterschieden. Die **ekkrinen (kleinen) Schweißdrüsen** kommen überall in der Haut vor, am dichtesten an der Stirn sowie an den Plantar- und Palmarflächen. Das aufgeknäuelte Endstück, der sekretorische Teil, befindet sich in der Dermis. Der Ausführungsgang steigt in die Epidermis auf. Er besteht in der Dermis aus zweischichtigem kubischem Epithel, das dunkler als das der Endstücke ist, und wird in der Epidermis lediglich von Spalträumen zwischen den Keratinozyten gebildet. Das Epithel des englumigen Endstücks enthält drei Zellarten. Die **dunklen Zellen (muköse Zellen)** enthalten viele Sekretgranula. Ihre Funktion ist unklar. Die **hellen Zellen** besitzen Glykogen, das sie hell erscheinen lässt. Sie bilden eine isotone NaCl-Lösung (Primärschweiß). Helle und dunkle Zellen sind nur ultrastrukturell zu unterscheiden. Unter beiden Zelltypen liegen **Myoepithelzellen.** Im Anfangssegment des Ausführungsgangs findet die Na^+-Reabsorption statt, so dass der Endschweiß hypoton ist. Täglich werden durchschnittlich 200 ml Schweiß gebildet, der der Thermoregulation dient. Schweiß ist primär geruchlos, erst durch bakterielle Einwirkung kommt ein Geruch zustande. Für die Schweißsekretion ist der Sympathikus verantwortlich. Neurotransmitter ist hier Acetylcholin. In den Achseln, der Perimamillar- und der Anogenitalregion befinden sich die **apokrinen (großen) Schweißdrüsen (Duftdrüsen),** die ihre Arbeit erst in der Pubertät aufnehmen. Ihre Ausführungsgänge münden in einen Haartrichter. Sie produzieren in ihren weitlumigen Endstücken ein Sekret, dessen Funktion unklar ist. Die **Talgdrüsen** können wie die apokrinen Schweißdrüsen in einen Haartrichter münden, man findet sie aber auch als freie Talgdrüsen im Lippenrot, an der Brustwarze und am äußeren Genitale. Als **Meibom-Drüsen** kommen sie im Augenlid vor. Das Endstück der Talgdrüsen befindet sich in der Dermis und besteht aus Epithelzellen, die traubenförmige Azini bilden. Die Zellen sind, je näher sie dem kurzen Ausführungsgang kommen, mehr und mehr mit Fetttropfen gefüllt, und ihr Zellkern wird pyknotisch. Nach dem Absterben gelangen die Talgdrüsenzellen in den Ausführungsgang und werden zum Sekret (holokrine Sekretion), dem Talg (Sebum). Dieser dient der Einfettung von Haut und Haaren. Talgdrüsen werden durch **Androgene** zu gesteigerter Sekretion stimuliert. Haare (■ Abb. 1, S. 82) dienen der Vermittlung des Tastsinns und der Wärmeisolierung. Sie bestehen grundsätzlich aus:

▶ Dem **Haarschaft,** der aus der Haut herausragt, und der **Haarwurzel,** die unter der Haut liegt
▶ Dem unter der Haut gelegenen **Haarfollikel,** der sich aus den bindegewebigen und epithelialen Wurzelscheiden des Haars zusammensetzt und in dem freie Nervenendigungen, Meißner-Tastkörperchen, Merkel- und Vater-Pacini-Lamellenkörperchen enden.

Der tiefste Bereich der Haarwurzel ist zur **Haarzwiebel** aufgetrieben. Hier liegen wie im Str. basale der Epidermis die sich teilenden Zellen **(Matrixzellen)** und Melanozyten. Am Übergang von der Wurzel und in den Schaft findet sich die **keratogene Zone,** an der sich die kontinuierliche Verhornung vollzieht. Der Schaft gliedert sich in das aus Hornzellen und Lufteinschlüssen zusammengesetzte, innen liegende **Mark** und die aus dicht gepackten pigmentierten Hornzellen aufgebaute **Rinde,** der außen die aus dachziegelartig angeordneten Hornzellen bestehende **Haarkutikula** aufliegt. Das Verhältnis aus Lufteinschlüssen und Pigmentierung bestimmt die Haarfarbe. Der Haarkutikula folgt außen die **innere epitheliale Wurzelscheide** (von innen nach außen mit **Scheidenkutikula, Huxley-** und **Henle-Schicht**), die auf Höhe des Talgdrüsenausführungsgangs und damit der eingesenkten Mündung des Haars auf der Hautoberfläche **(Haartrichter)** endet. Darauf folgt die **äußere epitheliale Wurzelscheide,** die zum einen in die Epidermis und zum anderen in den Ausführungsgang der Talgdrüse übergeht. Kurz unterhalb der Talgdrüse befindet sich in ihr der Wulst, der Stammzellen enthält, von denen nach Ausfall des Haars neue Matrixzellen und damit letztlich neue Haare ausgehen. Hier setzt auch der glatte, sympathisch innervierte M. arrector pili an, der das Haar aufrichtet und die Talgdrüse auspresst. Die äußere epitheliale Wurzelscheide schließt nach außen mit einer **Glashaut** zur **bindegewebigen Wurzelscheide (Haarbalg)** ab, die an der Haarwurzel in die **Haarpapille** übergeht, deren Fibroblasten die Proliferation der Matrixzellen beeinflussen. Haare wachsen ca. 1 cm/Monat und durchlaufen einen Zyklus aus Wachstum (Anagen), Rückbildungsphase (Katagen) und Ruhephase (Telogen). Man unterscheidet **Vellus-** bzw. **fetale Lanugohaare,** die unpigmentiert, marklos, kurz und weich sind (überwiegender Teil der Haare), und **Terminalhaare,** die markhaltig, pigmentiert, lang und hart sind (z. B. Kopfhaare, Schamhaare). **Nägel** bieten Finger- und Zehenkuppen Schutz. Außerdem helfen sie bei der Vermittlung des Tastsinns. Sie bestehen aus einer **Nagelplatte,** die sich aus Hornschuppen zusammensetzt und im **Nagelbett** verankert ist. Die Platte beginnt mit einer proximalen **Nagelwurzel.** Das Nagelbett besteht aus bis zum Knochen reichendem Bindegewebe und Epithel **(Hyponychium),** das mit der Platte verschmolzen ist und nur aus Str. basale und Str. spinosum besteht. Proximal geht das Epithel in die **Nagelmatrix** über, von der das Nagelwachstum ausgeht (0,5 mm/Woche). Die Matrix scheint als weiße **Lunula** durch den proximalen Teil des Nagels hindurch. Die Platte ist lateral vom **Nagelfalz** und proximal von der **Nageltasche** eingefasst, eingestülpten Epidermisbereichen. Nageltasche, Bindegewebe und äußere Epidermis bilden gemeinsam den **Nagelwall,** der distal im Nagelhäutchen **(Eponychium)** endet, das den Raum zwischen Platte und Tasche (den **Nagelfalz**) abdichtet.

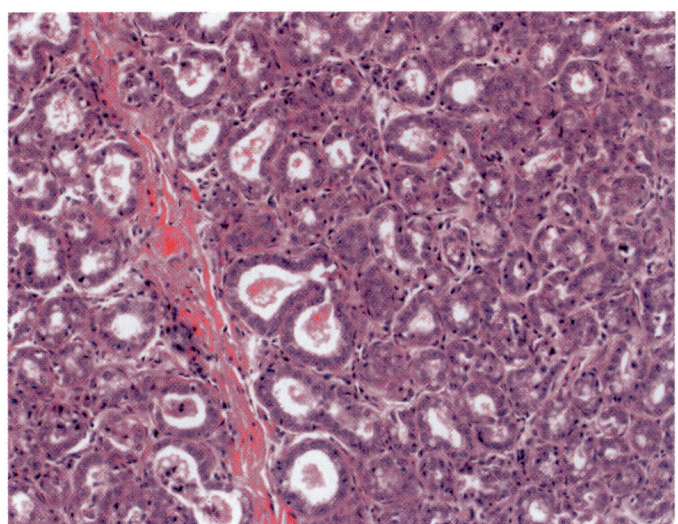

Abb. 2: Mamma lactans (H.E. bei mittlerer Vergrößerung). [6]

Klinik

Bei der **Acne vulgaris** kommt es aufgrund einer gesteigerten Talgproduktion **(Seborrhö)** mit Verlegung des Haartrichters durch Hornzellen zu einer Superinfektion der Talgdrüse durch Bakterien *(Propionibacterium acnes)*. Im Rahmen von Chemotherapien bei Neoplasien resultieren häufig Schädigungen der Haarmatrixzellen, Wachstumsstillstand und ein meist reversibler Ausfall großer Teile der Körperbehaarung.

Brustdrüse

Histomorphologie und Funktion

Die Brustdrüse dient der Laktation (Milchbildung) und der sexuellen Stimulation. Jede Brustdrüse setzt sich aus 12 bis 20 tubuloalveolären Einzeldrüsen **(Lobi)** zusammen, die einzeln auf der Brustwarze münden und in ein bindegewebiges Stroma eingebettet sind. Ein Lobus setzt sich aus mehreren **Lobuli** zusammen. Diese bestehen aus allen **Endstücken** (Azini, Alveolen), die in einen **Ductus terminalis** münden. Lobulus und Ductus terminalis bilden die **TDLU** (terminal duct lobular unit), die funktionelle Untereinheit der Brust, die eigene Stammzellen für den Zuwachs bei Laktation besitzt. Mehrere Terminalduktus münden in einen **Ductus lactiferus**, der über einen **Sinus lactiferus** in einen **Ductus excretorius** auf der Brustwarze übergeht. Das Gangsystem ist bis kurz vor der Mündung auf die Brustwarze von einem zweischichtigen Epithel bedeckt (innen kubische bis hochprismatische Zellen, nach außen Myoepithelzellen). Die Azini haben ebenfalls ein zweischichtiges Epithel (innen kubische, außen Myoepithelzellen). Man unterscheidet:

▶ **Nichtlaktierende Brustdrüse:** Einzelne kleine Lobuli sind in lockeres, kollagenes und plasmazell- sowie blutkapillarreiches Bindegewebe eingebettet (Mantelgewebe, intralobuläres Bindegewebe). Außerhalb des Mantelgewebes finden sich viel kollagenes Bindegewebe und Gruppen von Fettzellen. In der altersatrophen Brust dominiert das Fettgewebe.

▶ **Laktierende Brustdrüse** (Abb. 2): Unter dem Einfluss der Östrogene proliferieren die Gänge der Brust und unter Progesteron und Prolaktin die Azini. Das Bindegewebe tritt quantitativ in den Hintergrund, Azini und Gänge dominieren. In der in den Azini gebildeten Milch dominiert Wasser (88%), gefolgt von Lipiden (4%, durch apokrine Sekretion freigesetzt), Kasein (zusammen mit Ca^{2+} und Phosphat durch Exozytose freigesetzt), IgA (durch Transzytose aus den Plasmazellen des Mantelgewebes freigesetzt) und Ionen (s.o.). Die Milchejektion wird durch Oxytocin aus dem HHL, das auf die Myoepithelzellen wirkt, gefördert. Ursächlich ist meist der Milchejektionsreflex, der durch das Saugen des Säuglings an der Brust ausgelöst wird. Das Saugen führt auch zu einer Aufrechterhaltung der Laktation. Entfällt das Saugen über einen längeren Zeitraum, kommt es zur Involution (Rückbildung) der Drüsenepithelien. Gefüllte und gestaute Azini reißen ein, und ihre Bestandteile werden durch Makrophagen abgeräumt. Der Rest der überflüssigen Azini geht durch Apoptose unter.

Klinik

Von der TDLU geht das **Mammakarzinom** aus, ein bösartiger Tumor, der bei 10–15% aller Frauen in den Industrienationen auftritt.

Zusammenfassung

✗ Differentialdiagnose Schweißdrüsen: Ekkrine Schweißdrüsen haben englumige Endstücke und münden auf der Epidermisoberfläche, apokrine Schweißdrüsen haben weitlumige, stärker aufgeknäuelte Endstücke und münden in Haartrichtern.

✗ Histologische Differentialdiagnosen zur laktierenden Mamma können Prostata und Schilddrüse sein.

Endokrinium I

Endokrine Drüsenzellen finden sich über den gesamten menschlichen Organismus verstreut. Sie besitzen eine Reihe von Gemeinsamkeiten:

▶ Sie produzieren **Hormone (Inkrete),** die auf Entwicklung und Wachstum, Fortpflanzung und Stoffwechsel Einfluss nehmen bzw. diese Vorgänge grundlegend steuern.
▶ Sie besitzen im Gegensatz zu exokrinen Drüsenzellen kein Ausführungsgangsystem. Dafür verfügen sie über eine ausgedehnte Blutgefäßversorgung, die es ermöglicht, die produzierten Hormone schnell im ganzen Organismus zu verteilen. Die einzelnen Kapillaren sind fenestriert, was den Übertritt der Hormone in die Blutbahn weiter begünstigt.
▶ Alle endokrinen Drüsenzellen leiten sich vom (Neuro-)Ektoderm ab.

Teilweise bilden diese endokrinen Zellen eigenständige Organe (Hypophyse, Nebenniere, Nebenschilddrüse und Schilddrüse). Andererseits findet man sie als Teil von Organen, die weitere Funktionen für den Organismus übernehmen, entweder in Form abgrenzbarer Zellnester (in Hoden, Pankreas oder Ovar) oder diffus als Einzelzellen inmitten des eigentlichen Organparenchyms. Diese Zellen werden aufgrund morphologischer Ähnlichkeiten mit Neuronen neuroendokrine Zellen genannt. Gehäuft findet man sie im Atmungstrakt und MDT. In ihrer Gesamtheit bezeichnet man sie als diffuses neuroendokrines System (DNES). Die von endokrinen Drüsenzellen produzierten Hormone lassen sich fünf Klassen zuordnen:

▶ **Aminosäurederivate** (z. B. Katecholamine und Schilddrüsenhormone)
▶ **Peptide** (z. B. Oxytocin und Vasopressin)
▶ **Proteine** (z. B. Insulin und Glukagon)
▶ **Glykoproteine** (z. B. Gonadotropine)
▶ **Steroidabkömmlinge** (z. B. Androgene)

Abgegrenzte endokrine Organe produzieren häufig mehr als nur ein Hormon. Zur Regulation der Hormonsynthese und -ausschüttung stehen dem Organismus prinzipiell drei verschiedene Mechanismen zur Verfügung:

▶ Stimulierung der Hormonsynthese durch Hormone aus einer übergeordneten endokrinen Drüse. Das dann ausgeschüttete Hormon bremst durch **negative Rückkopplung** zunächst die Sekretion der Hormone der übergeordneten Drüse und damit letztendlich die eigene Sekretion. Dieser Mechanismus betrifft z. B. die Hormone der Hypothalamus-Hypophysenvorderlappen-Nebennierenrinden-Achse.
▶ Durch Abnahme von Blutparametern wie Glukose und Kalzium kommt es zur Sekretionszunahme der entsprechenden Hormone (z. B. Insulin und Parathormon). Der damit einhergehende Anstieg der Parameter führt über eine negative Rückkopplung an den Rezeptoren der endokrinen Drüsenzellen zur Abnahme der Sekretion der entsprechenden Hormone.

▶ Durch neuronale Innervation einiger endokriner Drüsenzellen kommt es zur Ausschüttung der Hormone. Die Beendigung der neuronalen Transmission beendet dann auch die Sekretion der entsprechenden Hormone. Dieser Mechanismus gilt für die endokrinen Zellen des HHL und des NNM.

Für die Funktionsweise einzelner endokriner Drüsenzellen und ihrer Hormone werden drei Mechanismen unterschieden:

▶ Hydrophobe (lipophile) Hormone (Androgene, Kortisol, Östrogene und Progesteron) werden nur akut auf einen Reiz hin im gER und in den tubulären Mitochondrien der endokrinen Drüsenzellen produziert und durchdringen dann die Plasmamembran der sie produzierenden Zelle ungehindert. Die Drüsenzelle speichert die Ausgangssubstanz für ihre Hormonsynthese, Cholesterin, in Form eines Esters in ausgedehnten Lipidtropfen. Lipophile Hormone binden an spezifische Rezeptoren (Bindungsstellen) **in** ihren Zielzellen (Zyto- und Karyoplasma) und regulieren letztendlich die Transkription ihrer Zielzellen herauf.
▶ Hydrophile Hormone (Katecholamine, Peptide, Proteine und Glykoproteine) werden zunächst in Form eines **Präprohormons** im rER synthetisiert, das durch Abspaltung der Signalfrequenz, Modifizierung und Verpackung im Golgi-Apparat zum **Prohormon** wird. Durch Proteinkonvertasen und einen sauren pH-Wert entstehen anschließend in den Sekretgranula (Speichergranula) die wirksamen Hormone, die dann auf einen Reiz hin (s. o.) durch Exozytose zur Ausschüttung kommen. Hydrophile Hormone binden an spezifische Rezeptoren **auf** ihren Zielzellen.
▶ Schilddrüsenhormone nehmen eine Sonderrolle ein. Obwohl sie lipophil sind, werden sie in großen Mengen in Form des Kolloids (ein Makromolekül) im Schilddrüsenfollikel gespeichert. Die Wirkung auf ihre Zielzellen entspricht der bei den hydrophoben Hormonen beschriebenen.

> Endokrine Drüsenzellen, die lipophile Hormone produzieren, zeigen unter dem EM viele Fetttropfen, viel gER und Mitochondrien vom tubulären Typ. Hydrophile hormonproduzierende Drüsenzellen sind hingegen reich an rER, Golgi-Zisternen, Mitochondrien vom Cristatyp und charakteristischen Sekretgranula, anhand deren sich Rückschlüsse auf die enthaltenen Hormone ziehen lassen.

Histogenese

So vielfältig die Anteile des Endokriniums sind, so verschiedenartig ist auch die entwicklungsgeschichtliche Herkunft der einzelnen Anteile:

▶ **Hypothalamus-Hypophysen-Achse:** Als Teil des Dienzephalons entstammt der Hypothalamus dem **Neuroektoderm.** Für die Neurohypophyse gilt Ähnliches: Sie entsteht als Ausstülpung des Hypothalamus **(Processus infundibularis)** und geht damit ebenfalls aus dem Neuroektoderm hervor. Die Eminentia mediana nimmt den gleichen Ursprung. Die Adenohypophyse entwickelt sich aus epithelialen Anteilen der **Mundbucht.** Als umschriebenes Divertikel **(Rathke-Tasche)** wächst die Anlage zum Dienzephalon empor, verliert durch starke Proliferation ihr Lumen und verschmilzt mit der Neurohypophyse. Gewöhnlich verliert sie ihre Verbindung zum Rachendach.

> Gelegentlich lassen sich auch beim Erwachsenen histologisch Kolloidzysten, von kubischem Epithel umkleidete Hohlräume, im Mittellappen sichern, die als Residuen der Rathke-Tasche gedeutet werden. Gelegentlich finden sich durch gestörte Wanderungsvorgänge Anteile, die histologisch der Adenohypophyse zugeordnet werden können, außerhalb der Sella turcica (z. B. als Rachendachhypophyse).

▸ **Nebenniere:** Sie entspringt zwei verschiedenen Anteilen: Die Rinde leitet sich mit Beginn der 6. Embryonalwoche aus dem **mesodermalen Zölomepithel** ab, das zwischen Mesenterium und Urnierenfalte durch Proliferation entsteht. Bereits in der Fetalperiode deutet sich die Dreischichtigkeit der Rinde ab. Die Zona glomerulosa (s. u.) bildet den Pool neuer Zellen für die anderen beiden Schichten. Das Mark entspringt der **Neuralleiste.** Seine Progenitorzellen, **Sympathikoblasten,** differenzieren sich zu adrenalin- und noradrenalinproduzierenden Zellen. Zellen der extraadrenalen Paraganglien (s. u.) nehmen denselben Ursprung.

▸ **Schilddrüse:** Die **entodermale Schilddrüsenanlage** entwickelt sich am Boden des **Schlunddarms** (später als **Foramen caecum linguae** zu sehen). Die Entodermknospe wächst nach kaudal und wird durch einsprossendes Bindegewebe in einzelne Follikel septiert. Zunächst bleibt sie über den **Ductus thyroglossus** offen mit dem Zungengrund verbunden. In aller Regel obliteriert dieser. Er kann allerdings auch postnatal offen bleiben, und aus ihm kann ein sog. **Lobus pyramidalis** hervorgeben. Die C-Zellen der Schilddrüse gehen aus dem **ultimobranchialen Körper** hervor, der wahrscheinlich neuroektodermalen Ursprungs ist. Er verschmilzt mit der entodermalen Schilddrüsenanlage.

▸ **Nebenschilddrüsen:** Die beiden oberen entwickeln sich aus der **4.,** die beiden unteren aus der **3. Schlundtasche.** Die beiden unteren überholen die oberen, da sie mit der Thymusanlage wandern. Zuletzt lagern sich alle vier dorsal an die Schilddrüse an.

▸ **Endokrines Pankreas** (Langerhans-Inseln): Die Langerhans-Inseln entstehen durch Knospung und anschließende Abschnürung aus dem Ausführungsgangsystem. Dennoch wird vermutet, dass es sich ursprünglich um Zellen **neuroektodermalen Ursprungs** handelt, die in das Entoderm verstreut wurden. In diesem Sinne könnte man sie als Bestandteil des DNES bezeichnen.

▸ **DNES:** Dieses leitet sich von neuroektodermalen Progenitorzellen ab.

▸ **Zirbeldrüse:** Sie entwickelt sich als Ausstülpung des Epithalamus, der ebenfalls Teil des Dienzephalons ist (s. o). Sie kann erst dann ihre Funktion aufnehmen, wenn sie durch einsprossende postganglionäre noradrenerge Nervenfasern innerviert wird.

Epiphyse

Histomorphologie und Funktion

Die Epiphyse (**Corpus pineale,** Zirbeldrüse) ist eine knapp 0,5 cm große endokrine Drüse. In ein Gerüst aus **interstitiellen Zellen** (Astrozyten) sind epitheloide Zellen, die sog. **Pinealozyten,** eingebettet. Dabei handelt es sich um Verwandte der Photorezeptorzellen der Retina, die allerdings ihre Lichtempfindlichkeit verloren haben. Sie haben synaptischen Kontakt zu postganglionären sympathischen Nervenfasern aus dem Ganglion cervicale superius, das wiederum Informationen aus der Retina über den **Ncl. suprachiasmaticus** (den Sitz der **inneren Uhr**) bezieht. Daneben lassen sich in der Epiphyse (mit dem Lebensalter zunehmend) extrazelluläre Kalziumsalzablagerungen, gemischt mit organischem Material, die sog. **Corpora arenacea (Hirnsand, Azervulus),** finden (Abb. 1). Wenn die Information Dunkelheit die Epiphyse erreicht, kommt es zur Ausschüttung des Hormons **Melatonin** (ein Serotoninabkömmling). Dieses Hormon bindet nach Zirkulation in Blut und Liquor an Melatoninrezeptoren verschiedener Zellen, v.a. aber an Neurone des Ncl. suprachiasmaticus, die dann wiederum Einfluss auf die saisonale und zirkadiane Rhythmik des Körpers sowie die gonadale Funktion durch Beeinflussung der Gonadotropinsekretion nehmen.

Klinik

Der Hirnsand kann bei der Lokalisation und Beurteilung intrakranieller Befunde (z. B. Tumoren) als Orientierungspunkt dienen.

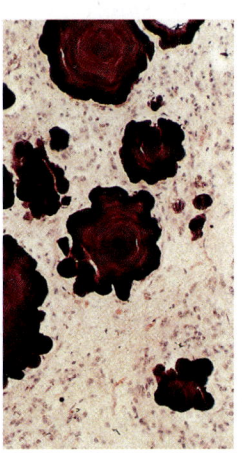

Abb. 1: Die Zirbeldrüse mit Corpora arenacea (H. E., 280fach). [2]

Endokrinium II

Hypothalamus-Hypophysen-Achse (HHA)

Histomorphologie und Funktion

Die Hypophyse besteht aus zwei Anteilen (s. o.), die sich wiederum weiter unterteilen lassen (Abb. 2):

- **Adenohypophyse:** Sie besteht aus der **Pars distalis**, dem eigentlichen Vorderlappen (HVL), der **Pars intermedia**, dem Mittellappen, und der **Pars tuberalis**, dem Trichterlappen.
- **Neurohypophyse:** Hierunter werden die **Pars nervosa**, der eigentliche Hinterlappen (HHL), und das **Infundibulum**, der Hypophysenstiel, subsumiert.

Im **Vorderlappen** (HVL) ist das Parenchym aus Epithelzellen in ein Stroma aus retikulärem Bindegewebe und sinusoidalen Kapillaren eingebettet. Es setzt sich aus fünf verschiedenen Zelltypen zusammen, die die fünf Hormone des HVL produzieren, die allesamt pulsatil (rhythmisch) freigesetzt werden. In der Gomori-Färbung unterscheidet man drei Zellarten:

- **Azidophile Zellen:** Sie produzieren **nichtglandotrope Hormone**, deren Wirkung ohne die Zwischenschaltung einer anderen endokrinen Drüse zustande kommt. Man unterscheidet **mammotrope Zellen**, die **Prolaktin** sezernieren, das die Milchsynthese anregt, und **somatotrope Zellen**, die **GH** (growth hormone, Wachstumshormon) produzieren, das für das Wachstum des Körpers, vermittelt über Somatomedine wie **IGF-1** (insulin-like growth factor-1) aus der Leber, wichtig ist.
- **Basophile Zellen:** Sie produzieren **glandotrope Hormone**, die eine andere endokrine Drüse stimulieren. Zu unterscheiden sind **adrenokortikotrope Zellen**, die **ACTH** (adrenokortikotropes Hormon) sezernieren, das die Zonae reticularis und fasciculata der NNR stimuliert, **gonadotrope Zellen**, die die gonadotropen Hormone **FSH** (follikelstimulierendes Hormon) und **LH** (luteinisierendes Hormon) produzieren, und **thyreotrope Zellen**, die **TSH** (thyroideastimulierendes Hormon) sezernieren, das die Schilddrüse stimuliert.
- **Chromophobe Zellen:** Sie gliedern sich in undifferenzierte **Stammzellen** und hormonentleerte Zellen, die kaum Farbe aufnehmen und deshalb blass erscheinen.

Die hypophysären Hormone unterliegen dem Einfluss stimulierender und hemmender Steuerhormone: Prolaktinproduzierende Zellen werden durch **TRH** (thyrotropin-releasing hormone) stimuliert und durch Dopamin supprimiert. Beide entstammen dem Hypothalamus. GH-sezernierende Zellen werden durch **GHRH** (growth hormone-releasing hormone, Somatorelin) aus dem Hypothalamus stimuliert und durch Somatostatin supprimiert. Adrenokortikotrope Zellen werden durch **CRH** (corticotropin-releasing hormone), thyreotrope Zellen durch TRH und gonadotrope Zellen durch **GnRH** (gonadotropin-releasing hormone) stimuliert. Alle drei Steuerhormone entstammen ebenfalls dem Hypothalamus. Die Ausschüttung dieser übergeordneten Steuerhormone unterliegt neuronalen, humoralen sowie externen Stimuli und, was ganz wichtig ist, der negativen Rückkopplung aufgrund erhöhter Spiegel der durch sie stimulierten Hormone. Die Steuerhormone werden aus Axonendigungen **neurosekretorisch** freigesetzt und treten an der Eminentia mediana in das Blut über. Dieses **1. Kapillarbett** wird aus Ästen der **A. hypophysialis superior** gespeist. Anders als im restlichen ZNS sind hier die Kapillaren fenestriert, wodurch die BHS aufgehoben ist. Dies bezeichnet man als **neurohämale Region**. Über Vv. portales hypophysiales erreichen die Steuerhormone dann den HVL (**2. Kapillarbett**) und damit ihre Zielzellen. Der **Mittellappen** stellt ein schmales Gewebeband dar, dessen Parenchym **α-MSH** (melanozytenstimulierendes Hormon) produziert. Es entsteht wie ACTH und endogene Opioide aus **POMC** (Proopiomelanocortin). Dieses Hormon kann zu erhöhter Hautpigmentierung führen. Daneben finden sich Kolloidzysten, von kubischem Epithel ausgekleidete Hohlräume, die Überreste der Rathke-Tasche darstellen.

> Basophile Mittellappenzellen, die in den HHL eindringen, werden zusammenfassend als Basophileninvasion bezeichnet.

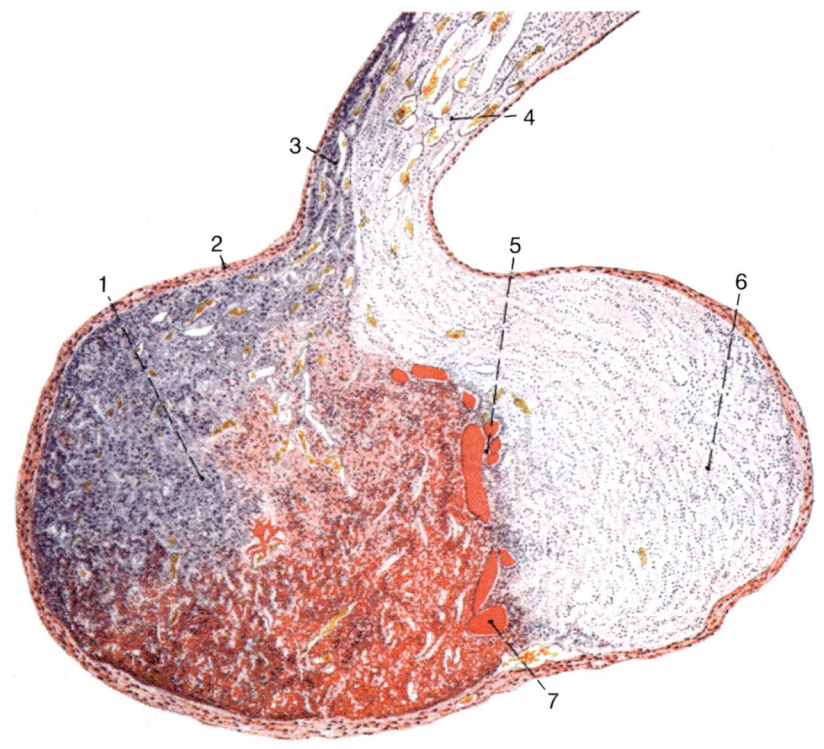

Abb. 2: Menschliche Hypophyse im Sagittalschnitt (Nachzeichnung; 1 = Vorderlappen, 2 = Kapsel, 3 = Trichterlappen, 4 = Hypophysenstiel, 5 = Mittellappen, 6 = Hinterlappen, 7 = Rachenwandreste; 10fach). [10]

Der Hinterlappen (HHL, ▌Abb. 3) setzt sich aus **Pituizyten** (Gliazellen), Kapillaren und einem Gewirr aus marklosen Axonen und deren Endigungen zusammen, in denen die Hormone **ADH** (antidiuretisches Hormon, Adiuretin, Vasopressin), das der Wasserrückresorption und dem Blutdruckanstieg dient, und **Oxytocin**, das durch Stimulation glatter Muskelzellen zur Milchejektion und Wehenanregung des Uterus dient, gespeichert werden. Gebildet werden diese Hormone hier allerdings **nicht**. Dies geschieht in den **Ncll. paraventriculares** und **supraoptici** des Hypothalamus. In den Perikarya dieser Kerngebiete werden die Hormone zusammen mit ihren **Neurophysinen** (Begleitproteine) in neurosekretorische Granula verpackt und über einen axonalen Transport über den Tractus hypothalamohypophysialis in den HHL transportiert. Im HHL weisen die Axone zahlreiche, stark mit Hormongranula angefüllte Varikositäten **(Herring-Körper)** in der Nachbarschaft fenestrierter Kapillaren auf. Über auf dem gleichen Wege vermittelte Aktionspotentiale kommt es zur Ausschüttung der Hormone aus den Varikositäten in die Kapillaren, die wiederum in die A. hypophysialis inferior münden.

Klinik

Unter den Krankheitsbildern, die von der Hypophyse ausgehen, sind gutartige Tumoren **(Adenome)** wichtig. Das häufige **Prolaktinom** führt zur **Galaktorrhö** (Milchlaufen). Ebenfalls häufig sind **GH-bildende Adenome**, die bei noch offenen Wachstumsfugen zum **hypophysären Riesenwuchs** und bei geschlossenen zur **Akromegalie** führen. Daneben ist das **ACTH-bildende** Adenom nicht selten, das den **Morbus Cushing** verursacht. Symptome sind u. a. Diabetes mellitus, Osteoporose und Stammfettsucht. Die pulsatile Ausschüttung der hypothalamischen und hypophysären Hormone kann man sich klinisch zunutze machen, z. B. durch intermittierende Gabe von GnRH zur Stimulationstherapie bei hypothalamischer Infertilität oder aber durch dauerhafte Gabe von GnRH-Analoga, die zum Abfall von Testosteron führt und bei der Therapie des Prostatakarzinoms zum Einsatz kommt.

Schilddrüse

Funktion

Unter dem Einfluss der Hormone TRH und TSH (s. o.) produzieren zum einen die Schilddrüsenepithelzellen die Tyrosinderivate T_3 **(Trijodthyronin)** und T_4 **(Thyroxin),** die sowohl für die körperliche und geistige Entwicklung unentbehrlich als auch für den Energiehaushalt (katabol) und die Thermogenese wichtig sind. Zum anderen produzieren die C-Zellen der Schilddrüse das Polypeptidhormon **Kalzitonin**, das bei Hyperkalzämie durch Hemmung der Osteoklasten die extrazelluläre Ca^{2+}-Konzentration senkt. Ansonsten spielt Kalzitonin im Ca^{2+}- und Phosphatstoffwechsel eines gesunden erwachsenen menschlichen Organismus nur eine untergeordnete Rolle.

Histomorphologie

Die beim Erwachsenen ca. 20–30 g schwere Schilddrüse **(Gl. thyroidea)** befindet sich, umgeben von einer zweiblättrigen bindegewebigen Organkapsel mit ihren beiden über einen Isthmus verbundenen Lappen, ventral des Ring- und Schildknorpels. Zwischen den Blättern der Organkapsel verlaufen die versorgenden Blutgefäße, vom inneren Blatt gehen bindegewebige **Septen** aus, die die Schilddrüse nach innen in **Lappen** unterteilen. Die Grundbaueinheit der einzelnen Lappen ist wiederum der etwa 50–1000 μm große **Schilddrüsenfollikel,** der sich aus dem homogenen **Kolloid** zusammensetzt, das von einem einschichtigen, nach außen (basolateral) von einer Basallamina und untereinander durch Tight junctions abgegrenzten **Schilddrüsenepithel** umgeben ist (▌Abb. 4, S. 90). Umrandet werden die einzelnen Follikel von einem schmalen Bindegewebssaum, der zahlreiche fenestrierte Kapillaren beherbergt. Zwischen den einzelnen Follikelepithelzellen (FE), jedoch ohne Anschluss an das Kolloid oder als einzelne Stränge im umgebenden Bindegewebe befinden sich die großen, im H.E.-Schnitt heller als die FE erscheinenden **C-Zellen (Clear-Zellen, parafollikuläre Zellen),** die das Kalzitonin synthetisieren.

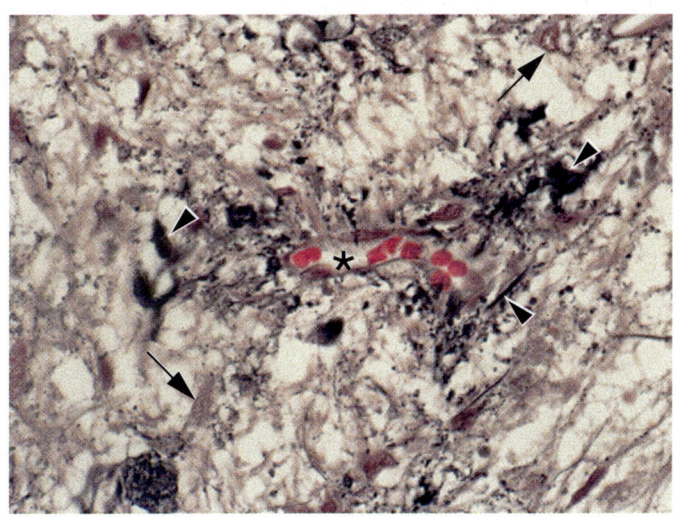

▌ Abb. 3: Der HHL (Stern = Erythrozyten in Blutgefäßen, Pfeilköpfe = neurosekretorische Fasern, Pfeile = Zellkerne der Pituizyten; Gomori, 460fach). [15]

Endokrinium III

Schilddrüse/Histomorphologie (Fortsetzung)

Die Synthese der Hormone T_3 und T_4 beginnt in den FE mit der Produktion und der Exozytose des Glykoproteins **Thyreoglobulin (TG)** in das Follikellumen, das die nichtjodierten Vorstufen von T_3 und T_4 enthält. In Korrelation damit besitzen die FE viel rER, einen ausgeprägten Golgi-Apparat und zahlreiche Vesikel. Parallel dazu nehmen die FE mittels eines **Na^+-I^--Symporters** am basolateralen Pol Jodid auf. Die Energie gewinnt die Zelle durch eine assoziierte **Na^+/K^+-ATPase**. Mit Hilfe von **Pendrin** (ein Anionenaustauscher) pumpen die FE das Jodid in das Follikellumen, wo mittels des in der apikalen Membran lokalisierten Enzyms **Thyreoperoxidase (TPO)** das Jodid oxidiert und anschließend mit den Tyrosylresten des TG gekoppelt wird. Sollen nun T_3 (drei Jodreste) und T_4 (vier Jodreste) freigesetzt werden, wird zunächst Kolloid durch Endozytose in die Zelle aufgenommen, und in Lysosomen werden die beiden Hormone durch Proteolyse aus dem TG freigesetzt. Anschließend verlassen die Hormone aufgrund ihrer Lipophilie passiv per diffusionem die FE und gelangen in den Blutkreislauf. In der Peripherie entfalten die Hormone ihre Wirkung über nukleäre Rezeptoren. T_4 wird peripher in das biologisch wirksamere T_3 dejodiert. Sowohl Synthese als auch Endozytose von TG sowie das Wachstum der FE werden durch die Bindung von TSH an seinen Rezeptor auf den FE stimuliert. Eine durch TSH stimulierte Drüse weist hochprismatische FE und einen geringen Kolloidgehalt der Follikel auf. Begleitend finden sich Kolloidtröpfchen im apikalen Zytoplasma der FE. Bei fehlender Stimulation sind die FE flach und die Follikel prall mit Kolloid gefüllt. Es entsteht die sog. **Stapeldrüse**. Erhöhte Spiegel von T_3 und T_4 bewirken über eine negative Rückkopplung einen Abfall von TRH im Hypothalamus und von TSH in der Hypophyse.

Klinik

Im Zentrum der Schilddrüsenpathologie stehen die **Hyperthyreose** (Schilddrüsenüberfunktion) und die **Hypothyreose** (Schilddrüsenunterfunktion). Zu einer Hyperthyreose kann es beispielsweise beim **Morbus Basedow**, einer Autoimmunkrankheit mit TSH-Rezeptor-stimulierenden Antikörpern, kommen. Symptome sind u.a. die Bildung einer **Struma** (Vergrößerung) der Schilddrüse, daneben Exophthalmus und Tachykardie (Herzrasen). Zu einer Hypothyreose kommt es z.B. im Rahmen der autoimmunen **Hashimoto-Thyreoiditis** mit Antikörpern gegen TG und TPO oder der **konnatalen Hypothyreose** mit Aplasie (Nichtanlage) der Drüse. Daraus resultiert ein hoher TSH-Spiegel mit Ausbildung einer Struma, daneben Apathie und Bradykardie. Bei einer konnatalen Hypothyreose kommt es unbehandelt zum **Kretinismus** mit Kleinwüchsigkeit, Intelligenzminderung und Struma. Ein (leichtgradiger) Jodmangel führt ebenfalls über einen Abfall von T_3 und T_4 zu steigenden TSH-Spiegeln und damit zur Bildung einer Struma. Es entsteht eine zumeist **euthyreote** (Schilddrüsennormalfunktion) **Jodmangelstruma**. Weitere Erkrankungen der Schilddrüse, die nicht unbedingt mit einer Störung der euthyreoten Stoffwechsellage einhergehen müssen, sind die verschiedenen epithelialen Schilddrüsenkarzinome (von den FE ausgehend) sowie das medulläre Schilddrüsenkarzinom (von den C-Zellen ausgehend).

Nebenschilddrüsen

Histomorphologie und Funktion

Die etwa 40 mg schweren Einzeldrüsen (Gll. parathyroideae, **Epithelkörperchen**, ▌Abb. 4) setzen sich aus den parathormonbildenden **Hauptzellen** zusammen, die bis zu 10 μm klein und polygonal geformt sind. Sie verfügen über wenig rER, Golgi-Zisternen und Speichergranula, dafür aber über einen variabel großen Gehalt an Glykogen und einen großen Kern. In Abhängigkeit davon wird zwischen **hellen** (viel Glykogen) und **dunklen** (wenig Glykogen) Hauptzellen unterschieden. Etwas seltener finden sich **oxyphile** (azidophile) **Zellen**. Sie sind etwas größer, besitzen einen kleineren Kern als die Hauptzellen, aus denen sie entstehen, und über ihre Funktion ist wenig bekannt. Ihr Name leitet sich von ihrem Mitochondrienreichtum ab. Daneben finden sich mit dem Lebensalter zunehmend reichlich **Fettzellen** und ein Gewirr aus fenestrierten Kapillaren. Das von den Zellen der Drüsen produzierte Peptid **Parathormon** (Parathyrin) reguliert die

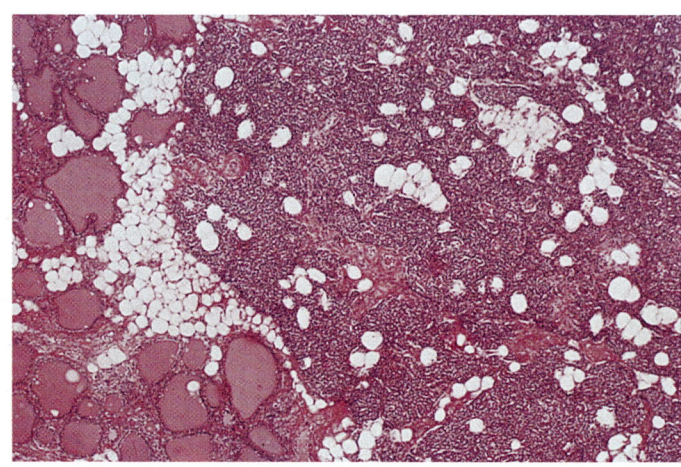

▌Abb. 4: Histologie der Schilddrüse (links) mit aufliegender Nebenschilddrüse (rechts; H.E., 45fach). [2]

extrazelluläre Ca²⁺- und Phosphatkonzentration. Über einen Rezeptor in der Membran der Zellen der Nebenschilddrüsen wird die Ca²⁺-Konzentration gemessen. Ist diese zu niedrig, wird Parathormon ausgeschüttet, das im Knochen bei kurzfristiger Stimulation ausschließlich die Osteoblasten (knochenanabol), bei längerfristiger Stimulation über die Osteoblasten auch die Osteoklasten stimuliert, was dann zur Ca²⁺- und Phosphatfreisetzung aus dem Knochen führt. In der Niere stimuliert Parathormon die Ca²⁺-Rückresorption, die Phosphatsekretion und die 1,25-Dihydroxycholecalciferol-Bildung.

Klinik
Kommt es zur Bildung einer (gutartigen) Wucherung der Hauptzellen einer Nebenschilddrüse, entsteht ein **primärer Hyperparathyreoidismus** (Nebenschilddrüsenüberfunktion) mit Hyperkalzämie, Knochenabbau, Magenulzera und Nierensteinbildung. Ähnliche Symptome können bei einem Ca²⁺-Verlust über die Niere aufgrund einer Nierenschädigung auftreten. Dies resultiert jedoch in einer Vergrößerung aller Nebenschilddrüsen **(sekundärer Hyperparathyreoidismus)**. Im Rahmen einer Schilddrüsenoperation kann es zum Verlust einer oder aller Nebenschilddrüsen bis hin zum **Hypoparathyreoidismus** (Nebenschilddrüsenunterfunktion) kommen. Symptome sind u. a. Hypokalzämie und tetanische Anfälle.

Pankreasinseln

Histomorphologie und Funktion
Inmitten des exokrinen Pankreas liegen etwa 1 Mio. endokrin aktiver Inseln **(Langerhans-Inseln)**, jeweils mit einem Durchmesser von 100–200 µm, die sich in der H. E.-Färbung heller als der exokrine Teil darstellen. Umspült werden sie von Kapillaren mit einem fenestrierten Endothel. Allesamt produzieren sie **Peptidhormone.** Anhand der Ultrastruktur der in den einzelnen Zellen enthaltenen Sekretgranula lassen sich mindestens vier verschiedene Zelltypen unterscheiden:

- **A-Zellen (α-Zellen):** Sie machen ca. 20% aller endokrinen Pankreaszellen aus, liegen jeweils am Rand einer Insel und produzieren bei Blutglukoseabfall das Hormon **Glukagon.**
- **B-Zellen (β-Zellen):** Mit knapp 70% bilden sie die größte Gruppe unter den Zellen des endokrinen Pankreas. Durch einen hohen Blutglukosespiegel, gewisse Hormone aus enteroendokrinen Zellen wie **GIP** (glucose-dependent insulin-releasing peptide, gastric inhibitory peptide) und **GLP-1** (glucagon-like peptide-1) und eine Stimulation des Parasympathikus sezernieren die Zellen **Insulin.**
- **D-Zellen (δ-Zellen):** Unter den endokrinen Pankreaszellen machen diese nur 5% aus. Sie sezernieren **Somatostatin.**
- **PP-Zellen:** Mit weit weniger als 5% der Langerhans-Inselzellen sind sie die kleinste Gruppe. Sie produzieren das **pankreatische Polypeptid.**

Alle vier Zelltypen finden sich darüber hinaus auch in geringerer Dichte als enteroendokrine Zellen verstreut über den gesamten MDT. Zusammen bilden sie das **GEP-System** (gastroenteropankreatisches System), einen Teil des DNES. Das Glukagon der A-Zellen führt über die Stimulation der Glykogenolyse in den Hepatozyten der Leber zu einer Erhöhung des Blutzuckerspiegels. Das Insulin der B-Zellen löst eine Senkung des Blutzuckerspiegels aus, indem es die Insertion von GLUT-4 (Glukosetransporter-4) in die Plasmamembran der Fettzellen, Hepatozyten und Muskelfasern fördert und damit die hydrophile Glukose die Plasmamembran passieren kann. Somatostatin aus D-Zellen wirkt parakrin als Inhibitor der A- und B-Zellen der Langerhans-Inseln und drosselt die Funktion des exokrinen Pankreas. Das pankreatische Polypeptid der PP-Zellen scheint über noch ungeklärte Mechanismen den Appetit zu bremsen.

Klinik
Die wahrscheinlich wichtigste Erkrankung des endokrinen Pankreas ist der **Diabetes mellitus** (Zuckerkrankheit), bei dem der Blutzuckerspiegel über die Norm ansteigt. Man unterscheidet einen **Typ 1,** der meist beim Jugendlichen erstmals auftritt und mit einem absoluten Insulinmangel einhergeht. Er macht höchstens 10% aller Diabetesmellitus-Fälle aus. Wahrscheinlich entsteht der Mangel durch einen autoimmunen Untergang der B-Zellen des endokrinen Pankreas. Therapeutisch muss Insulin substituiert werden, daher wird er auch als Insulin-dependent diabetes mellitus **(IDDM)** bezeichnet. Der **Typ 2** beruht auf einer Insulinresistenz der Insulinzielgewebe und damit auf einem relativen Insulinmangel. Er tritt v. a. bei alten und übergewichtigen Menschen auf und lässt sich häufig bereits durch Diät bessern. Er wird daher auch als Non-insulin-dependent diabetes mellitus **(NIDDM)** bezeichnet.

Zusammenfassung
- Die Epiphyse lässt sich häufig anhand der charakteristischen Corpora arenacea histologisch sichern.
- Bei uncharakteristischem und unspektakulärem histologischem Aussehen sollte man immer auch die Diagnose Gl. parathyroidea in Betracht ziehen.
- Glukagon wird in den A-Zellen der Pankreasinseln gebildet, Insulin in den B-Zellen und Somatostatin in den PP-Zellen.

Endokrinium IV

Nebenniere

Histomorphologie und Funktion

Bei den Nebennieren (**Gll. suprarenales**, Abb. 5) handelt es sich um paarige Organe, die dem oberen Nierenpol anliegen. Histologisch unterschieden werden:

- **Nebennierenrinde (NNR):** Sie besteht aus Epithelsträngen, die sich von der Kapsel bis zum Mark in drei unterschiedliche Bereiche untergliedern:
  - Zona glomerulosa: Bei diesem kleinsten Bereich handelt es sich um den Ort der **Mineralokortikoidbildung**. Die Zellen des Parenchyms sind klein und arm an Lipidtropfen.
  - Zona fasciculata: Dieser größte Bereich ist der Ort der **Glukokortikoidbildung**. Die Parenchymzellen sind größer als in der Zona glomerulosa, und spezifisches Kennzeichen der Zellen ist ihr Reichtum an Fetttropfen.
  - Zona reticularis: Die zweitstärkste Zone der Rinde weist kleinere, azidophile und mit Lipofuszingranula angefüllte Zellen auf, die **Androgene** produzieren, die in anderen Organen als Präkursoren (Vorläufer) für die Östrogen- und Testosteronsynthese dienen.

- **Nebennierenmark (NNM):** In einem Geflecht aus retikulärem Bindegewebe und Nervenfasern befinden sich die großen, in Gruppen liegenden epitheloiden Zellen, die postganglionären sympathischen Neuronen, jedoch ohne Axone und Dendriten, entsprechen. Sie werden über cholinerge Synapsen innerviert. Aufgrund ihres Färbeverhaltens mit Chromsalzen werden die Zellen auch als chromaffine oder phäochrome (*griech.* bräunliche) Zellen bezeichnet. Ihre katecholaminhaltigen Granula werden analog als chromaffine Granula bezeichnet.

Mit Blut gespeist wird die Nebenniere über einen subkapsulären Gefäßplexus, der auf jeder Seite aus drei Aa. suprarenales gespeist wird. Von dort fließt das Blut durch sinusoide Kapillaren mit einem fenestrierten Endothel entlang den Epithelsträngen der Rinde in die Drosselvenen des NNM und von dort in jeweils eine V. suprarenalis.

> Außerhalb des NNM liegende Ansammlungen chromaffiner Zellen werden als Paraganglien bezeichnet. Sie sind meist variabel angeordnet und finden sich pränatal besonders zahlreich. Danach bildet sich der Großteil zurück. Sie fungieren als Chemorezeptoren. Wichtige Beispiele bleibender Paraganglien sind das Glomus aorticum abdominale (Zuckerkandl-Organ) und das Glomus caroticum.

Die Nebenniere erfüllt folgende Aufgaben:

- **NNR:** Unter dem Einfluss von Angiotensin II (s. S. 68) produziert die NNR zum einen Mineralokortikoide wie **Aldosteron**, das die Na^+-Rückresorption und die H^+- und K^+-Sekretion in der Nieren fördert. Durch das damit zurückgehaltene Wasser kommt es zum Blutdruckanstieg. Zum anderen produziert die NNR unter dem Einfluss des hypophysären ACTH Glukokortikoide wie **Kortisol** und Androgene. Kortisol wirkt auf den Kohlenhydrat-, Lipid- und Proteinstoffwechsel an der Leber anabol, an anderen Organen wie Fett- und Muskelgewebe eher katabol. Daneben wirkt es (in höherer Konzentration) antiproliferativ und immunsuppressiv.
- **NNM:** Hier werden aus der Aminosäure Tyrosin **Katecholamine** produziert und sezerniert. Unter dem Einfluss der Glukokortikoide im sie umströmenden Blut aus der NNR entwickeln die Zellen des NNM die Fähigkeit, das Enzym **N-Methyltransferase** zu synthetisieren. Dies befähigt sie, **Noradrenalin** zu **Adrenalin** umzuwandeln. Im Endeffekt sezerniert das NNM etwa zu 80% Adrenalin und zu 20% Noradrenalin (im Gegensatz zu den gewöhnlichen 2. Neuronen des Sympathikus). Die Katecholamine entfalten ihre Wirkung über eine Bindung an α- und β-adrenerge Rezeptoren. Unter den Katecholaminen werden die Glykogenolyse und die Lipolyse stimuliert, daneben kommt es zu einem Anstieg des Blutdrucks und der Herzfrequenz sowie zur Bronchospasmolyse.

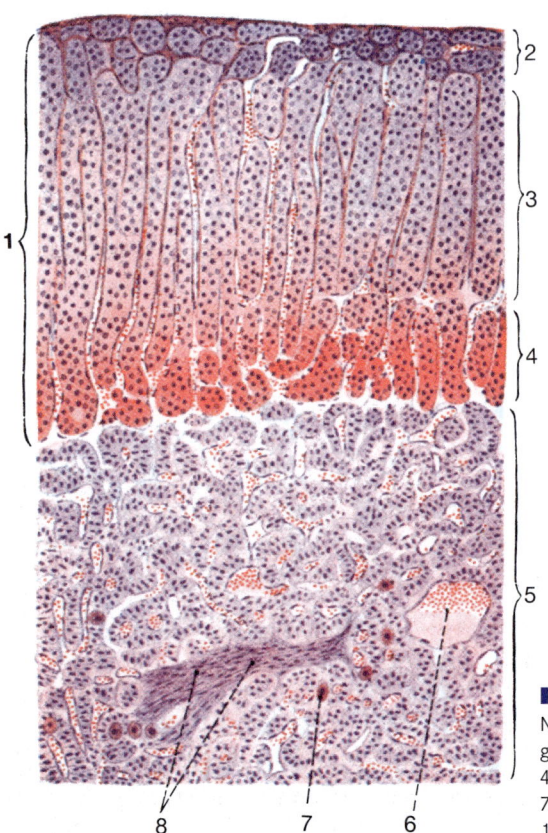

Abb. 5: Histologie der NNR und des NNM (Nachzeichnung; 1 = NNR, 2 = Zona glomerulosa, 3 = Zona fasciculata, 4 = Zona reticularis, 5 = NNM, 6 = Vene, 7 = Nervenzelle, 8 = Nervenfasern; 100fach). [10]

Klinik

Eine Überfunktion der Zona glomerulosa, z. B. infolge eines gutartigen Tumors wie eines Adenoms, führt zu den Zeichen eines **primären Hyperaldosteronismus (Conn-Syndrom)** mit Hypernatriämie, Hypertonie, Hypokaliämie und metabolischer Alkalose. Zu einem **Cushing-Syndrom** kommt es bei einer Überfunktion der Zona fasciculata, z. B. im Rahmen eines Adenoms dieser Zone. Obwohl der Morbus Cushing ähnliche Symptome zeigt wie das Cushing-Syndrom, ist bei ersterem der ACTH-Spiegel erhöht, während das ACTH beim Cushing-Syndrom supprimiert ist. Beim **Morbus Addison** wird nahezu die gesamte Nebenniere bilateral durch ein autoimmunes Geschehen oder eine Infektion mit z. B. *Mycobacterium tuberculosis* zerstört. Dies hat lebensbedrohliche Folgen für den Elektrolyt-, Energie- und Wasserhaushalt. Aufgrund fehlender Rückkopplung kommt es zu einem Anstieg von POMC und damit von ACTH und α-MSH, was zu einer verstärkten Hautpigmentierung führt. Ein wichtiger Tumor des NNM ist das **Phäochromozytom**, das zu krisenhaften oder dauerhaften Blutdruckanstiegen führen kann, die nicht selten Schlaganfälle nach sich ziehen. Etwa 20 % aller Phäochromozytome gehen von den extraadrenalen Paraganglien aus.

DNES

Histomorphologie und Funktion

Das DNES umfasst alle in den Epithelien des gesamten Körpers befindlichen neuroendokrinen Zellen, die nicht zu umschriebenen Organen organisiert sind. Sie besitzen alle einen kräftigen basolateralen Zellpol mit schmalem apikalem Pol, der die innere oder äußere Oberfläche entweder erreicht **(offener Bautyp)** oder nicht **(geschlossener Bautyp)**. Zur Sekretion stimuliert werden diese Zellen häufig durch chemische und physikalische Reize und durch Stimuli aus dem autonomen Nervensystem. Vor der Einführung des Begriffs DNES wurden diese Zellen unter der Bezeichnung **APUD-System** (amine precursor uptake and decarboxylation system) zusammengefasst, da sie allesamt in der Lage sind, Amine aufzunehmen und zu dekarboxylieren. Ihre Abstammung vom Neuroektoderm belegt die Tatsache, dass all diese Zellen neuronale Marker exprimieren, wie z. B. **Chromogranin A, NSE** (neuronspezifische Enolase) und **Synaptophysin**. Sie produzieren und sezernieren vielfach Hormone, die im PNS und ZNS als Neurotransmitter gebraucht werden, meist **Monoamine** und **Peptide**. Innerhalb des DNES unterscheidet man als wichtigste Bestandteile:

- **Neuroendokrine Zellen des Bronchialsystems:** Hier findet man die Zellen in Form kleiner Gruppen, die sog. **neuroepithelialen Körperchen**. Sie sezernieren u. a. Kalzitonin und Serotonin.
- **Neuroendokrine Zellen der Epidermis:** Wichtig sind die **Merkel-Zellen** der Haut, die als Mechanorezeptoren für Druck fungieren.
- **Neuroendokrine Zellen des MDT:** Sie werden auch als enteroendokrine Zellen bezeichnet und bilden eine sehr heterogene, umfangreiche Gruppe, bei der die meisten Zellen mehrere verschiedene Hormone gleichzeitig produzieren können. Beispiele sind:
  - **EC-Zellen** (enterochromaffin cells): Sie sezernieren v. a. **Serotonin**, das die Darmmotilität anregt. Die Zellen finden sich vom Magen bis zum Kolon.
  - **ECL-Zellen** (enterochromaffin-like cells): Durch Gastrin (s. u.) stimuliert, sezernieren diese in der Magenmukosa befindlichen Zellen **Histamin**, das die HCl-Sekretion fördert.
  - **G-Zellen:** Das von diesen in der Pars pylorica und dem Bulbus duodeni befindlichen Zellen ausgeschiedene **Gastrin** wirkt fördernd auf die Histaminsekretion, daneben direkt auf die HCl-Exkretion und die Pepsinogenfreisetzung.
  - **I-Zellen:** Diese Zellen befinden sich im gesamten Dünndarm und geben **CCK** (Cholezystokinin, Pankreozymin) ab, das kontrahierend auf die Gallenblase und fördernd auf die Enzymfreisetzung des Pankreas wirkt.
  - Die von den **K- und L-Zellen** im Dünndarm produzierten Peptide **GIP** und **GLP-1** wurden auf Seite 91 beschrieben. Zu erwähnen ist noch, dass GIP neben der Förderung der Insulinfreisetzung auch die HCl-Produktion im Magen drosselt.
  - Das von **S-Zellen** ebenfalls im Dünndarm gebildete **Sekretin** stimuliert zum einen die Brunner-Drüsen des Duodenums und zum anderen das Pankreas- und Gallengangssystem zur Bikarbonat- und Wassersekretion.

Zusammen mit den A-, B-, D- und PP-Zellen der Langerhans-Zellen des Pankreas werden die enteroendokrinen Zellen auch zum **GEP-System** (s. o.) zusammengefasst.

Klinik

Erwähnenswert sind hier die Tumoren der neuroendokrinen Zellen, die vielfach in der Lage sind, mehrere Hormone zu sezernieren, und häufig genau durch diese auffällig werden. Einige verhalten sich biologisch eher benigne (gutartig), wie z. B. das **Karzinoid der Appendix vermiformis**. Andere sind hochmaligne (bösartig) und mit hoher Wahrscheinlichkeit für jeden Patienten tödlich wie die neuroendokrinen Karzinome, insbesondere die kleinzelligen neuroendokrinen Karzinome, die häufig als **Bronchialkarzinome** vorkommen.

Zusammenfassung

- Histologisches Charakteristikum der NNR ist die Dreischichtigkeit.
- Bei den endokrinen Zellen des NNM handelt es sich um modifizierte postganglionäre Neurone des Sympathikus.
- Alle freien, nicht zu endokrinen Organen konstituierten endokrinen Zellen formen zusammen das DNES.

Peripheres und zentrales Nervensystem I

Histogenese

Etwa in der 4. EW entwickelt sich im Ektoderm eine **Neuralplatte** mit lateralen **Neuralwülsten,** die sich zum **Neuralrohr** verschließt **(Neurulation)**. In diesem neuroektodermalen Rohr entstehen Neuroblasten und Glioblasten, die das ZNS bilden. In dieses wandern mesodermale Mikrogliazellen ein. An der Grenze des neu entstandenen Neuroektoderms zum lateralen Ektoderm entstehen **Neuralleisten,** deren Zellen auswandern und sich zu peripheren Ganglienzellen (Neurone des PNS) und Gliazellen differenzieren.

ZNS

Histomorphologie und Funktion

Das ZNS ist das zentrale Organ des Menschen zur Verarbeitung und Beantwortung von Reizen aus dem Körperinneren und dessen Umgebung. Das ZNS gliedert sich in die Bereiche Gehirn und Rückenmark. Im Gehirn wird weiter unterschieden zwischen:

- **Telenzephalon** (Endhirn), das aus zwei **Hemisphären** besteht
- **Dienzephalon** (Zwischenhirn), das u. a. den **Hypothalamus** und die **Hypophyse** mit einschließt, die an anderer Stelle vorgestellt werden (s. S. 88–89)
- **Mesenzephalon** (Mittelhirn) mit **Tegmentum** (Haube), **Crura cerebri** (Hirnschenkel) und **Tectum** (Vierhügelplatte)
- **Rhombenzephalon** (Rautenhirn), das aus dem **Metenzephalon** (Hinterhirn) mit **Cerebellum** (Kleinhirn) und **Pons** (Brücke) sowie dem **Myelenzephalon** (Nachhirn), aus dem die **Medulla oblongata** hervorgeht, besteht

Allgemein unterscheidet man in der makroskopischen Anatomie zwischen **grauer** und **weißer Substanz** im ZNS. Das Korrelat der grauen Farbe ist eine hohe Dichte an Nervenzellperikarya und glialen Zellkernen, während myelinisierte Nervenfasern in den Hintergrund treten. Umgekehrt dominieren in der weißen Substanz myelinisierte Nervenfasern. Die graue Substanz des Gehirns liegt zum einen in Form der Rinde **(Kortex)** an der Oberfläche und zum anderen umgeben von weißer Substanz **(Marklager)** als Kerngebiete **(Nuklei)** im Zentrum des Gehirns. Im Rückenmark liegt die graue Substanz hingegen im Zentrum, umgeben von weißer Substanz. Auf horizontalen Schnitten durch das Rückenmark hat die graue Substanz die Form eines Schmetterlings. Der mit Axonen, Dendriten und Gliazellfortsätzen angefüllte Raum zwischen den Nervenzellperikara der grauen Substanz im gesamten ZNS wird als **Neuropil** bezeichnet. Die weiße Substanz im ZNS wird überwiegend von **Tractus** (Faserbahnen), Bündeln zusammenliegender Nervenfasern mit gleicher Funktion, durchzogen. Das ZNS umfasst u. a. folgende Anteile:

- Das **Endhirn** mit seinen Anteilen **Rinde** und **Mark**. Die **Endhirnrinde** ist makroskopisch zu **Gyri** (Windungen) und **Sulci** (Furchen) aufgeworfen, die die Oberfläche des Endhirns stark vergrößern. Die Rinde ist aus zur Oberfläche parallelen Schichten aufgebaut, die Ausdruck der unterschiedlichen Migration verschiedenartiger Neuronenpopulationen sind und zur weichen Hirnhaut (s. u.) durch die von Astrozytenfortsätzen gebildete Membrana limitans gliae superficialis abgegrenzt ist. Um die einzelnen Schichten des Kortex in der Histologie hervorzuheben, bedarf es besonderer Färbungen, die jeweils bestimmte Strukturen hervorheben.

> Die am häufigsten eingesetzten Spezialfärbungen zur histologischen Darstellung der Neurone des ZNS sind die Golgi-Färbung (Silberimprägnierung von Nervenzellsomata und -fortsätzen), die Markscheidenfärbung, die Nissl-Färbung (mit basischen Farbstoffen zur Darstellung von Kern und Nissl-Substanz), die Luxol-fast-blue-Färbung (die myelinreiche Regionen blau und myelinarme hellrot färbt) und die Klüver-Barrera-Färbung (die eine Kombination aus Nissl- und Luxol-fast-blue-Färbung darstellt).

Alle Kortexbereiche sind zu regelmäßigen dreidimensionalen, von der Oberfläche zum Mark reichenden, ca. 300–600 μm durchmessenden **Columnae** (Säulen) aufgebaut, die jeweils eine funktionelle Einheit darstellen. Eine Säule besteht aus bis zu 10 000 Nervenzellen. Phylogenetisch alte Bereiche, wie der **Archikortex** und der **Paläokortex** (ältester Teil), die gemeinsam als **Allokortex** bezeichnet werden, weisen **drei bis fünf Schichten** auf. Der jüngste Bereich, der **Isokortex,** zeigt einen regelmäßigen **sechsschichtigen Aufbau**. Dieser ist zwischen 3 und 5 mm breit und gliedert sich von der Oberfläche bis zum Mark in die Bereiche (❚ Abb. 1):

- **Lamina molecularis** (Lamina I): Hier liegen wenige isolierte und kleine Nervenzellperikarya, sog. **Nichtpyramidenzellen** (z. B. Cajal-Zellen). Im Gegensatz zu den Pyramidenzellen (s. u.) handelt es sich um **Interneurone**. In der Markscheidenfärbung sieht man daneben reichlich **Tangentialfasern,** die parallel zur Hirnoberfläche verlaufen und die Verbindung zwischen verschiedenen Hirnarealen herstellen.
- **Lamina granularis externa** (Lamina II): Sie enthält neben vielen Nichtpyramidenzellen auch wenige kleine Pyramidenzellen sowie radiär verlaufende Nervenfasern. Der Name Pyramidenzelle leitet sich von der **dreieckigen Form** des Somas im zweidimensionalen histologischen Schnitt her. Von der Spitze der Pyramidenzelle geht ein **Apikaldendrit** ab, der zur Hirnoberfläche zeigt. Von den seitlichen Ecken ziehen **Basaldendriten** weg, und alle Dendriten sind mit Dornen besetzt. Es sind **Projektionsneurone,** deren Axon von der Basis ausgeht, in das Marklager zieht und ein weit entferntes Ziel ansteuert.

> Nichtpyramidenzellen und kleine Pyramidenzellen im Großhirnkortex werden gemeinsam als Körnerzellen bezeichnet.

- **Lamina pyramidalis externa** (Lamina III): In dieser Schicht dominieren kleine bis mittelgroße Pyramidenzellen.
- **Lamina granularis interna** (Lamina IV): Hier finden sich in hoher Dichte viele kleine Pyramidenzellen. Die zahlreichen Tangentialfasern haben dieser Schicht in der Markscheidenfärbung den Namen **äußerer Baillarger-Streifen** verliehen. Er ist Ausdruck der Verzweigung von Afferenzen aus dem Thalamus.
- **Lamina pyramidalis interna** (Lamina V): Hier finden sich in lockerer Anordnung viele mittelgroße bis große Pyramidenzellen. Die in ihr verlaufenden Tangentialfasern werden als **innerer Baillarger-Streifen** bezeichnet und sind Ausdruck von Axonkollateralen der einzelnen Pyramidenzellen.
- **Lamina multiformis** (Lamina VI): Sie bildet die häufig unscharfe Grenze zum Mark und enthält viele **spindelförmige Nervenzellsomata**.

Ein Isokortex, in dem alle Schichten in der oben beschriebenen Weise gleich stark ausgeprägt sind, ist ein **homotyper Isokortex**. Abweichungen davon zeigen **heterotype Isokortexbereiche**, in denen gewisse Schichten stärker, andere dagegen schwächer ausgeprägt sind:
- **Granulärer Isokortex:** Hier ist die Lamina granularis interna im Vergleich zu den anderen Schichten besonders breit. **Sensorische Rindenareale,** wie der Gyrus postcentralis oder die primäre Sehrinde, in der die Lamina IV sogar aus drei Unterschichten besteht, sind auf diese Weise aufgebaut.
- **Agranulärer Isokortex:** Hier ist die Lamina pyramidalis interna besonders stark ausgeprägt, und es kommen viele große Pyramidenzellen vor. Dies ist in motorischen Rindenarealen wie etwa der **primär motorischen Rinde** der Fall. Hier werden besonders große Pyramidenzellen als **Betz-Riesenpyramidenzellen** bezeichnet. Die Axone dieser Schicht bilden (überwiegend) die dann in der weißen Substanz verlaufenden **Tractus corticonuclearis** und **corticospinalis**.

▶ Das **Kleinhirn,** das im Wesentlichen der Feinabstimmung und Koordination von Bewegungsabläufen dient. Dazu erhält es Kopien motorischer Befehle aus dem Großhirn und Informationen über die Stellung von Gelenken und die Spannung von Muskeln aus der Körperperipherie. Nach Informationsverarbeitung und Korrektur einzelner Informationen und Befehle wirkt das Kleinhirn über Efferenzen auf diese zurück. Das Kleinhirn ist durch **Folien** (Windungen, ▌Abb. 2, S. 96) stark vergrößert. Dem Informationsfluss des Kleinhirns folgend, werden erst das **Kleinhirnmark,** dann die **Kleinhirnrinde** und schließlich die im Marklager liegenden **Kleinhirnkerne** besprochen. Das Kleinhirnmark ist von Tractus durchzogen. Zu nennen sind hier zum einen die **Kletterfasern,** die Informationen aus den **Ncll. olivares inferiores** führen und sie den Dendriten der Purkinje-Zellen (s. u.) zuleiten, und zum anderen die **Moosfasern,** die ihren Ursprung im **Pons,** im **Rückenmark** (s. u.) und in den **Ncll. vestibulares** haben und über erregende Synapsen mit den Körnerzellen (s. u.) der Kleinhirnrinde in Kontakt stehen. Die ca. 1 mm dicke Kleinhirnrinde gliedert sich in drei Schichten:
- **Stratum moleculare:** Hier finden sich die Somata der **Korb- und Sternzellen.** Bei diesen Zellen handelt es sich um hemmende **Interneurone,** die mit den Dendriten der Purkinje-Zellen synaptisch in Kontakt stehen. Die Purkinje-Zell-Dendriten sind Teil riesiger, sich zweidimensional in der Sagittalebene ausbreitender Dendritenbäume, die wie ein Spalierbaum imponieren. Daneben finden sich hier die Axone der Körnerzellen (s. u.), die über erregende Synapsen mit den Dendriten der Purkinje-Zellen und daneben mit den Korb- und Sternzellen in Verbindung stehen.

▌Abb. 1: Homotyper Isokortex in der Golgi-, Nissl- und Markscheidenfärbung. [15]

Peripheres und zentrales Nervensystem II

ZNS/Histomorphologie und Funktion (Fortsetzung)

– Diese Axone verzweigen sich T-förmig in der Molekularschicht und verlaufen dann parallel zur Oberfläche des Kleinhirns. Man bezeichnet sie deshalb auch als **Parallelfasern**. Sie stellen die direkte Verlängerung der Moosfasern dar.

– **Stratum purkinjense:** Hier finden sich zum einen die großen Somata der inhibitorischen **Purkinje-Zellen** (❙ Abb. 2). Dies sind Projektionsneurone, deren Axone als Einzige die Kleinhirnrinde verlassen und entweder mit den Kleinhirnkernen in Kontakt treten oder mit den Ncll. vestibulares des Hirnstamms kommunizieren. Daneben trifft man hier die kleineren Zellkerne der **Bergmann-Gliazellen**. Bei diesen handelt es sich um Stützzellen, deren lange Fortsätze zur Oberfläche des Kleinhirns ziehen und dort die **Membrana limitans gliae superficialis** bilden. Es sind spezielle Astrozyten, die nur im Kleinhirn auftreten, was aber nicht heißt, dass die anderen zentralen Gliazelltypen im Kleinhirn nicht auch aufträten.

– **Stratum granulosum:** In dieser Schicht dominieren die Zellkerne der schon mehrfach erwähnten kleinen **Körnerzellen**. Darüber hinaus finden sich hier inhibitorische Interneurone, die **Golgi-Zellen**. Über erregende Synapsen erhalten sie Zufluss aus den Körnerzellen und wirken wiederum hemmend auf diese zurück. Das Neuropil dieser Schicht erscheint an einigen Stellen lichtmikroskopisch verdichtet. Diese Stellen werden als **Glomeruli cerebellares** bezeichnet und sind Ausdruck der Verknüpfung der Körnerzelldendriten mit den Moosfasern.

Nach Informationszuleitung aus den Purkinje-Zellen stellen die Neurone der Kleinhirnkerne die wichtigste Efferenz des Kleinhirns dar. Hauptsächlich interagieren sie mit dem **Ncl. ruber** des Hirnstamms. Über diesen gelangt die Information an andere Bereiche des ZNS.

❙ Das **Rückenmark** (**Medulla spinalis**, ❙ Abb. 3), das überwiegend als Reflexorgan dient. Es setzt sich aus der außen liegenden weißen und der innen liegenden grauen Substanz zusammen. In der weißen Substanz ziehen die aufsteigenden sensorischen **Tractus** zum Gehirn und die absteigenden motorischen Tractus vom Gehirn weg. Die weiße Substanz gliedert sich in sechs Bereiche: die paarigen **Funiculi ventrales, laterales** und **dorsales**. Die beiden Funiculi ventrales sind durch die **Fissura mediana ventralis**, die beiden Funiculi dorsales durch den **Sulcus medianus dorsalis** getrennt. Die im Zentrum liegende graue Substanz lässt sich auf Querschnitten grob unterteilen in:

– **Vorderhorn:** Hier finden sich große multipolare **Wurzelzellen** (efferente somatomotorische Projektionsneurone), die die Skelettmuskulatur innervieren (**α-Motoneurone, motorische Vorderhornzellen**). Sie erhalten Impulse von den Axonen der Binnen- (s.u.) und der Spinalganglienzellen.

– **Seitenhorn:** Hier sind ebenfalls multipolare Wurzelzellen vorhanden, in diesem Fall efferente somatoviszerale Projektionsneurone. Ein Seitenhorn findet sich nur **thorakolumbal** (Sympathikus) und **sakral** (Parasympathikus).

– **Hinterhorn:** Hier dominieren multipolare **Binnenzellen**. Dabei unterscheidet man Assoziations-, Kommissuren-Schalt- und Strangzellen. Die Dendriten der Strangzellen (Projektionsneurone) stehen in Kontakt mit den Axonen der Spinalganglienzellen. Ihre Axone wiederum steigen als Tractus in den Funiculi ventralis und lateralis auf. Die anderen Binnenzelltypen fungieren als Interneurone.

> Im Funiculus dorsalis verlaufen die Axone der Spinalganglienzellen, deren Informationen synaptisch erst in der Medulla oblongata umgeschaltet werden.

Im Zentrum der grauen Substanz verläuft der von **Ependym** ausgekleidete Zentralkanal, die Verlängerung des inneren Ventrikelsystems. Auf gleicher Höhe treten im Rückenmark die motorischen und vegetativen Fasern beider Vorder- und Seitenhörner gebündelt zu jeweils einer **Vorderwurzel** aus. Auf derselben Höhe treten die sensiblen Fasern (Axone) der sensiblen Spinalganglienzellen beider Seiten in das Hinterhorn des Rückenmarks als **Hinterwurzel** ein. Die links- und rechtsseitigen Vorder- und Hinterwurzeln vereinigen sich jeweils auf Höhe der knöchernen **Foramina intervertebralia** zu einem **Spinalnerv**. Die Spinalnerven verleihen dem Rückenmark einen **segmentalen Charakter**.

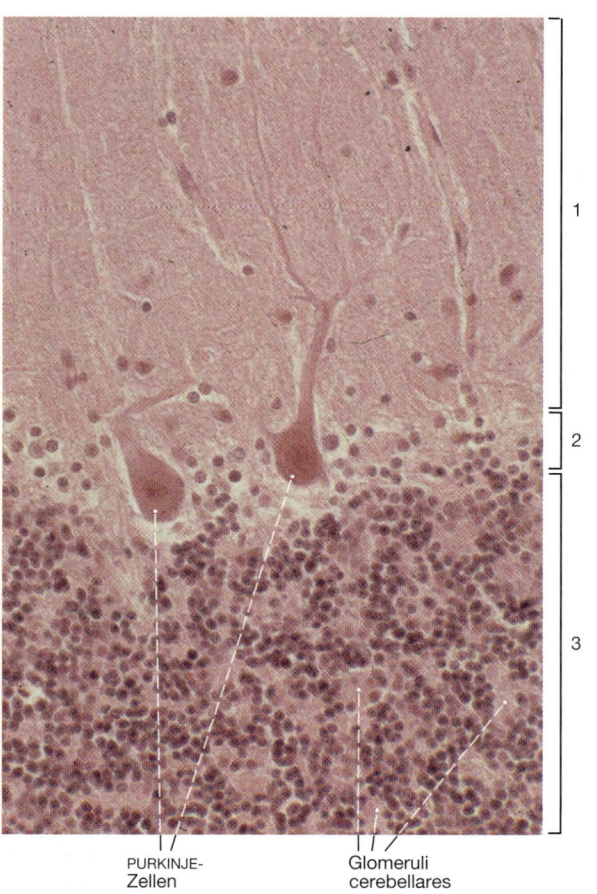

PURKINJE-Zellen Glomeruli cerebellares

1 = Str. moleculare
2 = Str. purkinjense
3 = Str. granulosum

❙ Abb. 2: Schnitt durch eine Kleinhirnfolie (H. E., 200fach). [2]

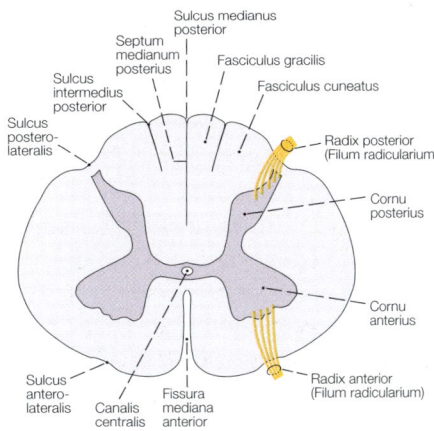

Abb. 3: Das Rückenmark (Übersicht). [3]

> Spinalnerven sind nur knapp 1 cm lang. Der Mensch besitzt 31 Spinalnervenpaare.

Klinik

Eine komplette Durchtrennung des Rückenmarks in horizontaler Richtung führt zum Krankheitsbild der **Querschnittslähmung** mit Verlust von Motorik und Sensibilität unterhalb der Läsion, da die langen auf- und absteigenden Bahnen durchtrennt werden. Lediglich die rückenmarkseigenen Reflexbögen unterhalb der Läsion bleiben (meist sogar gesteigert) erhalten. Kleinhirnschädigungen führen zu einer Reihe von Symptomen. Dazu gehören:

- **Asynergie** (fehlendes Zusammenspiel antagonistischer Muskelgruppen)
- **Ataxie** (unkontrollierter Bewegungsablauf)
- **Dysdiadochokinese** (schnelle gegensinnige Bewegungen können nicht mehr ausgeführt werden)
- **Intentionstremor** (Tremor, der bei Annäherung an das Ziel stärker wird)
- **Muskelhypotonie** (Kraftabnahme)
- **Nystagmus** (unwillkürliche Augenbewegung mit langsamer und schneller Komponente)

ZNS-Häute

Histomorphologie und Funktion

Gehirn und Rückenmark werden jeweils von Häuten umgeben. Von außen nach innen sind dies die:

- **Dura mater** (Pachymeninx, harte Hirnhaut): Sie setzt sich aus straffem kollagenem Bindegewebe zusammen und ist sensibel innerviert. Zur Arachnoidea ist sie durch eine Schicht flacher Fibroblasten begrenzt, die **Grenzzellen**. Im Bereich des Gehirns liegt sie dem Periost des Schädelknochens eng an und ist an den Schädelnähten fest mit ihm verbunden. Hier ist sie außerdem von den **Sinus durae matris** durchzogen. Dabei handelt es sich um venöse Blutgefäße, deren Wand nur aus Endothel und dem Bindegewebe der Dura besteht. Ihre Aufgabe ist die Aufnahme von Blut aus den (oberflächlichen) Hirnvenen und von Liquor aus den Arachnoidalzotten (s. u.). Im Wirbelkanal liegen Dura und Periost nicht eng aneinander. Zwischen ihnen befindet sich der mit Fettgewebe und Venenplexus durchzogene **Epiduralraum**.
- **Leptomeninx** (weiche Hirnhaut): Sie besteht aus relativ locker aufgebautem Bindegewebe. Neben gewöhnlichen Fibroblasten setzt sie sich aus modifizierten (epitheloiden) Fibroblasten zusammen, die als **Meningealzellen** (Meningothelzellen) bezeichnet werden. Meningealzellen sind über Desmosomen und Gap junctions miteinander verbunden. Die Leptomeninx besteht aus zwei Untereinheiten:
  - Die **Arachnoidea** (Spinngewebshaut) grenzt sich mit einem Verband dicht gepackter und durch Tight junctions verbundener Meningealzellen, der als **Neurothel** bezeichnet wird, von der Dura ab. An manchen Stellen durchbrechen **Arachnoidalzotten (Pacchioni-Granulationen)** die Dura und ragen in deren Sinus hinein. Hier fließt Liquor in das venöse Blut der Sinus ab. In Richtung Gehirn gibt die Arachnoidea feine Trabekel ab, die Verbindung mit der Pia mater aufnehmen. Der Raum zwischen den Trabekeln wird von Liquor cerebrospinalis durchspült. Durch diesen **Subarachnoidalraum** (äußerer Liquorraum) ziehende Blutgefäße tragen eine zusätzliche Bedeckung aus Meningealzellen.
  - Die **Pia mater** grenzt direkt an das Hirngewebe. Nur durch eine Basallamina ist sie von der Membrana limitans gliae superficialis getrennt. Sie begleitet in das Gehirn ziehende Gefäße und endet vor den Kapillaren. Der hier durch die Pia gebildete perivaskuläre Raum wird **Virchow-Robin-Raum** genannt.

Klinik

Epidurale Hämatome entstehen häufig durch Risse der Aa. meningeae mediae im artifiziellen Epiduralraum zwischen Schädelknochen und Periost. Dura und Arachnoidea liegen verschieblich aufeinander. Bei einem Riss von Brückenvenen kommt es in dem hier künstlich entstehenden Subduralraum zu einem **subduralen Hämatom**. Eine **Subarachnoidalblutung** entsteht häufig durch die Ruptur eines Aneurysmas einer dort verlaufenden basalen Hirnarterie.

Peripheres und zentrales Nervensystem III

Liquorräume und Schranken des ZNS

Histomorphologie und Funktion

Es wird unterschieden zwischen einem inneren und dem bereits oben beschriebenen äußeren Liquorraum, dem Subarachnoidalraum. Die **inneren Liquorräume** sind die beiden **Seitenventrikel** des Endhirns, der **III. Ventrikel** im Dienzephalon, der **IV. Ventrikel** im Rhombenzephalon und der **Zentralkanal** im Rückenmark, die alle untereinander und im Bereich des IV. Ventrikels mit dem äußeren Liquorraum in Verbindung stehen. Innerer und äußerer Liquorraum sind insgesamt mit knapp **150 ml** Liquor gefüllt, wobei sich der größte Teil im äußeren Liquorraum befindet. Liquor cerebrospinalis ist klar, sein Glukosegehalt liegt bei **65 mg/dl** (2/3 der Blutglukose), sein Proteingehalt bei **35 mg/dl** (1/200 des Blutplasmaproteinspiegels), und er ist nahezu zellfrei. Gebildet wird der Liquor in den **Plexus choroidei** (Abb. 4), die büschelförmig an umschriebenen Stellen in die vier Ventrikel hineinhängen. Der wesentliche Bestandteil der Plexus ist das Plexusepithel, das von fenestrierten Kapillaren unterfüttert ist. Abfließen kann der Liquor nur über den äußeren Liquorraum, zum größten Teil über die Arachnoidalzotten des äußeren Liquorraums und zum geringeren Teil entlang dem Endoneuralraum (s. u.) von Hirn- und Spinalnerven in Lymphbahnen. Täglich werden bis zu 500 ml Liquor gebildet. Bei der Kapazität der Liquorräume wird der Liquor pro Tag bis zu viermal ausgetauscht. Bedeutende Schranken des ZNS sind:

▶ Die **Blut-Hirn-Schranke** (BHS): Wesentlicher Bestandteil dieser Schranke ist das kontinuierliche Endothel der Hirnkapillaren. Es ist nur gering permeabel, transzytotische Vorgänge sind kaum nachweisbar, und die einzelnen Zellen sind durch Tight junctions fest miteinander verschweißt und besitzen spezielle Pumpen, die den unkontrollierten Übertritt von hydrophoben Molekülen in das ZNS verhindern, sowie Transporter, die hydrophile Moleküle wie die lebenswichtige Glukose in das ZNS passieren lassen. Weitere Bestandteile dieser Schranke sind die Gliagrenzmembran und die Basalmembran zwischen ihr und dem Kapillarendothel. An sog. **neurohämalen Regionen,** die alle periventrikulär liegen und deshalb auch als **zirkumventrikuläre Organe** bezeichnet werden, fehlt eine BHS. Das Endothel ist hier fenestriert, so dass auch hydrophile Stoffe in das Interstitium des ZNS übertreten können. Prominenteste Beispiele sind die Eminentia mediana und der HHL, wo Hormone das Endothel passieren, sowie die Area postrema, an der hydrophile emetogene Stoffe in das ZNS übertreten können. Der Übertritt dieser Stoffe in den Liquor wird hier durch **Tanyzyten,** kinozilienarme, durch Tight junctions verbundene Ependymzellen, verhindert.

▶ Die **Blut-Liquor-Schranke** (BLS): Im äußeren Liquorraum wird sie durch das Neurothel der Arachnoidea und im inneren Liquorraum durch das Plexusepithel der Plexus choroidei verkörpert.

Klinik

Eine Entzündung der Hirnhäute wird als **Meningitis** bezeichnet. Je nach Verursacher (Bakterien, Viren etc.) sind unterschiedliche Zellpopulationen (Granulozyten, Lymphozyten und Makrophagen) und das Protein mäßig bis stark im Liquor erhöht.

PNS

Histomorphologie und Funktion

Zum PNS zählen alle peripher des ZNS gelegenen Ganglien und Nerven:

▶ Im PNS werden zusammenliegende Nervenfasern mit bindegewebiger Hülle als **Nerven** (Abb. 5) bezeichnet. Die einzelnen Hüllen dienen als Schutz. Die äußerste Hülle bildet das aus kollagenem Bindegewebe, Gefäßen und vereinzelten Fettzellen bestehende **Epineurium.** Es ist die Fortsetzung

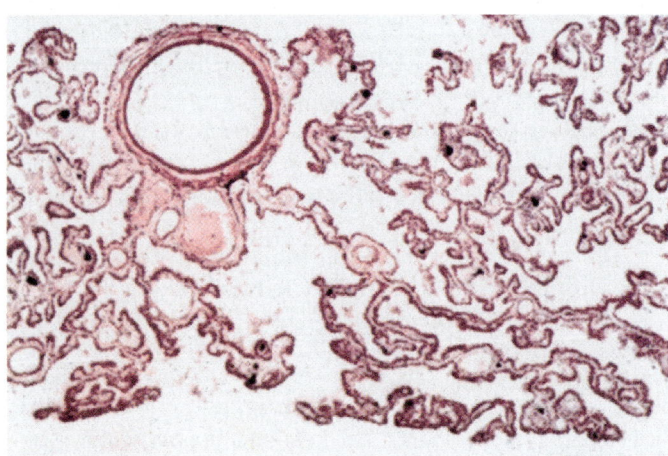

Abb. 4: Plexus choroideus (H. E., 30fach). [10]

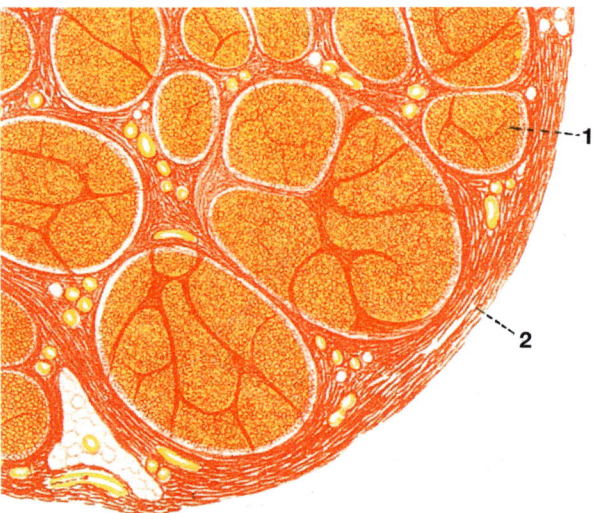

Abb. 5: Querschnitt durch einen peripheren Nerv (1 = Nervenfaserbündel, 2 = Epineurium; Blutgefäße und Nervenfasern gelb, Bindegewebe rot; 35fach). [10]

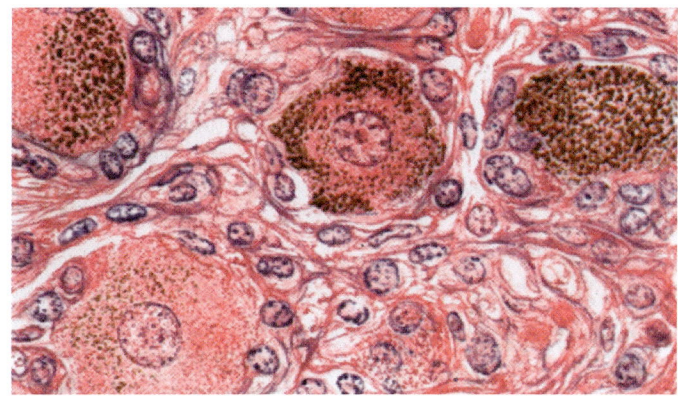

Abb. 6: Spinalganglion (mit Ganglienzellen, Mantelzellen und umgebenden Nervenfasern; H. E.). [10]

der Dura, die, je feiner der Nerv in der Peripherie wird, zunehmend schwindet. Die mittlere Hülle bildet das aus einer äußeren **Pars fibrosa** und einer inneren **Pars epitheloidea** bestehende bindegewebige **Perineurium**. Die Pars epitheloidea fungiert als Schranke. Sie wird auch als **Perineuralscheide** bezeichnet und setzt sich aus bis zu 20 Lamellen modifizierter Fibroblasten, den **Perineuralepithelzellen,** zusammen, die durch Tight junctions fest miteinander verbunden sind. Eine Pars fibrosa ist bei dünnen Nerven nicht mehr zu finden, lediglich die Pars epitheloidea ist bis in die Peripherie des Nervs erhalten. Das Perineurium umgibt jeweils einen **Faszikel** (Nervenfaserbündel). Ein Nerv enthält häufig mehrere von Perineurium umschlossene Faszikel. Das Bindegewebe einschließlich der Gefäße, das die einzelnen Nervenfasern eines Faszikels umgibt, wird als **Endoneurium** bezeichnet. Das kontinuierliche Endothel der Kapillaren des Endoneuriums stellt funktionell eine **Blut-Nerven-Schranke** dar. Zum PNS gehören sowohl die Spinalnerven als auch deren Fortsetzungen und alle Hirnnerven mit Ausnahme des I. und II. Hirnnervs. Insbesondere die Spinalnerven samt ihren Fortsetzungen enthalten neben afferenten immer auch efferente Nervenfasern.

▶ Die Perikarya der efferenten Nervenfasern der einzelnen Spinalnerven liegen entweder in der grauen Substanz des Rückenmarks (somato- und viszeroefferente Fasern) oder in **vegetativen Ganglien** (nur viszeroefferente Fasern). Hier liegen zum einen die kleinen Perikarya der **multipolaren Nervenzellen,** die von peripheren Gliazellen, den **Satellitenzellen** (Mantelzellen), umgeben und durch eine Basallamina getrennt sind, und zum anderen zahlreiche Nervenzellfortsätze. Hier findet die Umschaltung des 1. Neurons (**präganglionäres Neuron**), dessen Perikaryon im Seitenhorn des Rückenmarks liegt, auf das 2. Neuron (**postganglionäres Neuron**) des vegetativen Nervensystems statt. Neurotransmitter ist hier sowohl im Sympathikus als im Parasympathikus **Acetylcholin.** Demgegenüber liegen die Nervenzellsomata der primär afferenten Spinalnervenfasern in den sensorischen **Spinalganglien** (▌ Abb. 6). Eines dieser Ganglien enthält neben den Nervenfasern bis zu 10 000 Somata, die zunächst einmal größer sind und deutlich mehr Satellitenzellen als die vegetativen Ganglienzellen tragen. Die Neurone, zu denen sie gehören, sind allesamt **pseudounipolar**.

Eine Umschaltung der peripher aufgenommenen Information findet in einem Spinalganglion nicht statt. Vegetative wie auch Spinalganglien sind von einer bindegewebigen Hülle überzogen, die sich im Fall der Spinalganglien in die Dura fortsetzt.

> Das vegetative Nervensystem setzt sich aus Sympathikus, Parasympathikus und intramuralem Nervensystem, zu dem auch das ENS (s. S. 54) gehört, zusammen.

Klinik

Kommt es im PNS zu einer Nervendurchtrennung, degenerieren die (dendritischen) Axone distal der Läsion **(Waller-Degeneration),** die Schwann-Zellen bauen ihr Myelin ab, und Trümmer werden durch Makrophagen beseitigt. Liegt die Läsion zu nah am Perikaryon der Nervenzelle, stirbt diese ebenfalls ab. Bleibt sie bei der Durchtrennung am Leben, kommt es anschließend zu einer Regeneration der Nervenfasern. Das Perikaryon zeigt lichtmikroskopisch eine **Chromatolyse,** die Ausdruck der Hypertrophie ist, Schwann-Zellen proliferieren und bilden sog. **Hanken-Büngner-Bänder,** die Leitschienen für die neu aussprossenden Axone sind. Nachdem die Axone synaptischen Anschluss an die Peripherie gewonnen haben, werden sie erneut myelinisiert, wobei die ursprüngliche Dicke und Internodienlänge nicht mehr erreicht werden und somit eine geringere Leitungsgeschwindigkeit resultiert.

Zusammenfassung

✱ Ein granulärer Isokortex ist charakteristisch für sensorische Rindenareale, ein agranulärer für motorische Rindenareale.

✱ Der Plexus choroideus hat bei der histologischen Betrachtung Ähnlichkeit mit einem Schnitt einer gewaschenen reifen Plazenta.

Hör-, Gleichgewichts-, Geschmacks- und Geruchssinn I

Histogenese

Die Ohrmuschel entwickelt sich aus den die 1. Schlundfurche umgebenden **Aurikularhöckern,** der äußere Gehörgang aus der **1. Schlundfurche** und das Mittelohr aus der **1. Schlundtasche.** Am Trommelfell stoßen das Ektoderm der 1. Schlundfurche und das Entoderm der 1. Schlundtasche aufeinander. Hammer und Amboss des Mittelohrs entspringen dem **1.,** der Steigbügel dem **2. Schlundbogen.** Das Innenohr mit Hör- und Gleichgewichtsorgan entwickelt sich aus **Ohrplakoden.** Die Geschmacksknospen gehen aus der **epipharyngealen Plakode** hervor. Die Riechschleimhaut entwickelt sich aus der **Riechplakode.**

> Bei primären Sinneszellen sind die Sinnesrezeptormoleküle integraler Bestandteil einer afferenten Nervenzelle. Bei sekundären Sinneszellen werden zu empfangende Signale aufgenommen und erst durch eine chemische Synapse auf ein afferentes Neuron übertragen.

Hör- und Gleichgewichtssinn

Histomorphologie und Funktion

Der Hör- und der Gleichgewichtssinn werden durch unterschiedliche Bestandteile des Sinnesorgans **Ohr** vermittelt. Der mit der Umwelt in Verbindung stehende Teil des Ohrs ist das **äußere Ohr.** Es setzt sich aus den Untereinheiten **Auricula** (Ohrmuschel) und **Meatus acusticus externus** (äußerer Gehörgang) zusammen. Die Ohrmuschel trägt ein Grundgerüst aus elastischem Knorpel. Durch wenig Bindegewebe ist der elastische Knorpel relativ fest mit der die Ohrmuschel bedeckenden Haut (bestehend aus mehrschichtigem verhorntem Plattenepithel) verbunden, die Haare, Schweiß- und Talgdrüsen trägt. Der äußere Gehörgang ist ebenfalls mit Haut ausgekleidet. Er trägt vereinzelt Haare, Talgdrüsen und spezielle apokrine Drüsen **(Gll. ceruminosae).** Das Sekret dieser Drüsen bildet gemeinsam mit dem der Talgdrüsen und abgeschilferten Epithelien das **Zerumen** (Ohrenschmalz), das den äußeren Gehörgang vor Austrocknung und Infektionen schützt. Im äußeren Gehörgang werden die äußeren zwei Drittel von elastischem Knorpel und das innere Drittel von formgebendem Knochen unterfüttert. Das äußere Ohr dient im Rahmen des Hörvorgangs der Schallfortleitung (Luftleitung). Die Grenze zum Mittelohr bildet die **Membrana tympanica** (Trommelfell). Diese setzt sich von außen nach innen aus einer Hautschicht **(Str. cutaneum),** Bindegewebe mit reichlich kollagenen und elastischen Fasern **(Str. fibrosum)** und zum Mittelohr aus einer Lage einschichtigen flachen Plattenepithels **(Str. mucosum)** zusammen. Das **Mittelohr** besteht aus einer Höhle (Cavitas tympanica, **Paukenhöhle**), die von einschichtigem flachem bis isoprismatischem Epithel ausgekleidet wird. Darunter befindet sich eine dünne Lamina propria mit einem Blutkapillarplexus und Lymphkapillaren. Sie verbindet das Epithel fest mit dem darunter liegenden Knochen. Die Höhle hat über das bindegewebige **ovale** und **runde Fester** Anschluss an das Innenohr und an der medialen Wand an die **Tuba auditiva** (Eustachi-Röhre, Ohrtrompete). Letztere ist mit respiratorischem Epithel ausgekleidet und besitzt einen Mantel aus quergestreifter Muskulatur. Sie dient dem Druckausgleich zwischen Epipharynx und Paukenhöhle. In der Paukenhöhle befindet sich die **Gehörknöchelchenkette,** bestehend aus **Malleus** (Hammer), **Incus** (Amboss) und **Stapes** (Steigbügel). Sie dient der Schallübertragung zwischen äußerem Ohr bzw. Trommelfell und Innenohr bzw. ovalem Fenster. Über den am Hammergriff ansetzenden **M. tensor tympani** und den am Steigbügel inserierenden **M. stapedius** kommt es zu einer Dämpfung des eingehenden Schallsignals. Das **Innenohr** ist der Sitz der eigentlichen Hör- und Gleichgewichtsorgane. In einer Aussparung der Felsenbeinpyramide liegen sie wie in einem Labyrinth verteilt in mehreren Kammern. Zentral befindet sich jeweils ein schlauchförmiges, mit Endolymphe gefülltes Hohlraumsystem **(Endolymphraum, häutiges Labyrinth),** das zum angrenzenden Knochen von Perilymphe umflossen wird **(Perilymphraum, knöchernes Labyrinth).** Der Endolymphraum wird von durch Tight junctions verbundenen Epithelzellen abgedichtet, die einer kontinuierlichen, aber für Perilymphe durchlässigen Basallamina aufliegen. Die im Endolymphraum befindliche **Endolymphe** besitzt ähnlich wie die Intrazellularflüssigkeit eine hohe K^+- und eine niedrige Na^+-Konzentration. Sie wird überwiegend von der Stria vascularis der Schnecke (s. u.) sowie dem Planum semilunatum in den Bogengängen (s. u.) gebildet und fließt über den **Ductus endolymphaticus** in den **Saccus endolymphaticus** des Epiduralraums ab, wo sie resorbiert wird. Der Perilymphraum wird durch mesothelartige Fibroblasten ausgekleidet. Die ihn durchströmende Perilymphe ähnelt der extrazellulären Flüssigkeit. Der Perilymphraum hat über den **Ductus perilymphaticus** Verbindung zum liquorgefüllten Subarachnoidalraum. Zentraler Perilymphraum ist das **Vestibulum,** das über das ovale Fenster Kontakt zur Steigbügelplatte hat und in dem über den endolymphatischen **Ductus reuniens** Gleichgewichts- und Hörorgan in Kontakt stehen:

▶ Das Hörorgan besteht aus der spiralig aufgewundenen **Cochlea** (Schnecke) mit ihrem **Canalis spiralis cochleae** (Schneckenkanal). Dieser setzt sich aus zwei perilymphatischen Räumen, der **Scala vestibuli** (Vorhoftreppe) und der **Scala tympani** (Paukentreppe), zusammen, die über eine an der Spitze der Schnecke liegende Öffnung, das **Helicotrema,** ineinander übergehen. Zwischen beiden Scalae liegt der am Ductus reuniens beginnende und an der Schneckenspitze blind endende, mit Endolymphe gefüllte **Ductus cochlearis.** Zur kranialen Scala vestibuli ist er durch die dünne **Reissner-Membran** abgetrennt. Nach lateral findet sich das wahrscheinlich einzige von Blutkapillaren durchzogene Epithel des menschlichen Körpers, die dreischichtige **Stria vascularis.** Unter ihr liegt das bindegewebige **Lig. spirale.** Zur Scala tympani hin findet sich die für Perilymphe durchlässige, überwiegend bindegewebige **Membrana basilaris (Basilarmembran).** Sie wird bis zur Schneckenspitze immer breiter und enthält das das Corti-Organ ernährende **Vas spirale.**

Sinnesorgane

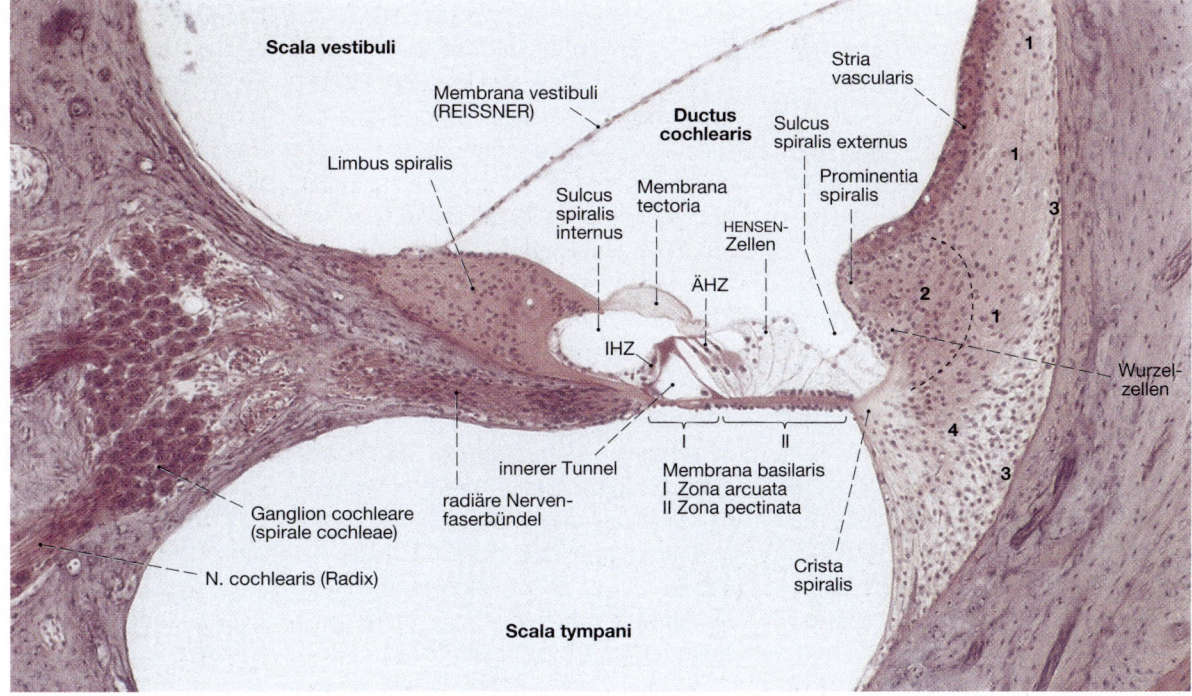

Abb. 1: Corti-Organ mit seinen Bestandteilen (H. E., 96fach). [2]

1: Typ-1-Fibrozyten, 2: Typ-2-Fibrozyten, 3: Typ-3-Fibrozyten, 4: Typ-4-Fibrozyten, IHZ: innere Haarzellen, ÄHZ: äußere Haarzellen

Das auf der Basilarmembran sitzende **Corti-Organ** (Abb. 1) setzt sich aus **Stützzellen** (Grenz-, Pfeiler- und Phalangenzellen), **sekundären Sinneszellen** (äußere und innere Haarzellen), einer gallertigen, an Glykoproteinen (Otogelin, Tectorine) reichen **Membrana tectoria** und mehreren von **Corti-Lymphe** (entspricht Perilymphe) durchflossenen Hohlräumen zusammen. Dies sind von innen nach außen der **innere Tunnel** (Corti-Tunnel), der **Nuël-Raum** und der **äußere Tunnel.** Nach medial und lateral laufen die Sinnes- und Stützzellen in die Sulci spirales internus und externus aus. Medial, zum zentralen knöchernen **Modiolus** (Achse) der Schnecke gerichtet, findet sich kranial der von **Interdentalzellen** bedeckte bindegewebige **Limbus spiralis,** der das Material der Membrana tectoria bilden. Kaudal hiervon liegt die **Lamina spiralis ossea,** unter deren Schutz afferente und efferente Nervenfasern in das Corti-Organ ziehen. Über die ganze Länge des Corti-Organs findet man eine Reihe **innerer** und drei bis fünf Reihen **äußerer Haarzellen.** Sie besitzen Stereozilien, die jeweils über **Tip links** (Spitzenverbindungen), überwiegend bestehend aus dem Protein Cadherin 23, miteinander verbunden sind und im apikalen Zytoplasma der Haarzellen in einer elektronendichten **Kutikularplatte** aus einem Aktin- und Spektrinnetz verankert sind. Die längsten Stereozilien der äußeren Haarzellen ragen in die Membrana tectoria hinein. Die Stützzellen der äußeren Haarzellen bilden apikal dünne Ausläufer, die die äußeren Haarzellen umfangen und an ihrem Apex in jeweils eine dünne **Kopfplatte** auslaufen. Diese Kopfplatten sind über Tight junctions und Zonulae adhaerentes fest mit den Haarzellen und benachbarten Stützzellen verbunden. In der Aufsicht entsteht so eine Mosaikfläche aus Kopfplatten und äußeren Haarzellen, die auch als **Membrana reticularis** bezeichnet wird. Sie bietet den äußeren Haarzellen mechanische Stabilität und ist gleichzeitig auch eine Fortsetzung der Diffusionsbarriere zwischen endo- und perilymphatischem Raum. Die inneren Haarzellen sind überwiegend afferent mit bipolaren Neuronen verbunden, deren Perikarya im zentralen **Canalis spiralis** des Modiolus cochleae liegen (**Ganglion spirale**) und deren Axone den kochlearen Anteil des N. vestibulocochlearis bilden. Die äußeren Haarzellen sind v. a. mit efferenten Nervenfasern aus dem **Ncl. olivaris superior** des Hirnstamms synaptisch verbunden. Vereinfacht vorgestellt, beginnt der Hörvorgang im Innenohr mit der mechanischen Verformung des ovalen Fensters (**Fenestra vestibuli**). Dadurch wird Perilymphe in die Scala vestibuli und über das Helicotrema und die Scala tympani bis hin zum runden Fenster (**Fenestra cochleae**) verschoben. Durch wiederholte Verformungen entstehen Wanderwellen in der Perilymphe mit unterschiedlicher Frequenz, wodurch es zu Verformungen des Ductus cochlearis mit Auslenkung der Basilarmembran kommt. Hierdurch wiederum kommt es zu Bewegungen der Membrana tectoria, was zur Auslenkung der Stereozilien sowohl der inneren als auch der äußeren Haarzellen führt. Verschiedene Wanderwellen resultieren an unterschiedlichen Orten der Basilarmembran in maximaler Auslenkung (Amplitude). Diese ist von der Frequenz der Wanderwellen abhängig.

Hör-, Gleichgewichts-, Geschmacks- und Geruchssinn II

Hör- und Gleichgewichtssinn/ Histomorphologie und Funktion (Fortsetzung)

> Schall niedriger Wellenlängenbereiche bzw. Wanderwellen mit hoher Frequenz haben ihr Amplitudenmaximum an der Schneckenbasis, Schall hoher Wellenlängenbereiche bzw. niedriger Frequenz hat sein Amplitudenmaximum an der Schneckenspitze.

In den Haarzellen kommt es dadurch zur Öffnung von Ionenkanälen und zur Depolarisation. Es entstehen Rezeptorpotentiale, die an den inneren Haarzellen zur Freisetzung des Neurotransmitters **Glutamat** führen, der wiederum die bipolaren Zellen erregt. Die Erregung wird dann im R. cochlearis des N. vestibulocochlearis zu den Ncll. cochleares des Hirnstamms geleitet. In den äußeren Haarzellen kommt es, vermittelt durch das Motorprotein **Prestin,** zur rhythmischen Auf-und-ab-Bewegung, was die Schallenergie am Ort des Amplitudenmaximums bis zu 1000fach verstärkt. Dies führt zur Verfeinerung der Frequenzdiskriminationsschwelle und der Ortsselektivität des Schalls unterschiedlicher Frequenz. Die efferente (hemmende) Innervation der äußeren und zu einem geringeren Teil der inneren Haarzellen aus den Ncll. olivares superiores dient der Empfindlichkeitseinstellung und ermöglicht das Überhören störender Umgebungsgeräusche.

▶ Die Sinneszellen des Gleichgewichtsorgans (**Vestibularorgan**) finden sich im Endolymphraum auf der anderen Seite des Ductus reuniens. Diesem am nächsten liegen der **Sacculus** und durch einen schmalen Raum getrennt, von dem auch der Ductus endolymphaticus abgeht, der **Utriculus.** Beide tragen sog. **Maculae staticae** (▌ Abb. 2), die aus Haarzellen (Sinneszellen), Stützzellen und der sie bedeckenden Otolithenmembran bestehen. Bei den Haarzellen unterscheidet man die bauchigen **Haarzellen vom Typ I** und die eher schmalen **Haarzellen vom Typ II.** Beide Zelltypen tragen jeweils ein langes Kinozilium und bis zu 80 Stereozilien, die untereinander durch **Tip links** (Aufbau s. S. 6) verbunden sind. Diese Fortsätze ragen in die ähnlich wie die Membrana tectoria gebaute und zusätzlich Kalziumkarbonatkristalle enthaltende **Otolithenmembran** (Statolithenmembran) hinein, die eine deutlich höhere Dichte als die Endolymphe hat. Bei Linearbeschleunigungen des Körpers (horizontal, vertikal) kommt es zu Bewegungen zwischen den Fortsätzen der Haarzellen und der trägen Otolithenmembran. Eine Abscherbewegung der Fortsätze führt zur Öffnung von Kationenkanälen, wodurch letztendlich auch hier Glutamat in den synaptischen Spalt freigesetzt wird. Dies wiederum erregt **bipolare Neurone,** deren Soma am Boden des **Meatus acusticus internus** (innerer Gehörgang) liegt. Die Axone dieser Neurone bilden den **R. vestibularis** des N. vestibulocochlearis. Der R. vestibularis wiederum nimmt synaptischen Kontakt mit den **Ncll. vestibulares** des Hirnstamms auf. Zu einem geringen Teil werden die Haarzellen auch efferent innerviert. Dies geschieht jeweils aus den **Ncll. olivares laterales** (Deiters-Kerne) und dient der Empfindlichkeitseinstellung des Gleichgewichtsorgans. Vom Utriculus gehen die drei Bogengänge (Ductus semicirculares) ab, die der Wahrnehmung von Drehbeschleunigungen dienen. Diese Gänge tragen an umschriebenen Stellen Erweiterungen. Hier finden sich leistenförmige Vorbuchtungen von Epithel (Haarzellen Typ I, II und Stützzellen) und bindegewebiger Lamina propria. Diese werden als **Cristae ampullares** bezeichnet. Sie sind von einer gallertigen, ebenfalls der Membrana tectoria gleichenden **Cupula** (Kuppel) überzogen, die im Gegensatz zur Otolithenmembran frei von Kalziumkarbonatkristallen ist. Als Besonderheit ist der Perilymphraum im gesamten Vestibularorgan von bindegewebigen Trabekeln durchzogen. Sonstiger Aufbau und Innervationsmuster gleichen den Maculae staticae.

Klinik

Zu einer Schädigung der Haarzellen kann es durch Einnahme bestimmter Medikamente (Aminoglykosidantibiotika, Schleifendiuretika) oder auch durch übermäßige Lärmexposition (Knall- und Schalltraumata) kommen. Das **Akustikusneurinom** ist ein gutartiger Tumor, der von den Schwann-Zellen des R. vestibularis des N. vestibulocochlearis im Meatus acusticus internus ausgeht und sich bis in den Kleinhirnbrückenwinkel der hinteren Schädelgrube ausdehnt. Er macht sich früh durch Hör- und Gleichgewichtsstörungen bemerkbar.

Geschmackssinn

Histomorphologie und Funktion

Der Geschmackssinn wird durch **Geschmacksknospen** (Caliculi gustatorii) vermittelt, etwa 60 μm große endoepitheliale Gebilde, die sich jeweils aus bis

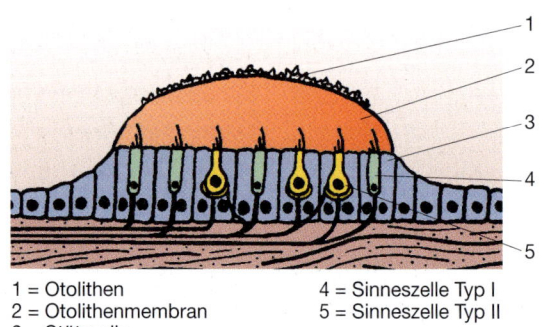

1 = Otolithen
2 = Otolithenmembran
3 = Stützzelle
4 = Sinneszelle Typ I
5 = Sinneszelle Typ II

▌ Abb. 2: Macula statica (Schema). [13]

zu 80 **sekundären Sinneszellen** (Typ I und II) sowie **Basalzellen** (Stütz- und Stammzellen) zusammensetzen und von einer Basalmembran umgeben sind. Die Sinneszellen haben eine Lebensdauer von maximal zehn Tagen. Sie regenerieren sich aus den Basalzellen und stehen über einen **Porus gustatorius** mit der Zungenoberfläche in Kontakt. Zum Porus tragen die Sinneszellen zahlreiche mit Chemorezeptormolekülen besetzte Mikrovilli. Basolateral sind die Sinneszellen über chemische Synapsen mit afferenten Nervenfasern verknüpft. Geschmacksknospen finden sich in hoher Zahl in der lateralen Wand der Papillae vallatae, weniger häufig in den Papillae foliatae, den Papillae fungiformes und dem weichen Gaumen. An den Papillen sind die Geschmacksknospen mit serösen Von-Ebner-Spüldrüsen verbunden, die am Boden der Papillen münden.

Klinik
Zu einem Verlust des Geschmackssinns kann es im Rahmen von Entzündungen, Schwermetallvergiftungen oder auch einer Chemotherapie mit Zytostatika kommen.

Geruchssinn

Histomorphologie und Funktion
Der Geruchssinn wird durch in beiden Nasenhöhlen am Nasenhöhlendach liegende, etwa 3–5 cm² großen Bereiche, die als Riechschleimhaut **(Regio olfactoria)** bezeichnet werden, vermittelt. Das hier befindliche mehrreihige Epithel weist einige Besonderheiten auf:

- Becherzellen und Flimmerepithelzellen fehlen.
- Es ist mit 60 μm deutlich dicker als das umgebende Flimmerepithel.
- Es setzt sich aus **Riechsinneszellen, Mikrovilluszellen, Basal- und Stützzellen** zusammen.
- In der Lamina propria finden sich die serösen tubuloalveolären **Bowman-Drüsen (Gll. olfactoriae).** Ihr schleimiges Sekret dient zum einen als Spülflüssigkeit und fungiert zum anderen als Lösungsmedium für leicht flüchtige Geruchsstoffe. Für letztere Funktion enthält der Schleim Odorant-Bindungsproteine **(OBP).**

Die Basalzellen liegen als kleine kubische Gebilde der Basallamina der Riechschleimhaut auf. Es handelt sich um undifferenzierte Stammzellen, aus denen sich alle anderen Zelltypen der Riechschleimhaut regenerieren. Stützzellen sind schmale hochprismatische Zellen, die reichlich Mitochondrien sowie pigment- und schleimhaltige Granula aufweisen. An ihrer Oberfläche tragen sie einzelne kurze und plumpe Mikrovilli. Durch apikale Haftkomplexe sind sie mit den Riechsinneszellen und den Mikrovilluszellen verbunden. Letztere sind bipolar gebaut. Zur Nasenhöhle tragen sie wenige, aber lange Mikrovilli. Basal bilden sie jeweils einen Fortsatz, der ebenfalls von Gliazellen umschlossen Richtung ZNS zieht. Diesen etwas selteneren Zellen wird ebenso wie den Riechsinneszellen eine Rezeptorfunktion für Geruchsstoffe **(Odoranzien)** zugeschrieben. Bei den letztgenannten Riechsinneszellen handelt es sich um **bipolare Neurone.** Zur Nasenhöhle hin (apikal) bilden sie jeweils einen dendritischen Fortsatz, der in einer kolbigen Auftreibung **(Bulbus dendriticus, Riechbläschen)** auf der Oberfläche der Riechschleimhaut mündet. Dort gehen bis zu acht parallel zur Oberfläche der Schleimhaut im Schleim liegende olfaktorische Zilien von ihm ab, deren Membran die Rezeptormoleküle für die Geruchsstoffe trägt. Proximal weisen sie einen regelmäßigen Aufbau, wie ihn auch Kinozilien haben, auf, der nach distal verloren geht. Ihr Basalkörper sowie einige Mitochondrien liegen im Riechbläschen. Der Zelleib der Sinneszellen ist darüber hinaus mittig aufgetrieben (hier liegen Kern und alle wesentlichen Organellen) und verjüngt sich nach basal zu einem dünnen **Axon,** das, flankiert von **olfaktorischen Gliazellen** (mit Eigenschaften von Astrozyten und Schwann-Zellen) und gebündelt zu **Fila olfactoria** als marklose Nervenfasern, durch die knöcherne **Lamina cribrosa** zum **Bulbus olfactorius** des ZNS zieht. Die Riechsinneszellen regenerieren sich etwa alle 40 Tage aus den Basalzellen und finden dabei jedes Mal (wahrscheinlich gesteuert durch die olfaktorische Glia) erneut erfolgreich synaptischen Anschluss an den Bulbus olfactorius.

Klinik
Eine **Anosmie** (vollständiger Verlust des Geruchssinns) kann angeboren sein, bei einem ausgeprägten Vitamin-B_{12}-Mangel oder auch im Rahmen eines Morbus Parkinson entstehen. **Parosmien** (fehlerhafte Geruchswahrnehmungen) können sich bei Schädeltraumata oder auch Hirntumoren entwickeln.

Zusammenfassung
- Die Endolymphe ist reich an Kalium, arm an Natrium und ähnelt somit der Intrazellularflüssigkeit. In der Perilymphe ist es umgekehrt. Sie gleicht der Extrazellularflüssigkeit.
- Durch den zentralen elastischen Knorpel besteht bei der Ohrmuschel eine entfernte Ähnlichkeit mit der Epiglottis. Epithelbedeckung, das Vorhandensein von Haaren und die Drüsenausstattung helfen bei der Unterscheidung.
- Geruchs- und Geschmackssinneszellen bleiben lebenslang regenerationsfähig.

Sehsinn I

Der Sehsinn wird durch den **Bulbus oculi** (Augapfel) in Verbindung mit den ihn umgebenden **Hilfseinrichtungen** Bindehaut, Augenlider, Tränendrüse und Augenmuskulatur vermittelt.

Histogenese

Die beiden Blätter der Retina einschließlich der Epithelien von Iris und Ziliarkörper entstehen aus einer Ausstülpung des Zwischenhirns, dem **neuroektodermalen Augenbecher.** Die Linse entwickelt sich aus der **Linsenplakode** des Oberflächenektoderms, der Glaskörper sowie die überwiegenden Teile von mittlerer und äußerer Augenhaut aus **Kopfmesenchym.** Aus dem **Oberflächenektoderm** geht die epitheliale Überkleidung von Konjunktiva und Kornea hervor.

Bulbus oculi

Histomorphologie und Funktion
Der Bulbus setzt sich aus einer dreiteiligen Wand zusammen:

▶ Die äußere Augenhaut ist die **Tunica fibrosa bulbi** mit den Bestandteilen **Lederhaut** und **Hornhaut.** Die lichtundurchlässige Lederhaut **(Sklera)** besteht aus straffem, geflechtartigem kollagenem Bindegewebe, das Wasser (60–70% des Gesamtgewichts der Sklera), wenig Bindegewebszellen und amorphe Grundsubstanz enthält. Im hinteren Bereich, an der Durchtrittsstelle des Sehnervs, ist sie wie ein Sieb durchlöchert **(Lamina cribrosa)** und fest mit der den Sehnerv bedeckenden Dura mater verbunden. Aufgrund des speziellen Aufbaus des Bindegewebes ist sie lichtundurchlässig und erscheint makroskopisch weiß. Bei geöffnetem Auge scheint sie am Rand der Hornhaut durch die dünne Bindehaut (s. u.). Die im vorderen Bereich des Auges liegende lichtdurchlässige Hornhaut **(Kornea)** besteht von außen nach innen (in den Bulbus) aus folgenden Strukturen:

– **Korneaepithel:** Dieses mehrschichtig unverhornte Plattenepithel setzt sich nach lateral in das Epithel der Bindehaut (s. u.) fort. Zumeist ist es sechsschichtig und liegt einer kompletten Basalmembran auf. Die Zellen sind alle untereinander durch mechanische und Kommunikationskontakte verbunden, die Zellen der obersten Lage tragen Mikroplicae, die der Haftung des Tränenfilms dienen. Das Epithel regeneriert sich lebenslang narbenfrei jeweils komplett in sieben Tagen aus Stammzellen des **Limbus corneae** (Korneaaußenrand). Es ist dicht mit freien Nervenendigungen besetzt, die Teil der Lidschlussreflexkette sind. Des Weiteren spielt das Epithel eine wichtige Rolle als Diffusionsbarriere und Ernährer des Stromas aus dem Tränenfilm, es bietet Schutz gegen eindringende Keime und reguliert über den Wassergehalt des Kornealstromas gleichzeitig die Transparenz der Kornea.

– **Lamina limitans anterior (Bowman-Membran):** Sie entspricht der homogen eosinroten und verdickten Lamina fibroreticularis der Basalmembran zwischen Epithel und Stroma.
– **Kornealstroma:** Dieser dickste Bereich der Kornea besteht aus reichlich **Wasser** (70–80% des Gesamtgewichts der Kornea), speziellen Fibroblasten, zu Lamellen verpackten Typ-I-Kollagenfibrillen, die wiederum zu einem regelmäßigen Gitter angeordnet sind, und **Keratansulfat-Proteoglykanen,** die reichlich Wasser binden.
– **Lamina limitans posterior (Descemet-Membran):** Sie ist eine besonders aufgebaute Basalmembran, der nach innen zur vorderen Augenkammer das Endothel aufliegt.
– **Korneaendothel:** Es handelt sich um eine einschichtige Diffusionsbarriere, die ebenfalls den Wassergehalt und damit die Transparenz des Stromas aufrechterhält.

> Die Ernährung der Kornea über Diffusion findet aus dem Kammerwasser (s. u.), den Gefäßen der Konjunktiva und dem Tränenfilm statt.

▶ Die mittlere Augenhaut ist die **Tunica vasculosa bulbi (Uvea)** mit den Bestandteilen **Choroidea (Aderhaut), Corpus ciliare (Ziliarkörper)** und **Iris (Regenbogenhaut).** Die Choroidea ist der Teil der Uvea, der im dorsalen Bereich des Bulbus liegt und vorn bis zur Pars plana des Ziliarkörpers (s. u.) bzw. Ora serrata der Retina reicht. Sie besteht im Wesentlichen aus einem dichten Netz elastischer und kollagener Fasern, durchzogen von Gefäßplexus, die die äußeren Netzhautschichten versorgen und aus Ästen der **Aa. ciliares posteriores breves** gespeist werden, sowie einzelnen Melanozyten. Ihr innerster Teil ist die **Choriokapillaris,** deren Kapillarendothel fenestriert ist. Zwischen Choriokapillaris und retinalem Pigmentepithel befindet sich die ca. 2 μm breite **Bruch-Membran,** deren wesentliche Bestandteile die Basallaminae des Pigmentepithels und der Gefäße sowie elastische Fasern sind. Sie ist der Antagonist des M. ciliaris (s. u.) und liefert eine passive Fernakkommodation. Der Ziliarkörper beginnt am vorderen „Ende" der Choroidea und reicht bis zur Iriswurzel. Er besteht aus einer dorsalen **Pars plana** und einer ventralen **Pars plicata.** Letztere bildet die **Processus ciliares** (Ziliarfortsätze) und enthält den parasympathisch innervierten glatten **M. ciliaris,** der bei Kontraktion (Dickenzunahme) zu einer Entspannung der Zonulafasern (s. u.) und damit der Nahakkommodation führt. Zum Kammerwasser ist der Ziliarkörper von einem zweischichtigen Epithel bedeckt, das zum lichtunempfindlichen Teil der Retina gehört. Beide zusammen bilden das Kammerwasser und sind durch mechanische und Haftkontakte miteinander verbunden. Die zum Kammerwasser gerichtete Schicht ist unpigmentiert und produziert wahrscheinlich die aus Fibrillin bestehenden Zonula-

fasern, die den Ziliarkörper mit der Linse verbinden. Die hier liegenden Zellen sind durch Tight junctions verbunden, die die **Blut-Kammerwasser-Schranke (BKS)** aufrechterhalten. Die darunter liegende Schicht ist durch Einlagerung von Melanosomen pigmentiert. Zum Kammerwasser und zum Stroma findet sich jeweils eine Basallamina. Die unter dem Epithel liegenden Kapillaren tragen fenestriertes Endothel. Die lichtundurchlässige Iris als vorderster Teil der Uvea liegt stellenweise der Linse auf und umrahmt eine zentrale Öffnung, die **Pupille**. Diese dient als Blendschutz. Von hinten nach vorn besteht sie aus:
- einem hinteren Epithel (Fortsetzung des unpigmentierten Ziliarkörperepithels), das allerdings hier pigmentiert ist, und einem vorderen Epithel, das ebenso pigmentiert ist (Fortsetzung des pigmentierten Ziliarkörperepithels) und im lateralen Bereich Myofilamente enthält. Dieser Bereich ist sympathisch innerviert und entspricht dem **M. dilatator pupillae** (Pupillenerweiterung, **Mydriasis**). Auch diese Epithelien sind Teil der lichtempfindlichen Retina.
- dem darauf folgenden, mit Melanozyten und Kapillaren mit kontinuierlichem Endothel (entspricht hier der BKS) durchsetzten Stroma, das medial glatte Muskelzellen enthält, die parasympathisch innerviert sind und zusammen dem **M. sphincter pupillae** entsprechen (Pupillenverengung, **Myosis**)
- dem nach vorn von einer durchlässigen Schicht aus flachen Fibroblasten und Melanozyten begrenzten Stroma

▶ Die innere Augenhaut ist die **Retina**. Sie setzt sich aus der hinteren lichtempfindlichen **Pars optica** und der vorn Ziliarkörper und Iris überziehenden lichtunempfindlichen **Pars caeca** zusammen. Die Grenze zwischen beiden ist die **Ora serrata**. Die Pars optica besteht aus zwei Schichten, die sich aus unterschiedlichen Teilen des Augenbechers ableiten:
- Aus dem inneren Augenbecherblatt leitet sich das **Str. nervosum** ab. Es enthält die ersten drei Neurone der Sehbahn, Interneurone, Gliazellen und Blutgefäße. Die 1. Neurone der Sehbahn sind die **Photorezeptorzellen**. Man unterscheidet Stäbchen- und Zapfenzellen. Beide zeigen einen ähnlichen Aufbau. Die Zellen bestehen aus einem rezeptorischen Fortsatz mit Außen- und Innensegment. Beide Teile sind über eine modifizierte Kinozilie verbunden (mit $9 \times 2 + 0$-Binnenstruktur). Die Biomembranen des **Außensegments** enthalten die Sehpigmente (s. u.). Die Außensegmente werden durch Abstoßung und Neuaufbau lebenslang innerhalb von je zehn Tagen erneuert. Das **Innensegment** setzt sich nochmals aus zwei Bestandteilen zusammen, dem außen liegenden, mit zahlreichen Mitochondrien gefüllten **Ellipsoid** und dem innen liegenden **Myoid**, das v. a. gER, rER und Golgi-Apparat enthält. Das Myoid ist über eine dünne **Außenfaser** mit dem das Soma enthaltenden Abschnitt der Photorezeptorzelle verbunden. Im Bereich der Außenfaser sind die Zellen über Zonulae adhaerentes mit benachbarten Gliazellen verbunden. Weiter innen besitzen die Photorezeptorzellen ein kurzes **Axon**, das in einem Endkolben endet. An diesem stehen die Rezeptorzellen mit den 2. Neuronen der Sehbahn und Interneuronen in Kontakt. Die Retina jedes Bulbus enthält etwa 120 Mio. Stäbchenzellen und nur 6 Mio. Zapfenzellen. Stäbchenzellen sind schlank. Ihr Außensegment enthält abgeschlossene, gestapelte und von Biomembranen umschlossene Bläschen. Ihre Funktion ist das Hell-dunkel-Sehen. Zapfenzellen sind bauchig. Ihr Außensegment enthält eingestülpte Membranen. Ihre Funktion ist das Farbsehen. Die 2. Neurone der Sehbahn sind die **bipolaren Zellen**. Sie nehmen die Informationen der Photorezeptorzellen auf und geben sie an die ca. 1 Mio. **Ganglienzellen** weiter, deren Axone den N. opticus bilden und synaptisch mit dem 4. Neuron der Sehbahn im Dienzephalon in Kontakt stehen, dem **Corpus geniculatum laterale**. Die Interneurone dienen der Verschaltung und Bündelung der in den Photorezeptorzellen aufgenommenen Informationen. **Amakrine Zellen** verbinden bipolare Zellen mit Ganglienzellen, **Horizontalzellen** verbinden Photorezeptorzellen oder bipolare Zellen jeweils untereinander. Neben regulären Astrogliazellen, die retinale Blutgefäße umscheiden (s. u.), gibt es retinaspezifische Astrogliazellen, die **Müller-Zellen**. Sie bilden eine äußere und innere Gliagrenzmembran an der Retina (s. u.). Die Kapillarplexus, die der Ernährung der inneren Netzhautschichten dienen, entspringen der A. centralis retinae. Sie besitzen kontinuierliches Endothel, und die einzelnen Endothelzellen sind durch Tight junctions verbunden. So entsteht die **innere Blut-Retina-Schranke**.
- Aus dem äußeren Augenbecherblatt leitet sich das **Str. pigmentosum** ab. Dieses besteht aus dem einschichtigen isoprismatischen Pigmentepithel. Im Zytoplasma enthalten diese Zellen reichlich Melaningranula und Phagolysosomen. Basal sitzen sie der Bruch-Membran fest auf und umfassen apikal die Außensegmente der Photorezeptorzellen. Untereinander sind die Zellen durch Tight junctions fest miteinander verschmolzen. Dadurch entsteht die **äußere Blut-Retina-Schranke**. Das Pigmentepithel hat mehrere Funktionen. Es dient als Trennschicht, absorbiert Streulicht, ist am Umsatz der Außensegmente der Photorezeptoren und deren Sehpigmente sowie am Stoffaustausch zwischen den Gefäßen der Choriokapillaris und den Photorezeptoren beteiligt.

Sehsinn II

Bulbus oculi/Histomorphologie und Funktion (Fortsetzung)

Durch die regelmäßige Lage der retinalen Bestandteile hat die Retina folgenden 10-schichtigen Aufbau (von der Choroidea zum Glaskörper, ▌Abb. 1):

- **Str. pigmentosum:** Pigmentepithelschicht
- **Str. neuroepitheliale:** Außen- und Innensegmente der Photorezeptorzellen
- **Str. limitans externum:** äußere Grenzschicht, die durch die Verschmelzung der äußeren Müller-Zell-Fortsätze mit den Photorezeptorzellen über Zonulae adhaerentes entsteht
- **Str. nucleare externum:** Somata der Photorezeptorzellen
- **Str. plexiforme externum:** Nervenzellfortsätze und Synapsen zwischen den Photorezeptorzellen, den bipolaren Zellen und den Horizontalzellen
- **Str. nucleare internum:** Somata der bipolaren Zellen sowie der Interneurone und der Müller-Zellen
- **Str. plexiforme internum:** Nervenzellfortsätze und Synapsen zwischen bipolaren Zellen, Ganglienzellen und amakrinen Zellen
- **Str. ganglionicum** (Str. ganglionare n. optici): Somata der Ganglienzellen
- **Str. neurofibrarum:** Nervenfaserschicht mit den Axonen der Ganglienzellen
- **Str. limitans internum:** miteinander verschmolzene innere Fortsätze der Müller-Zellen mit darunter liegender Basallamina

Bevor das Licht auf die lichtempfindlichen Fortsätze der Photorezeptorzellen treffen kann, muss es die acht zuletzt genannten Schichten durchqueren. In der Pars optica retinae gibt es allerdings zwei davon abweichend aufgebaute Bereiche:

- An der **Macula lutea** (gelber Fleck) sind alle die Photorezeptorzellen bedeckenden Schichten wie in einem flachen Trichter zur Seite verschoben, so dass das Licht direkt auf diese treffen kann. Die hier liegenden Rezeptorzellen sind jeweils mit nur einer bipolaren und einer Ganglienzelle synaptisch verschaltet. Im Zentrum der Makula liegt die **Fovea centralis,** der Ort auf der Retina mit der höchsten Sehschärfe.
- Medial davon liegt der blinde Fleck **(Papilla n. optici).** Hier gibt es keine Photorezeptoren. Stattdessen kommt es zum Austritt der Axone der Ganglienzellen, die gemeinsam den Sehnerv **(N. opticus)** bilden. Er wird nach seinem Durchtritt durch die Lamina cribrosa sclerae in seinem gesamten Verlauf von Hirnhäuten umgeben. Über diese Papille treten die im Zentrum des Sehnervs verlaufenden **A. und V. centralis retinae** in die Netzhaut ein.

Darüber hinaus enthält der Bulbus:

▌ Das **Corpus vitreum** (Glaskörper): Es besteht zu 98% aus Wasser, wenig Hyaluronsäure und Typ-II-Kollagenfibrillen, die vom Epithel der Pars plana des Ziliarkörpers produziert werden, sowie einzelnen Makrophagen **(Hyalozyten).** Es drückt die Retina gegen die Choroidea.

▌ Die eigenelastische und transparente Linse **(Lens):** Sie ist bikonvex und enthält an ihrer stärker gekrümmten Vorderfläche kubische, organellenarme **Linsenepithelzellen,** die lebenslang teilungsfähig bleiben. Der Rest der Linse setzt sich aus **Linsenfasern** und extrem wenig EZM zusammen, die den Hauptteil der Linse bilden. Bei den Fasern handelt es sich um vitale, häufig kern- und organellenlose längliche Zellen, die viel sog. Kristallin (Protein) enthalten und zu 60–70% aus Wasser bestehen. Nach außen wird die Linse von einer besonders dicken Basallamina überzogen, der **Linsenkapsel.** In diese strahlen am **Äquator** (zum Ziliarkörper gerichteter Teil der Linse) die Zonulafasern ein.

▌ Die mit Kammerwasser gefüllten **Augenkammern:** Man unterscheidet eine **hintere,** die von der Iris (anterior), der Linse (medial), dem Glaskörper (dorsal) und dem Ziliarkörper (lateral) begrenzt wird, und eine **vordere,** die nach dorsal von Iris/Linse und nach anterior von der Hornhaut umschlossen wird. In ihnen befindet sich das dem Liquor cerebrospinalis ähnliche **Kammerwasser,** das vom Ziliarepithel gebildet und in die hintere Augenkammer abgegeben wird. Es fließt durch den schmalen Spalt zwischen Iris und Linse in die vordere Augenkammer und wird entweder zwischen den von Korneaendothel überzogenen Trabekeln **(Fontana-Räume)** zwischen Iris, Sklera und Kornea im **Schlemm-Kanal** (Sinus venosus sclerae) im Kammerwinkel resorbiert und in episklerale Venen abgeleitet oder fließt über den Extrazellulärraum von Sklera und Uvea in Vortexvenen. Durch einen etwas höheren Druck **(15 mmHg = Augeninnendruck)** des Kammerwassers im Vergleich zum Druck in den episkleralen Venen/Vortexvenen (< 10 mmHg) wird der Abfluss aufrechterhalten.

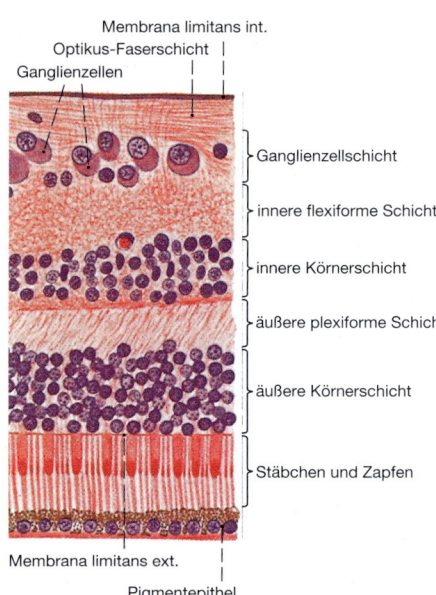

▌ Abb. 1: Schichtenbau der Retina. [3]

Klinik

Eine Erhöhung des Augeninnendrucks führt langfristig zum **Glaukom (grüner Star).** Durch die Druckschädigung v. a. an der Sehnervpapille entwickelt sich hier eine langsam fortschreitende Erblindung. Die häufig im Alter entstehende degenerative Trübung der Linse bedingt die **Katarakt (grauer Star).**

Hilfseinrichtungen des Auges

Histomorphologie und Funktion

Die **Augenlider** (Palpebrae, ▌ Abb. 2) bedecken die Bulbi und bieten ihnen Schutz. Darüber hinaus sorgen sie über den Lidschluss für die Verteilung des Tränenfilms. Sie besitzen ein Grundgerüst aus straffem geflechtartigem Bindegewebe, den **Tarsus** (Lidplatte), der den Lidern Form und Stabilität verleiht. An diesem setzt glatte sympathisch innervierte Muskulatur an (**Mm. tarsales superior et inferior**). Darüber hinaus findet sich über nahezu die gesamte Länge des Lids willkürlich innervierte Skelettmuskulatur, die dem Lidschluss dient (**M. orbicularis oculi**, Innervation: N. facialis). Außerdem strahlt am Oberlid zusätzlich die Sehne eines willkürlich innervierten Skelettmuskels in den Tarsus ein (**M. levator palpebrae**, Innervation: N. oculomotorius). Auf der äußeren Oberfläche tragen die Lider mehrschichtig verhorntes Plattenepithel, auf der Innenseite Bindehaut (s. u.). An der **Lidkante** gehen beide Epitheltypen ineinander über. Hier finden sich nach anterior gerichtete Haare (**Wimpern,** Ciliae) mit assoziierten apokrinen Schweißdrüsen (**Moll-Drüsen**) und Talgdrüsen (**Zeis-Drüsen**) neben frei mündenden, die gesamte Länge des Lids einnehmenden Talgdrüsen (**Meibom-Drüsen**), die den Tränenfilm vor Austrocknung schützen. Die **Bindehaut (Konjunktiva)** überzieht die Innenseite des Augenlids und geht an der Basis des Lids im **Fornix conjunctivae**, einer der Beweglichkeit dienenden Reservefalte, in die Bindehaut des Bulbus über, die bis zum Limbus corneae reicht. Sie trägt ein überwiegend mehrschichtiges plattes bis isoprismatisches Epithel, in das einige Becherzellen eingestreut sind. Im Fornix ist es mehrschichtig hochprismatisch und enthält viele Becherzellen, die Muzine für den Tränenfilm bilden. Ihre dünne Lamina propria enthält wenige Kapillaren mit einzelnen Lymphozyten und Plasmazellen. Der Tränenapparat des Auges umfasst mehrere Bestandteile:

▶ **Tränendrüsen:** Die Hauptränendrüsen (**Gll. lacrimales**) finden sich im oberen äußeren Bereich der **Orbita** (knöcherne Augenhöhle). Es sind verzweigte Drüsen mit weiten tubuloalveolären, rein serösen Endstücken. Die Endstückzellen sind von Myoepithelzellen unterlagert, und im Stroma um die Endstücke finden sich reichlich IgA-produzierende Plasmazellen. Die Drüsen besitzen ein sehr einfach gebautes Ausführungsgangsystem (ohne Streifen- und Schaltstücke) und münden mit jeweils ca. zehn Ausführungsgängen in den oberen Fornix conjunctivae. In Nähe des Oberlidfornix finden sich ähnlich gebaute akzessorische Tränendrüsen (**Gll. lacrimales accessoriae, Krause-Drüsen**). Die Tränendrüsen sind parasympathisch innerviert und produzieren die isotone Tränenflüssigkeit, die viel Wasser und daneben Muzine, NaCl, bakterizide Enzyme (Defensine, Laktoferrin und Lysozym) und transzytotisches IgA enthält. Sie ernährt die Kornea und schützt sie vor Austrocknung und Bakterien. Bei Bewegung des Bulbus ermöglicht die Flüssigkeit Gleitvorgänge.

▶ **Tränenwege:** Hierzu gehören pro Auge die zwei medialen **Tränenkanälchen**, die in den Tränennasenkanal münden, der wiederum unter der unteren Nasenmuschel mündet.

Klinik
Die Entzündung der Bindehaut ist die **Konjunktivitis.** Sehr häufig ist sie allergisch bedingt.

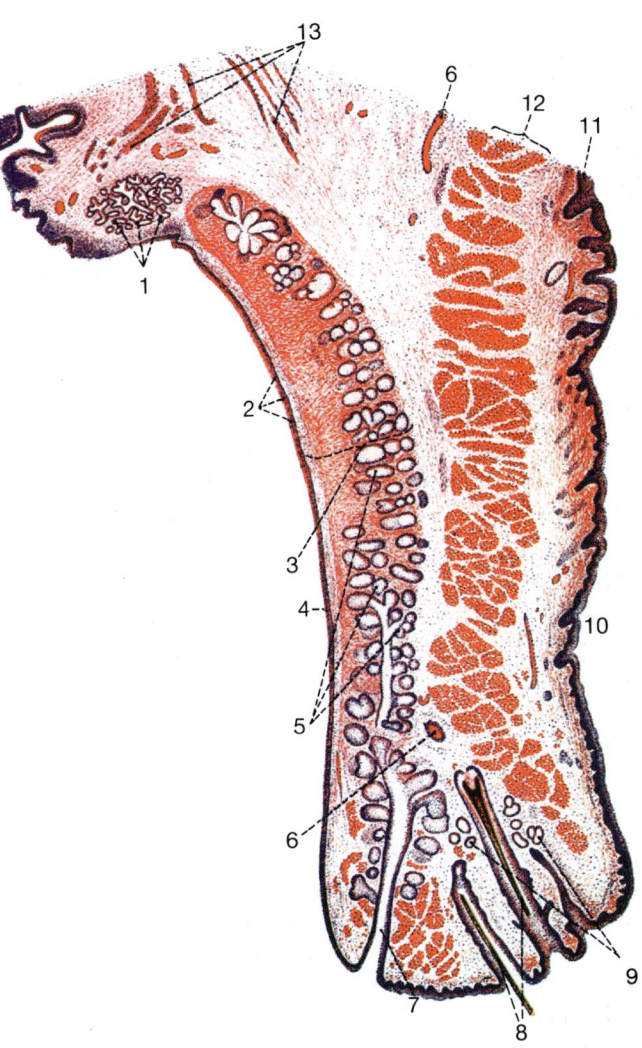

Abb. 2: Das Augenlid (Nachzeichnung; Oberlid; 1 = Krause-Drüsen, 2 = Konjunktiva, 3 = Tarsus, 4 = Augenlidhinterseite, 5 = Meibom-Drüsen, 6 = Blutgefäße, 7 = Ausführungsgang der Meibom-Drüsen, 8 = Zilien, 9 = Moll-Drüsen, 10 = Augenlidvorderseite, 11 = Epidermis, 12 = M. orbicularis oculi, 13 = M. tarsalis superior; 12fach). [10]

Zusammenfassung
✖ Die Netzhaut jedes Augapfels enthält ca. 120 Mio. Stäbchen und 6 Mio. Zapfen sowie insgesamt die ersten drei Neurone der Sehbahn.

✖ Ist das Irisstroma stark pigmentiert, ist die Augenfarbe eher braun, ist es schwach pigmentiert, ist sie aufgrund der Eigenfarbe des Irisepithels eher blau.

✖ Histologische Differentialdiagnose zu den Tränendrüsen sind die Mundspeicheldrüsen. Deren Endstücklumen ist allerdings eng, und sie verfügen über ein differenzierteres Ausführungsgangsystem mit Schalt- und Streifenstücken.

Fallbeispiele

110 Fall 1: Haut, Hauttypen und Hautbestandteile
112 Fall 2: Wo im Magen und Darmtrakt befinden wir uns?
114 Fall 3: Differentialdiagnose quer geschnittenes Hohlorgan

C Fallbeispiele

Fall 1: Haut, Hauttypen und Hautbestandteile

Szenario 1

Im Rahmen einer Prüfung erhalten Sie folgendes einem H. E.-Schnitt entsprechende nachgezeichnete histologische Bild. Es trägt den Titel „Haut". Bei der ersten orientierenden Betrachtung des Gewebes bietet sich Ihnen folgendes Bild (Abb. 1):

Frage 1: Wie würden Sie das hier zu sehende oberflächliche Epithel klassifizieren?
Frage 2: Aus welchen Schichten besteht das hier gezeigte Oberflächenepithel?
Frage 3: Über welche Ihnen bekannte ultrastrukturelle Baueinheit ist das Epithel mit dem Bindegewebe verbunden, und aus welchen Teilen besteht sie?
Frage 4: Wie klassifizieren Sie das unter dem Epithel liegende Bindegewebe, und aus welchen Einheiten besteht es? Ordnen Sie den Ziffern 1–8 die entsprechenden Fachtermini zu.
Frage 5: Um welchen Typ Haut handelt es sich?

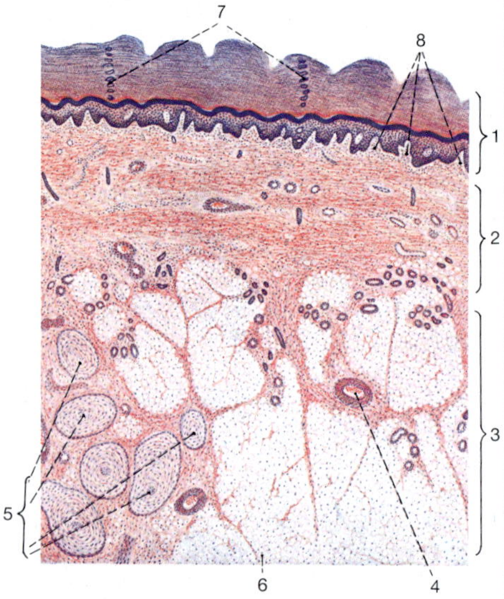

Abb. 1: Überblick über das zu untersuchende Gewebe. [10]

Szenario 2

Im Rahmen der nächsten Prüfungsaufgabe erhalten Sie nun ein histologisches Bild bei höherer mikroskopischer Vergrößerung. Neben dermalem Bindegewebe erkennen Sie außer Fibroblasten folgende freie Bindegewebszellen (Abb. 2):

Abb. 2: Unbekannte freie Bindegewebszellen (Kresylviolett-Kernechtrot). [7]

Frage 6: Wie würden Sie die hier gezeigten zentralen freien Bindegewebszellen inmitten der Fibroblasten (mit hellrotem länglichem Kern) morphologisch beschreiben?
Frage 7: Wie würden Sie die in den Zellen enthaltenen Granula färberisch charakterisieren?
Frage 8: Was enthalten die Granula, und welchem Zweck dienen die Inhaltsstoffe?
Frage 9: Um welche Zellen handelt es sich, und wovon stammen sie ab?

Zusätzlich wird Ihnen folgendes histologische Bild mit der Ortsangabe „Dermis-Leistenhaut" vorgelegt (Abb. 3):

Frage 10: Ordnen Sie den Buchstaben und Pfeilen jeweils den passenden histologischen Terminus zu.
Frage 11: Um welche Strukturen handelt es sich, was wäre die Differentialdiagnose, und warum ist diese unwahrscheinlich?

Szenario 3

Bei höherer Vergrößerung der Dermis des ursprünglich gezeigten nachgezeichneten histologischen Schnittbilds (Abb. 1) finden Sie folgendes lamellenförmig aufgebaute Gebilde (Abb. 4):

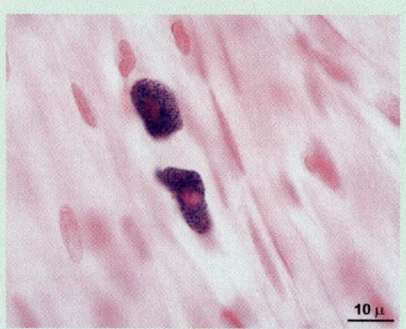

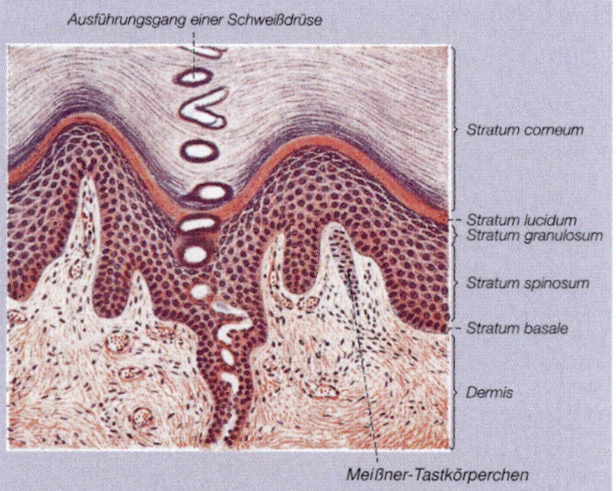

Abb. 4: Lamellenförmiges Gebilde in der papillären Dermis. [13]

Frage 12: Um welches Gebilde handelt es sich mit größter Wahrscheinlichkeit?
Frage 13: Welchem allgemeinen und speziellen Zweck dient es?
Frage 14: Was liegt in seinem Zentrum, und woraus bestehen die „Zwiebelschalen"?
Frage 15: Welche anderen (wichtigen) Mechanorezeptoren kennen Sie im Organ Haut?

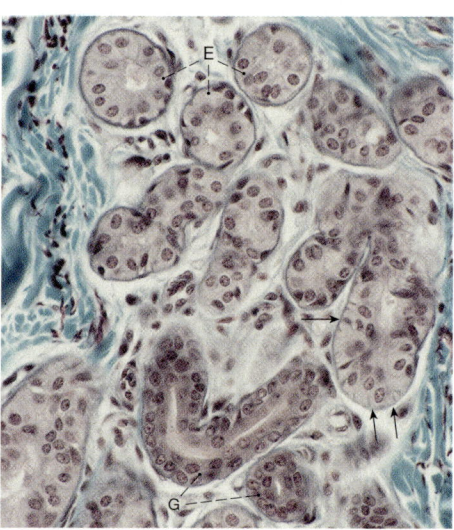

Abb. 3: Drüsige Strukturen in der Dermis. [2]

Fall 1: Haut, Hauttypen und Hautbestandteile

Szenario 1

Antwort 1: Es handelt sich um mehrschichtiges verhorntes Plattenepithel.

Antwort 2: Von basal nach apikal besteht das Epithel aus Str. basale, Str. spinosum, Str. granulosum und Str. corneum.

Antwort 3: Diese Struktur ist die Basalmembran. Sie besteht vom Epithel zum Bindegewebe aus den Untereinheiten Lamina rara und Lamina densa, die gemeinsam als Basallamina bezeichnet werden, und der Lamina fibroreticularis.

Antwort 4: Hier erstrecken sich direkt unter dem Epithel die Dermis und darunter wiederum die Subkutis. In der Dermis findet sich zunächst direkt unter dem Epithel ein Bereich mit lockerem kollagenem Bindegewebe, die papilläre Dermis. Unter ihr schließt sich ein Bereich mit relativ straffem, geflechtartigem kollagenem Bindegewebe an, die retikuläre Dermis. Unter dieser wiederum findet sich die aus lockerem Bindegewebe und reichlich Fettzellen bestehende Subkutis. 1 = Epidermis, 2 = Dermis, 3 = Subkutis, 4 = Blutgefäß, 5 = Vater-Pacini-Lamellenkörperchen, 6 = subkutanes Fettgewebe, 7 = Ausführungsgänge der Schweißdrüsen, 8 = Dermispapillen.

Antwort 5: Aufgrund des Fehlens von Haaren sowie apokrinen Schweißdrüsen und Talgdrüsen handelt es sich wahrscheinlich um Leistenhaut.

Szenario 2

Antwort 6: Es handelt sich um runde bis ovale Zellen mit ebenfalls rundem Zellkern, der reich an Euchromatin ist und von dicht gepackten Granula umlagert wird, die den Zellkern nicht überdecken.

Antwort 7: Es handelt sich um stark basophile Granula, die sich in diesem Kresylviolett-Kernechtrot-gefärbten Schnitt blau darstellen.

Antwort 8: Die Granula enthalten v. a. Chondroitinsulfat, Heparin und Histamin. Insbesondere das Histamin wird im Rahmen allergischer Sofortreaktionen freigesetzt. Darüber hinaus sezernieren die Zellen nach adäquater Stimulation Arachidonsäurederivate und Zytokine, die die allergische Reaktion weiter verstärken.

Antwort 9: Es handelt sich um Mastzellen, die von einer myeloischen Progenitorzelle aus dem Knochenmark abstammen.

Antwort 10: Die mit E markierten Strukturen sind die hellen Endstücke, die mit G markierten dunklen Strukturen sind die Ausführungsgänge, Pfeile markieren Myoepithelzellen.

Antwort 11: Es handelt sich wahrscheinlich um ekkrine Schweißdrüsen. Differentialdiagnostisch wären apokrine Schweißdrüsen in Erwägung zu ziehen, die in der Regel allerdings weitlumigere (alveoläre) Endstücke zeigen.

Szenario 3

Antwort 12: Die hier vorliegende Struktur ist wahrscheinlich ein Meißner-Tastkörperchen.

Antwort 13: Es handelt sich um einen Mechanorezeptor der Haut, der insbesondere das Berührungsempfinden vermittelt.

Antwort 14: Im Zentrum dieses Lamellenkörperchens befindet sich zunächst einmal ein dendritisches Axon mit sensibler rezeptiver Endigung. Umgeben ist dieses von terminalen Schwann-Zellen und diese wiederum von flachen Lamellenzellen (bindegewebige Perineuralzellen), die eine nach außen abschließende Bindegewebskapsel (Perineuralkapsel) bilden.

Antwort 15: Vibrationsempfindungen an der Haut werden durch Vater-Pacini-Lamellenkörperchen vermittelt, Merkel-Zellen und Ruffini-Körperchen hingegen vermitteln Druckempfindungen.

Fall 2: Wo im Magen und Darmtrakt befinden wir uns?

Sie halten eine histologische Bildserie in der Hand, die aus drei Abbildungen besteht und den Titel „Magen und Darmtrakt" trägt. Welchem Teil des MDT entsprechen diese Abbildungen nun aber jeweils?

Szenario 1

Das erste Bild, das Sie in der Hand halten, ist ein H.E.-gefärbter Schnitt bei geringer Vergrößerung (Abb. 1):

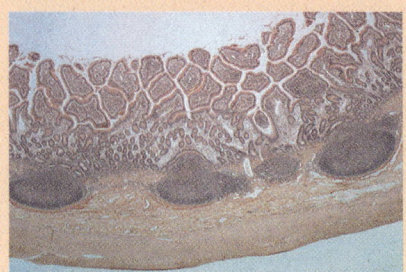

Abb. 1: Schnitt durch den MDT bei geringer Vergrößerung (H. E.). [4]

Frage 1: Ordnen Sie den gezeigten Wandstrukturen von apikal nach basal die entsprechenden Fachtermini zu, bzw. rekapitulieren Sie die Wandschichtung.
Frage 2: Aus Ihrer Erinnerung: Durch welches apikale Epithel ist der hier vorliegende Abschnitt des MDT begrenzt?
Frage 3: Zu welchen Strukturen ist das Epithel aufgeworfen?
Frage 4: Welchem Zweck dienen die hier vorliegenden stark basophilen runden Strukturen im Zentrum der Wand, und zu welchem Gesamtsystem werden sie gerechnet?
Frage 5: Wie heißen die im unteren Bereich der Krypten anzutreffenden Zellen (hier nicht angeschnitten), die im apikalen Zytoplasma eosinophile Granula enthalten, was enthalten die Granula, und welche Aufgabe haben die Inhaltsstoffe?
Frage 6: In welchem (speziellen) Abschnitt des MDT befinden wir uns mit hoher Wahrscheinlichkeit?

Szenario 2

Die Ihnen jetzt vorliegende histologische Abbildung zeigt folgende unverwechselbare Zellen (Abb. 2):

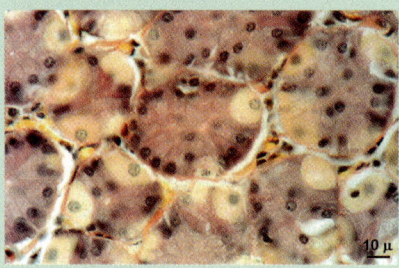

Abb. 2: Schnitt durch die Mukosa eines Teils des MDT (PAS-Hämatoxylin-Aurantia). [7]

Frage 7: Worum handelt es sich bei den hier erkennbaren zwei Zelltypen des Epithels aller Wahrscheinlichkeit nach?
Frage 8: Welchen Zweck haben die hier gezeigten Zellen im Einzelnen?
Frage 9: Aus welchen Stammzellen regenerieren sich diese Zellen?
Frage 10: In welchem Organ befinden wir uns hier mit hoher Wahrscheinlichkeit, und welcher Abschnitt des Organs ist dargestellt?

Szenario 3

Zum Abschluss befunden Sie die letzte Abbildung der Bildserie (Abb. 3):

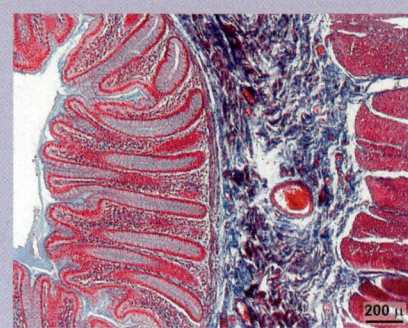

Abb. 3: Schnitt durch die Wand eines weiteren Teils des MDT (Übersicht, Azan). [7]

Frage 11: Rekapitulieren Sie auch hier bitte nochmals die Wandschichtung von apikal nach basal, und gehen Sie darauf ein, zu welchen Strukturen die Oberfläche in diesem Fall aufgeworfen ist.
Frage 12: Insbesondere im Vergleich zum Teil des MDT aus Szenario 1: Was fehlt dem aufgeworfenen Epithel, was gibt es nur hier, und aus welchen Zellen ist das Epithel hier überwiegend aufgebaut?
Frage 13: Um welchen Teil des MDT handelt es sich hier mit größter Wahrscheinlichkeit?
Frage 14: Welchen Unterschied zeigt die Muskulatur hier im Vergleich zu den anderen Abschnitten des MDT?

Fall 2: Wo im Magen und Darmtrakt befinden wir uns?

Szenario 1

Antwort 1: Von apikal (in diesem Fall oben im Präparat) nach basal (hier unten im Präparat) gliedert sich die Wand in eine Mukosa, bestehend aus einer Lamina epithelialis, einer Lamina propria und einer Lamina muscularis, eine bindegewebige Submukosa, die reichlich Blutgefäße und Lymphfollikel trägt (s. u.), eine Muskularis (mit Ring- und Längsmuskelschicht) und eine Serosa mit darunter liegender bindegewebiger Subserosa.

Antwort 2: Dabei handelt es sich, obwohl für Sie in dieser Vergrößerung nicht zu erkennen, um einschichtiges hochprismatisches Epithel, das sich zum überwiegenden Teil aus Enterozyten (Saumzellen) und daneben aus Becherzellen, enteroendokrinen Zellen und Paneth-Körnerzellen zusammensetzt.

Antwort 3: Zunächst ist das Epithel samt unterliegendem Bindegewebe (s. u.) zu flachen Ringfalten (Kerckring-Falten, Plicae circulares) aufgeworfen. Auf jeder dieser Ringfalten ist das Epithel weiter zu Zotten (Villi intestinales) und Krypten (Lieberkühn-Krypten, Gll. intestinales) verschachtelt. Über den Lymphfollikeln fehlen die Zotten und Krypten weitgehend bzw. sind zur Seite gedrängt.

Antwort 4: Es handelt sich, wie bereits weiter oben erwähnt, um Lymphfollikel, in diesem Fall sogar um sekundäre Lymphfollikel. Sie dehnen sich von der Tunica mucosa in die Tela submucosa aus, wobei sie die Muscularis mucosae durchbrechen. Sie stehen im Dienst der spezifischen Abwehr. In ihrer Gesamtheit werden die hier vorzufindenden Lymphfollikel als Peyer-Plaques (Noduli lymphoidei aggregati) bezeichnet, die wiederum Teil des GALT (gut-associated lymphoid tissue) sind.

Antwort 5: Es handelt sich um Paneth-Körnerzellen. Das in ihren eosinophilen Granula enthaltene Lysozym wirkt antibakteriell.

Antwort 6: Aufgrund flacher und plumper Ringfalten sowie zahlreicher Lymphfollikel handelt es sich wahrscheinlich um einen Ausschnitt der Ileumwand.

Szenario 2

Antwort 7: Zu erkennen sind die dunkel gefärbten (basophilen), eher schlanken Hauptzellen und die eher hellen (eosinophilen) und bauchigen Belegzellen (Parietalzellen).

Antwort 8: Belegzellen sezernieren, gesteuert durch Histamin, Gastrin und die Stimulation des Parasympathikus, die Magensäure (Salzsäure). Daneben sezernieren sie den für die Aufnahme (Resorption im terminalen Ileum) von Vitamin B_{12} wichtigen Intrinsic-Faktor. Die Hauptzellen sezernieren Vorstufen proteolytischer Enzyme, die Pepsinogene. Zur Sekretion stimuliert werden diese serösen Zellen durch Gastrin und den Parasympathikus.

Antwort 9: Die Zellen regenerieren sich aus Stammzellen, die im Isthmus des Drüsenhalses beheimatet sind, der allerdings hier nicht angeschnitten ist.

Antwort 10: Wir befinden uns im Magen. Aufgrund der Ausstattung mit Haupt- und Belegzellen handelt es sich entweder um den Magenfundus oder den Magenkorpus.

Szenario 3

Antwort 11: Von apikal (in diesem Fall links im Präparat) nach basal (hier rechts im Präparat) gliedert sich die Wand in eine Mukosa, bestehend aus einer Lamina epithelialis, einer Lamina propria und einer Lamina muscularis, eine bindegewebige Submukosa, die reichlich Blutgefäße trägt (s. u.), und eine Muskularis (mit Ringmuskelschicht). Eine Längsmuskelschicht ist nicht angeschnitten oder nicht vorhanden (s. u.), und eine Serosa mit darunter liegender bindegewebiger Subserosa ist im Ausschnitt ebenfalls nicht sichtbar. Das Epithel ist lediglich zu Krypten eingesenkt.

Antwort 12: Das Epithel ist hier nicht dauerhaft zu Ringfalten aufgeworfen. Häufig werden hier nur temporär sichelförmige Halbfalten ausgebildet (Plicae semilunares). Außerdem gibt es lediglich Krypten, aber keine Zotten. Becherzellen (in der hier vorliegenden Azanfärbung mit hellem Zytoplasma dargestellt) stellen die Mehrzahl aller Zellen im Epithel vor den Saumzellen und den enteroendokrinen Zellen.

Antwort 13: Es handelt sich mit hoher Wahrscheinlichkeit um das Kolon (Colon ascendens, Colon transversum, Colon descendens). Für die differentialdiagnostisch in Erwägung ziehbare Appendix vermiformis fehlen hier die zahlreichen, dicht gepackten und von der Submukosa bis in das Epithel der Mukosa reichenden Lymphfollikel.

Antwort 14: Das Kolon trägt mit Ausnahme der Appendix vermiformis und des Rektums zwar eine durchgehende Ringmuskulatur, aber keine durchgängige Längsmuskulatur. Diese ist zu drei Längsbändern aufgeworfen, die als Tänien bezeichnet werden (Taenia libera, Taenia mesocolica und Taenia omentalis).

Fall 3: Differentialdiagnose quer geschnittenes Hohlorgan

Sie wollen kurz vor der nächsten „Histoklausur" überprüfen, wie es um Ihr Wissen bestellt ist und ob es ausreicht, um die in der Klausur enthaltenen Bilderfragen zu lösen. Dazu nehmen Sie einige photographische und nachgezeichnete histologische Abbildungen zur Hand, die Sie schon früher einmal betrachtet haben. Insgesamt handelt es sich um drei Abbildungen, die allesamt quer geschnittenen Hohlorganen entsprechen. Nun stellt sich natürlich die Frage, um welches Hohlorgan es sich jeweils handelt und was man dazu fragen könnte.

Szenario 1

Die erste Abbildung, die Sie zur Hand nehmen, ist eine Nachzeichnung, die verschiedene Ziffern trägt (Abb. 1):

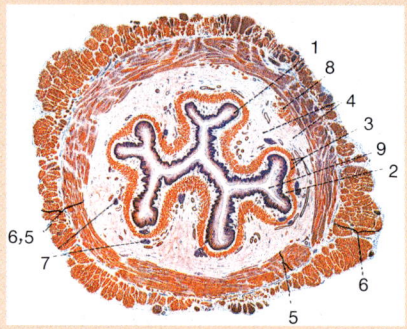

Abb. 1: Hohlorgan 1 (Nachzeichnung; Querschnitt). [9]

Nach einem groben Überblick stellen sich folgende Fragen:

Frage 1: Bitte benennen Sie die Ziffern 1–9.
Frage 2: Welches Epithel trägt das Hohlorgan an seiner (inneren) Oberfläche, und um welchen Muskeltyp handelt es sich bei der zweischichtigen Muskulatur peripher des Epithels?
Frage 3: Welchen Wandaufbau erkennen Sie?
Frage 4: Um welche Drüsen handelt es sich unter der das Epithel umgebenden Muskulatur?
Frage 5: Um welches Organ handelt es sich hier Ihrer Meinung nach mit größter Wahrscheinlichkeit, welcher Teil ist getroffen, und wie begründen Sie letzteres?

Szenario 2

Die nun von Ihnen zu befundende Abbildung ist eine photographierte histologische Abbildung (Abb. 2):

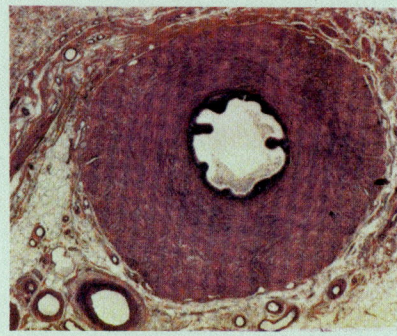

Abb. 2: Hohlorgan 2 (H.E., 10fach). [9]

Frage 6: Welches Epithel trägt das Hohlorgan an seiner (inneren) Oberfläche, und um welchen Muskeltyp handelt es sich hier bei der Muskulatur, die das Epithel umgibt?
Frage 7: Welche Oberflächendifferenzierung trägt das Epithel, und woraus ist diese Differenzierung ultrastrukturell aufgebaut?
Frage 8: Aus welchen Wandschichten ist das hier gezeigte Organ aufgebaut?
Frage 9: Um welches Organ handelt es sich?
Frage 10: Wie ist das Organ innerviert, und welchem Zweck dient es?
Frage 11: Zu welcher Gesamtstruktur gehören die das Hohlorgan umgebenden Strukturen (Blutgefäße etc.)?

Szenario 3

Erneut halten Sie eine Nachzeichnung eines Hohlorgans in der Hand, die verschiedene Ziffern trägt (Abb. 3):

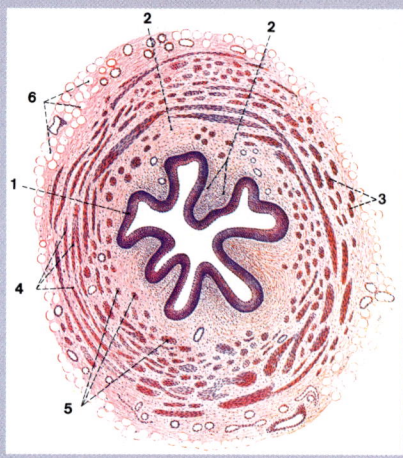

Abb. 3: Hohlorgan 3 (Nachzeichnung; Querschnitt). [9]

Sie haben bereits einen ersten flüchtigen Verdacht, um was es sich handeln könnte:

Frage 12: Ordnen Sie zunächst wiederum den Ziffern eine Bedeutung zu.
Frage 13: Wie klassifizieren Sie das die innere Oberfläche dieses Hohlorgans auskleidende Epithel?
Frage 14: Wie heißen die oberflächlichsten Zellen dieses Epithels und die ihnen eigenen Glykoproteine?
Frage 15: Wo überall im menschlichen Körper findet man dieses Epithel?
Frage 16: Um welches Organ handelt es sich hier also aller Wahrscheinlichkeit nach?
Frage 17: Welche Aufgabe hat das Organ?

Fall 3: Differentialdiagnose quer geschnittenes Hohlorgan

Szenario 1

Antwort 1: Die Ziffern 1–3 bilden wohl gemeinsam eine Mukosa. Demzufolge ist die 1 die Lamina epithelialis, die 2 die Lamina propria und die 3 die Lamina muscularis. Die 4 scheint die Submukosa zu sein, 5, 6 und 8 die Muskulatur, 7 Drüsenendstücke und 9 das Lumen des Hohlorgans.

Antwort 2: Die innere Oberfläche ist von mehrschichtigem unverhorntem Plattenepithel überzogen. Abgesehen von einer relativ dicken glattmuskulären Lamina muscularis mucosae besteht die zweischichtige periphere Muskulatur, die als Ring- und Längsmuskulatur ausgerichtet ist, zum überwiegenden Anteil aus quergestreifter und zu einem geringeren Teil aus glatter Muskulatur.

Antwort 3: Es ist der typische Wandaufbau des MDT, allerdings mit einigen Besonderheiten: Das Epithel ist, wie schon erwähnt, nicht einschichtig hochprismatisch, die Lamina muscularis mucosae ist besonders kräftig, in der Submukosa finden sich Drüsenpakete (s. u.), und die Muskularis kann gleichzeitig aus quergestreifter und glatter Muskulatur bestehen (s. o.).

Antwort 4: Es handelt sich um muköse Drüsenpakete, die auch als Gll. oesophageae bezeichnet werden.

Antwort 5: Es handelt sich mit hoher Wahrscheinlichkeit um den Ösophagus und höchstwahrscheinlich um den mittleren Abschnitt, da die Muskularis sowohl glatte als auch quergestreifte Muskulatur enthält.

Szenario 2

Antwort 6: Es handelt sich um mehrreihiges Epithel (überwiegend zweireihig). Die dicken und dicht gepackten Muskelpakete setzen sich ausschließlich aus glatter Muskulatur zusammen.

Antwort 7: Das Epithel trägt Stereozilien. Unter den Plasmamembranen, die die Stereozilien überziehen, versteckt sich ein dicht gepacktes Aktinskelett.

Antwort 8: Unter dem Epithel findet sich eine äußerst dünne Lamina propria. Die darunter liegende glatte Muskulatur erscheint dreischichtig (mit einer inneren und äußeren Längsmuskulatur und einer in der Mitte befindlichen Ringmuskulatur). Die Muskulatur wird von adventitiellem Bindegewebe überzogen, das reichlich Nerven enthält.

Antwort 9: Es handelt sich aller Wahrscheinlichkeit nach um den Ductus deferens.

Antwort 10: Dieses Organ ist sehr stark vegetativ sympathisch innerviert. Der Ductus deferens dient der Spermienemission beim Sexualakt.

Antwort 11: Diese Strukturen gehören zusammen mit dem Ductus deferens zum Samenstrang (Funiculus spermaticus).

Szenario 3

Antwort 12: 1 scheint Epithel zu sein. Demzufolge handelt es sich bei der 2 wahrscheinlich um eine Lamina propria, die Ziffern 3–5 sind unterschiedlich angeordnete Schichten glatter Muskulatur, und die 6 scheint eine Adventitia mit Bindegewebe (einschließlich Fettzellen) und Blutgefäßen zu sein.

Antwort 13: Es handelt sich weder um eindeutig mehrschichtiges noch mehrreihiges Epithel. Es drängt sich also der Verdacht auf, dass es Übergangsepithel (Urothel) ist.

Antwort 14: Diese etwas eosinophilen Zellen, die nicht selten zwei Zellkerne tragen, werden als Deckzellen oder aufgrund ihrer Form als Regenschirmchenzellen (umbrella cells) bezeichnet. Sie enthalten in ihrer zum Lumen gerichteten Zellmembran sog. Uroplakine.

Antwort 15: Es findet sich vom Nierenbecken über den Harnleiter und die Harnblase bis in den Anfangsteil der Harnröhre.

Antwort 16: Aufgrund der Urothelbedeckung und der spiraligen Muskulatur (die zwei- bis dreischichtig wirkt), die reichlich von kollagenem Bindegewebe durchsetzt ist, handelt es sich mit größter Wahrscheinlichkeit um den Ureter (Harnleiter).

Antwort 17: Es transportiert den Endharn mittels peristaltischer Wellen vom Nierenbecken in die Harnblase.

D Anhang

Anhang

	Eisenhämatoxylin	Masson	Trichromfärbung nach Goldner
Enthaltene Farbstoffe	Eisenhämatoxylin	Anilinblau, Eisenhämatoxylin, Ponceau, Säurefuchsin	Eisenhämatoxylin, Lichtgrün, Orange G, Ponceau, Säurefuchsin
Zellkern	Grau mit schwarzen A-Banden der Myofibrillen, Granula, Mitochondrien und Zentrosomen	Braun bis schwarz	Braun bis schwarz
Zytoplasma	Gelb bis graugrün	Rot	Rot
Kollagene Fasern (außer retikulären Fasern)	Gelb bis graugrün	Blau	Grün
Retikuläre Fasern	Schwach gelb bis grau	Blau	Grün
Elastische Fasern	Schwarz	Schwach blau	Schwach grün

Tab. 1: Weitere histologische Standardfärbungen.

Fasertyp	Subtyp	Durchmesser (µm)	Leitungsgeschwindigkeit (m/s)	Myelinisierung	Leitungsrichtung und Vorkommen (Beispiele)
A	α	10–20	70–120	Dick	Efferent zu Skelettmuskelfasern (außer Muskelspindelfasern), afferent aus Muskelspindeln
	β	8–15	30–70	Dick	Afferent aus Hautrezeptoren (Berührung und Druck)
	γ	5–8	15–30	Dick	Efferent zu Muskelspindelfasern
	δ	3–5	15–25	Dick	Afferent aus Hautrezeptoren (Nozizeption und Temperatur)
B		1–3	2–15	gering	Efferent präganglionär vegetativ
C		0,5–1	0,5–2	Ohne	Afferent aus Hautrezeptoren (Nozizeption), efferent postganglionär vegetativ

Tab. 2: Nervenfasertypen (Einteilung nach Erlanger und Gasser).

Fasertyp	Subtyp	Farbe	Eigenschaften	Vorkommen
Tonusfaser		Rot	Kleiner Durchmesser, langsame und lang dauernde Kontraktion (s. glatte Muskulatur), multiple „motorische Endplatten"	Äußere Augenmuskeln (z. T.), Muskelspindelfasern
Zuckungsfaser	I	Rot	Reich an Fetttropfen, Myoglobin und Mitochondrien, wenig Glykogen, dicht kapillarisiert, langsam zuckend, oxidativ arbeitend und ermüdungsresistent, kleine motorische Einheit	Alle besitzen nur eine motorische Endplatte und finden sich in wechselnder Häufigkeit (charakteristisch für bestimmte Muskeln) immer gemeinsam in einem Muskel, wo sie schachbrettartig ineinander verteilt sind. Ein α-Motoneuron mit seinen terminalen Verzweigungen versorgt jeweils nur Fasern eines Typs
	IIA	Hellrot	Mittlerer Gehalt an Myoglobin, Mitochondrien und Glykogen, mittlere Kapillarisierung, schnelle Zuckung, oxidativ und glykolytisch arbeitend, langsam ermüdend, große motorische Einheit	
	IIB	Weiß	Reich an sER und Glykogen, arm an Myoglobin und Mitochondrien, schwach kapillarisiert, schnell zuckend, glykolytisch arbeitend und rasch ermüdend, große motorische Einheit	

Tab. 3: Muskelfasertypen der Skelettmuskulatur.

	IgM	IgG	IgA	IgE	IgD
Konzentration im Blut Gesunder (g/l)	0,5 – 1,5	8 – 15	0,9 – 3,2	< 0,00025	< 0,08
Chemische Eigenschaften und MG	Pentamer, 800 000 D	Prototyp des Immunglobulinmoleküls, Monomer, 150 000 D	Im Plasma Monomer mit 160 000 D, in Sekreten Dimer mit 320 000 D	Monomer mit 170 000 D	Monomer mit 160 000 D
Biologische Eigenschaften	Primär gebildeter Antikörper	Sekundär gebildeter Antikörper	Hauptsächlicher Antikörper in Sekreten		
Rezeptoren für den Fc-Teil auf	Lymphozyten	Eosinophilen, Makrophagen, Neutrophilen, NK-Zellen	Lymphozyten	Basophilen, Eosinophilen, Mastzellen	
Funktionen	Agglutiniert und neutralisiert Fremdkörper, Komplementaktivierung klassisch und alternativ	Wirkt opsonierend, ist plazentagängig, Komplementaktivierung klassisch und alternativ	Schleimhautabwehr, wirkt neutralisierend, Komplementaktivierung alternativ	Mediiert allergische Reaktionen, Parasitenabwehr	Oberflächenrezeptor auf reifen B-Lymphozyten

Tab. 4: Antikörper und ihre Eigenschaften (antigenbindender Bereich des Antikörpers [Fab], biologische Eigenschaften vermittelnder Bereich des Antikörpers [Fc]).

Quellenverzeichnis

[1] Benninghoff, A./Drenckhahn, D.: Makroskopische Anatomie, Histologie, Embryologie, Zellbiologie. Band 1. München: Elsevier Urban & Fischer, 17. Auflage 2008.
[2] Benninghoff, A./Drenckhahn, D.: Makroskopische Anatomie, Embryologie und Histologie des Menschen. Band 2. München: Elsevier Urban & Fischer, 16. Auflage 2004.
[3] Benninghoff, A./Drenckhahn, D./Waschke, J. (Hrsg.): Taschenbuch Anatomie. München: Elsevier Urban & Fischer, 1. Auflage 2007.
[4] Bock, R./Wittkowski, W.: Histologie Interaktives Lernprogramm. München: Elsevier Urban & Fischer, 1. Auflage 2004.
[5] Buchta, M./Sönnichsen, A. (Hrsg.): Das Physikum. München: Elsevier Urban & Fischer, 1 Auflage 2003.
[6] Fung, C./Althaus, J./Poth, C.: Fakten 1. Ärztliche Prüfung. München: Elsevier Urban & Fischer, 1. Auflage 2006.
[7] Groscurth, P.: Histologie-Atlas auf CD-Rom. München: Elsevier Urban & Fischer, 2. Auflage 2005.
[8] Junqueira, L.C.U./Carneiro, J./Gratzl, M. (Hrsg.): Histologie. Heidelberg: Springer, 6. Auflage 2005.
[9] Lippert, H.: Lehrbuch Anatomie. München: Elsevier Urban & Fischer, 7. Auflage 2006.
[10] Lippert, H./Herbold, D./Lippert-Burmester, W.: Anatomie Text und Atlas. München: Elsevier Urban & Fischer, 8. Auflage 2006.
[11] Lüllmann-Rauch, R.: Taschenlehrbuch Histologie. Stuttgart: Thieme, 2. Auflage 2006.
[12] Sobotta, J./Welsch, U. (Hrsg.): Atlas Histologie. München: Elsevier Urban & Fischer, 7. Auflage 2005.
[13] Steinbrück, I./Baumhoer, D./Henle, P.: Intensivkurs Anatomie. München: Elsevier Urban & Fischer, 1. Auflage 2008.
[14] Thomas, C./Aumüller, G./Ramaswamy, A.: Histologie. Marburg: Lehmanns Media, 1. Auflage 2006.
[15] Welsch, U.: Sobotta Lehrbuch Histologie. München: Elsevier Urban & Fischer, 2. Auflage 2005.

	IgM	IgG	IgA	IgE	IgD
Konzentration im Blut Gesunder (g/l)	0,5 – 1,5	8 – 15	0,9 – 3,2	< 0,00025	< 0,08
Chemische Eigenschaften und MG	Pentamer, 800 000 D	Prototyp des Immunglobulinmoleküls, Monomer, 150 000 D	Im Plasma Monomer mit 160 000 D, in Sekreten Dimer mit 320 000 D	Monomer mit 170 000 D	Monomer mit 160 000 D
Biologische Eigenschaften	Primär gebildeter Antikörper	Sekundär gebildeter Antikörper	Hauptsächlicher Antikörper in Sekreten		
Rezeptoren für den Fc-Teil auf	Lymphozyten	Eosinophilen, Makrophagen, Neutrophilen, NK-Zellen	Lymphozyten	Basophilen, Eosinophilen, Mastzellen	
Funktionen	Agglutiniert und neutralisiert Fremdkörper, Komplementaktivierung klassisch und alternativ	Wirkt opsonierend, ist plazentagängig, Komplementaktivierung klassisch und alternativ	Schleimhautabwehr, wirkt neutralisierend, Komplementaktivierung alternativ	Mediiert allergische Reaktionen, Parasitenabwehr	Oberflächenrezeptor auf reifen B-Lymphozyten

Tab. 4: Antikörper und ihre Eigenschaften (antigenbindender Bereich des Antikörpers [Fab], biologische Eigenschaften vermittelnder Bereich des Antikörpers [Fc]).

Quellenverzeichnis

[1] Benninghoff, A./Drenckhahn, D.: Makroskopische Anatomie, Histologie, Embryologie, Zellbiologie. Band 1. München: Elsevier Urban & Fischer, 17. Auflage 2008.
[2] Benninghoff, A./Drenckhahn, D.: Makroskopische Anatomie, Embryologie und Histologie des Menschen. Band 2. München: Elsevier Urban & Fischer, 16. Auflage 2004.
[3] Benninghoff, A./Drenckhahn, D./Waschke, J. (Hrsg.): Taschenbuch Anatomie. München: Elsevier Urban & Fischer, 1. Auflage 2007.
[4] Bock, R./Wittkowski, W.: Histologie Interaktives Lernprogramm. München: Elsevier Urban & Fischer, 1. Auflage 2004.
[5] Buchta, M./Sönnichsen, A. (Hrsg.): Das Physikum. München: Elsevier Urban & Fischer, 1 Auflage 2003.
[6] Fung, C./Althaus, J./Poth, C.: Fakten 1. Ärztliche Prüfung. München: Elsevier Urban & Fischer, 1. Auflage 2006.
[7] Groscurth, P.: Histologie-Atlas auf CD-Rom. München: Elsevier Urban & Fischer, 2. Auflage 2005.
[8] Junqueira, L.C.U./Carneiro, J./Gratzl, M. (Hrsg.): Histologie. Heidelberg: Springer, 6. Auflage 2005.
[9] Lippert, H.: Lehrbuch Anatomie. München: Elsevier Urban & Fischer, 7. Auflage 2006.
[10] Lippert, H./Herbold, D./Lippert-Burmester, W.: Anatomie Text und Atlas. München: Elsevier Urban & Fischer, 8. Auflage 2006.
[11] Lüllmann-Rauch, R.: Taschenlehrbuch Histologie. Stuttgart: Thieme, 2. Auflage 2006.
[12] Sobotta, J./Welsch, U. (Hrsg.): Atlas Histologie. München: Elsevier Urban & Fischer, 7. Auflage 2005.
[13] Steinbrück, I./Baumhoer, D./Henle, P.: Intensivkurs Anatomie. München: Elsevier Urban & Fischer, 1. Auflage 2008.
[14] Thomas, C./Aumüller, G./Ramaswamy, A.: Histologie. Marburg: Lehmanns Media, 1. Auflage 2006.
[15] Welsch, U.: Sobotta Lehrbuch Histologie. München: Elsevier Urban & Fischer, 2. Auflage 2005.

E Register

Register

A

ABO-Blutgruppensystem 34
A-Bande, Skelettmuskulatur 29–30
ABP (androgenbindende Proteine) 70–71
Abszesse, Appendizitis 61
Abwehr
– humorale, Plasmazellen 16
– Leukozyten 34
– spezifische (adaptive, erworbene), Lymphozyten 35
– unspezifische 35
Acetylcholin 99
– Skelettmuskulatur 30
– Synapsen 25
Acetylcholinrezeptoren, Skelettmuskulatur 30
Achalasie 55
ACTH (adrenokortikotropes Hormon) 83, 88
ACTH-bildende Adenome 89
Adamantoblasten 53
Addison-Syndrom 93
Addressine 47
Adenohypophyse 88
Adenokarzinom 45
– Ösophagus 55
Adenome, Hypophyse 89
Adenosin 29
Aderhaut (Choroidea) 104
ADH (antidiuretisches Hormon, Adiuretin, Vasopressin) 89
Adhäsion, Thrombozyten 36
Adhäsionskontakte 10
Adipositas 19
Adipozyten (Fettzellen) 19
Adiuretin s. ADH
ADP, Thrombozyten 36
Adrenalin 29
– Fettgewebe, weißes 19
– Muskelzellen, glatte 29
– Nebennierenmark 92
– Synapsen 25
adrenokortikotrope Zellen, Hypophyse 88
adrenokortikotropes Hormon s. ACTH
Adventitia, Blutgefäße 39
Äquator, Linse 106
Äquivalentbilder, Gewebeschnitte 3
Aggrecan 17, 20
Aggregation, Thrombozyten 36
agranulärer Kortex 95
Akne vulgaris 85
Akromegalie 89
Akrosin 71
Akrosom 71
Akrosomreaktion 80
Aktin
– filamentäres 5
– globuläres, MG 42 kD 5
Aktinfilamente 5
α-Aktinin 6, 10
– Muskelzellen, glatte 28
Aktin-Myosin-Interaktion, Podien 6
Aktin-Myosin-Netz, Thrombozyten 36
aktive Zone, Synapsen 25
Akustikusneurinom 102
Aldosteron 68
– Nebennierenrinde 92
Alkalische-Phosphatase-antialkalische Phosphatase-Reaktion 3
allergische Sofortreaktion, Mastzellen 16
Allokortex 94
alveoläre Endstücke, Drüsen 14
Alveolarepithelzellen Typ I/III 45
Alveolarknochen 52
Alveolarmakrophagen 45
Alveolen 44
Alveolus dentis 52
Alzheimer-Erkrankung/-Demenz 26
Alzianblau-Färbung 3
amakrine Zellen 105
Amboss (Incus) 100
Ameloblasten 53
Amelum (Zahnschmelz) 52–53
AMH (Anti-Müller-Hormon) 70
Aminoglykoside 9
Aminopeptidase, Pankreas 65
Aminosäurederivate, Hormone 86
Aminosäuren, Synapsen 25
Ammenzellen 47
Amnionhöhle 80
amorphe Grundsubstanz, extrazelluläre Matrix 17
Ampulla
– ductus deferentis 72
– tubae uterinae 77
(α-)Amylase
– Pankreas 65
– Speichel 51

Anämie 34
– Crohn-Krankheit 59
Analdrüsen (Proktodealdrüsen) 61
Analkanal (Canalis analis) 60
Anaphase
– Meiose 11
– Mitose 11
Anatomie, mikroskopische 2
androgenbindende Proteine (ABP) 70–71
Androgene 84
– Zona reticularis 92
Anfangssegment, Axon 24
Angioblasten 38
Angiotensin I/II 68
Angiotensinkonversionsenzym (ACE) 68
Angiotensinogen 68
– Fettgewebe, weißes 19
Anheftungsplaques, Muskelzellen, glatte 28
Anilinblau, Azan-Färbung 2
Ankerfilamente, Lymphgefäße 41
Anoderm 61
Anosmie 103
ANP (atriales natriuretisches Peptid) 38
Antiatelektasefaktor, Surfactant 45
antibakterielle Wirkstoffe, Oberflächenepithel 14
antidiuretisches Hormon s. ADH
Antigenerkennung 35
Antigenpräsentation, Monozyten 35
Antikörper(bildung) 35, 119
– Plasmazellen 16
Antiporter 4
Antrum
– folliculi 75
– pyloricum 56
Anulus fibrosus 38
Aortenklappe 38
Apex linguae 51
Apikaldendrit(en) 24, 94
Apoplex 41
Apoptose (Zelltod, programmierter) 11, 46
– Neuroblasten 24
– Oberflächenepithel 14
Appendix(-ces)
– epididymidis 70
– epiploicae 60
– testis 70
– vermiformis (Wurmfortsatz) 60, 93, 113
– – Karzinoid 93
Appendizitis 61
APUD-System (Amine precursor uptake and decarboxylation system) 93
Aquaporine 4, 67
Arachidonsäurederivate/-metaboliten
– Mastzellen 16
– Muskelzellen, glatte 29
Arachnoidalzotten 97
Arachnoidea (Spinnengewebshaut) 97
Arbeitsmyokard 38
Archikortex 94
argyrophile Fasern 17
Aromatase 75
ARP 2/3 (Actin-related protein 2/3) 5
Artefakte, Gewebeschnitte 3
Arteria(-ae)
– centralis retinae 105–106
– ciliares posteriores breves 104
– ductus deferentis 72
– hepatica propria 62
– hypophysialis superior 88
– nutriciae 36
– testiculares 72
Arterien 39
– vom elastischen/muskulären Typ 39
– Windkesselfunktion 39
Arteriolen 39
– afferente/efferente, Nierenkörperchen 67
Arteriosklerose 41
Arthrose 21
Asbestfaserung, Knorpel 21
Asthma bronchiale 29, 45
Astrozyten 26
– fibrilläre 26
– protoplastische 26
Astrozytome 26
Asynergie 97
Aszensus, Nachniere 66
Aszites (Bauchwasser) 63
Ataxie 97
Atemwege, Obstruktion 45
atheromatöse Plaque 41
ATPasen 4
ATP-Bildung, Mitochondrien 8
atriales natriuretisches Peptid (ANP) 38
Atrioventrikularknoten (AV-Knoten) 38

Atrophie, Skelettmuskulatur 31
Auerbach-Plexus, Magen-Darm-Trakt 54
Aufbauzellen 105
Auge, Hilfseinrichtungen 106–107
Augenbecher 104
Augenhaut, äußere 104
Augenhöhle, knöcherne (Orbita) 107
Augeninnendruck 106
Augenkammern, hintere/vordere 106
Augenlider (Palpebrae) 106–107
Auricula (Ohrmuschel) 100
Aurikularhöcker 100
Ausführungsgänge, Speicheldrüsen 51
Außenfaser/-segment, Photorezeptorzellen 105
Außenstreifen (Nierenmark) 66
Ausstülpung, entodermale, Prostata 70
Autolysosomen 9
Autophagie 9
Autophagosom 9
Autosomen 7
AV-Knoten (Atrioventrikularknoten) 38
Axon (Neurit) 24
– dendritisches 24
– Hauptverlaufsstrecke 24
– Photorezeptorzellen 105
– postganglionäre 39
– Varikositäten 24
Axonem(a) 6, 71
Axonendknopf 25
Axonhügel 24
Azan-Färbung 2
– extrazelluläre Matrix 18
A-Zellen/α-Zellen (Pankreas) 91
Azervulus (Corpora arenacea, Hirnsand) 87
azidophile Zellen, Hypophyse 88
azinöse Endstücke, Drüsen 14
Azinus, Leberläppchen 63
Azinuszellen, Pankreas 65
Azokarmin, Azan-Färbung 2
Azur 3

B

Backenzähne (Dentes premolares) 52
Baillarger-Streifen, äußerer/innerer 95
Bakterien, endosymbiotische 8
BALT (MALT des Bronchus) 49
Barrett-Ösophagus 55
Barrierenkontakte 10
Bartholin-Drüsen 79
Bartholin-Gang 52
Basaldendrit(en) 24, 94
basale Streifung 7
basales Labyrinth, Nierenkanälchen 67
Basalis, Endometrium 77–78
Basallamina/Basalmembran 10–11, 111
– Zell-Matrix-Verbindung 10
Basalplatte 80
Basalzellen
– Geschmacksknospen 103
– Oberflächenepithel 12
– Regio olfactoria 103
Basalzellschicht (Str. basale), Epidermis 82
Basedow-Syndrom 90
Basilarmembran (Membrana basilaris) 100
basolaterale Falten, Zellmembran 7
Basophileninvasion, HHL 88
Bauchfellentzündung (Peritonitis) 61, 77
Bauchspeicheldrüse (Pankreas) 64–65, 87
Bauchwasser (Aszites) 63
Baufett (Fettgewebe, weißes) 19
Becherzellen
– Drüsen 14
– Dünndarm 58
Befruchtung 80
Begleitproteine, Zytoskelett 5
Belegzellen (Parietalzellen), Magen 56, 113
Bergmann-Gliazellen, Kleinhirn 96
Berliner-Blau-Reaktion 3
Betz-Riesenpyramidenzellen 95
B-Gedächtniszellen 47
Bifurcatio tracheae 44
Bindegewebe/-gewebsfasern 16–19
– elastisches 18
– faseriges 18
– gallertiges 18
– geflechtartiges 18
– Histogenese 16
– Interstitium 16
– Klinik 18
– kollagenes, lockeres/straffes 18
– parallelfaseriges 18
– retikuläres 18
– spinozelluläres 18

Register

- Stroma 16
- Typen 18
- Zellen 16–17, 110
- – freie/ortsständige 16
Bindehaut (Konjunktiva) 107
Binnenzellen, Rückenmark 96
Biomembranen, intrazelluläre 4–5
Birbeck-Granula 83
Blasenknorpel, Metaphyse 23
Blastem 16
Blastomeren 80
Blastozystenhöhle 80
Blattpapillen (Papillae foliatae) 51
Bleisalze, Elektronenmikroskopie 3
Blinddarm 60, 93, 113
Blut, CO_2-/O_2-Transport 34
Blutgefäße 39–41
- Endothel 39
- extrazelluläre Matrix 39
- Muskulatur, glatte 39
Blut-Harn-Schranke 66–67
Blut-Hirn-Schranke 5, 98
Blut-Hoden-Schranke 71
Blutinseln 38
- Hämangioblasten 34
Blut-Kammerwasser-Schranke 105
Blutkapillarknäuel, Nierenkörperchen 66
Blut-Liquor-Schranke 26, 98
Blut-Luft-Schranke 45
Blut-Nerven-Schranke 99
Blutpol, Leber 62
Blut-Retina-Schranke, äußere/nnere 105
Blut-Thymus-Schranke 46
Blutzellbildung 37
Blutzellen 34–36
B-Lymphozyten 35
- Thymus 47
BNP (Brain natriuretic peptide) 38
Boutons (Endknöpfe), Axon 24, 29
Bowman-Drüsen, Regio olfactoria 103
Bowman-Kapsel, Nierenkörperchen 66
Bowman-Membran (Lamina limitans anterior) 104
BP 180, Lamina rara 11
Brain natriuretic peptide (BNP) 38
Bries (Thymus) 46
- Involution 46
Bronchi/Bronchien
- Kultschitzky-Zellen 44
- lobulares 44
- neuroendokrine Zellen 93
- neuroepitheliale Körperchen 44
Bronchialkarzinom
- (nicht)kleinzelliges 45
Bronchioli/Bronchiolen
- Flimmerepithel 44
- respiratorii/terminales 44
Bruch-Membran 104
Brücke (Pons) 94
Brunner-Drüsen 59
Brustdrüse 85
- (nicht)laktierende 85
Brustfell (Pleura parietalis) 45
Bündel, Muskelzellen, glatte 28
Bürstensaum 6, 12
Bulbus
- dendriticus 103
- oculi 104–106
- olfactorius 103
Bursa fabricii 37
B-Zellen (β-Zellen) 91

C

Cadherine 10
Cajal-Zellen 54, 94
Calcidiol 67
Calcitriol 21, 67
Calcium-ATPase 4
- Skelettmuskulatur 30
Calcium-Kanäle 25
Caldesmon, Muskelzellen, glatte 28
Calmodulin, Muskelzellen, glatte 28
CALT (MALT der Konjunktiva) 49
Canaliculus(-i)
- biliferi (Gallenkanälchen) 62
- intrazelluläre, Magen 56–57
Canalis
- analis (Analkanal) 60, 100
- pyloricus 56
- spiralis cochleae (Schneckenkanal) 101
Candida albicans 79
Cannon-Böhm-Punkt 55
Caput medusae 63

Carboxypeptidase A/B, Pankreas 65
Cartilagines
- corniculatae 42
- cuneiformes 42
α-/β-Catenin 10
Cauda epididymidis 72
Caveolae, Muskelzellen, glatte 28
Caveolin 5
Cavitas
- oris propria 50
- tympanica (Paukenhöhle) 100
CCK (Cholezystokinin, Pankreozymin) 93
CCSP (Clara cell secretory protein), Lunge 44
CD4-positive T-Helferzellen 46
CD8-positive zytotoxische Zellen 46
CD-Moleküle (Cluster of differentiation), lymphatische Organe 46
Cerebellum (Kleinhirn) 94
Cervix uteri (Zervix/Gebärmutterhals) 77–78
CFTR-Gen (Cystic fibrosis transmembrane conductance regulator gene), Defekt 15
CFU (Colony-forming units) 37
cGMP 73
Chemokine, Leukozyten 34
Cholecystokinin 59
Cholestase 9
Cholesterin, Plasmamembran 4
Cholezystektomie 64
Cholezystitis, akute 64
Cholezystolithiasis 64
chondrale Ossifikation 23
Chondroblasten 20
Chondroitinsulfat, Mastzellen 16
Chondron 20
Chondrozyten 20
Choriokapillaris 104
Chorion 80
- frondosum/laeve 80
Choriongonadotropin, humanes (HCG)
- Ovulation 76
- Plazenta 81
Chorionhöhle 80
Chorionkarzinom, Hoden 71
Chorionplatte 80
Chorionsomatomammotropin, Plazenta 81
Chorionzotten 80
Choroidea (Aderhaut) 104
Chromatiden 7
Chromatin 7
Chromatolyse 99
Chromogranin A 93
chromophobe Zellen, Hypophyse 88
Chromosomen 7
Chromosomensatz, haploider/polyploider 7
Chymotrypsin 65
Chymotrypsinogen 65
Cilae (Wimpern) 107
cis-Region, Golgi-Apparat 9
Clara-Zellen, Bronchioli terminales 44
Clara-Zell-Protein (CSP), Lunge 44
Clathrin 5
Claudin 10
Clear-Zellen 89
Clostridium tetani 26
Cochlea 100
Cohnheim-Felderung, Skelettmuskulatur 30
Colitis ulcerosa 61
Colliculus seminalis 72
Collum dentis 52
Colony-forming units (CFU) 37
Colony-stimulating factors (CSF) 37
Columnae (Säulen)
- anales 60
- Kortex 94
- renales (Nierensäulen) 66
Concha nasalis superior 42
Connexine 10
- Defekte, erbliche 11
Connexon 10
Conn-Syndrom 93
Corona
- dentis 52
- radiata 75
Corpus(-ora)
- albicans 75–76
- amylacea 73
- arenacea (Hirnsand, Azervulus) 87
- cavernosa (Penisschwellkörper) 73
- – (Vulva) 79
- cavernosum recti 61
- ciliare (Ziliarkörper) 104
- epididymidis 72
- gastricum 56
- geniculatum laterale 105

- haemorrhagicum 76
- linguae 51
- luteum 75–76
- – graviditatis/menstruationis 76
- pineale (Zirbeldrüse, Epiphyse) 87
- rubrum 76
- spongiosum (Harnröhrenschwellkörper) 73
- uteri (Gebärmutterkörper) 77
- vitreum (Glaskörper) 106
Corti-Lymphe 101
Corti-Organ 101
Corti-Tunnel 101
Costamere 29
CO_2-Transportfähigkeit, Blut 34
Cowper-Drüsen (Gll. bulbourethrales) 73
CRH (Corticotropin-releasing hormone) 88
Cristae ampullares 102
Cristatyp, Mitochondrien 8
Crohn-Krankheit 59
Crura cerebri (Hirnschenkel) 94
Crusta, Urothel 69
CSF (Colony-stimulating factors) 37
Cubulin 59
Cumulus oophorus (Eihügel) 75
Cupula (Kuppel), Vestibularorgan 102
Cushing-Syndrom 89, 93
Cuticula dentis (Schmelzoberhäutchen) 50
C-Zellen 89
C-Zell-Karzinom 90

D

Darmerkrankung, chronisch-entzündliche (CED) 59
Darmkanal, primitiver 54
Darmpforte, hintere/vordere 55
Darmzotten (Villi intestinales) 58, 113
Dauertonus, Muskelzellen, glatte 28
Deckglas, mikroskopische Präparate 2
Deckzellen (Umbrella cells, Schirmchenzellen), Urothel 13, 69
Decidua basalis, capsularis bzw. parietalis 80
Deiters-Kerne (Ncll. olivares laterales) 102
Dendriten(baum) 24
Dendritic spines (Dornen) 24
dendritische Zellen
- follikuläre (FDZ) 47
- interdigitierende (IDZ) 47
Denervierung, Skelettmuskulatur 31
Dentes
- canini (Eckzähne) 52
- decidui 50
- incisivi (Schneidezähne) 52
- molares (Mahlzähne) 52
- permanentes 50
- premolares (Backenzähne) 52
Dentin (Zahnbein) 52–53
Dentinkanälchen 53
Dermis (Korium, Lederhaut) 82–83, 110–111
- papilläre 83
- retikuläre 83
Dermispapillen 83
dermoepidermale Junktionszone 83
Dermomyotome 50
Descemet-Membran (Lamina limitans posterior) 104
desmale Ossifikation 23
Desmin 29
- Muskelzellen, glatte 28
Desminfilamente 6
Desmocollin 10
Desmodontium 52
Desmoglein 10
Desmoplakin 10
Desmosom 10
Desoxyribonuklease, Pankreas 65
Desquamationsphase, Menstruationszyklus 78
Deszensus, Hoden 70
Detritus, Tonsilla palatina 49
Dezidua(zellen), Plazenta 80
Diabetes mellitus (Zuckerkrankheit) Typ 1/2 91
Diakinese, Meiose 11
Diapedese, Leukozyten 34
Diaphyse (Schaft) 23
Dickdarm 60
Dienzephalon (Zwischenhirn) 94
Differenzierung
- mikroskopische Präparate 2
- Mitose 11
- terminale 11
- – Oberflächenepithel 14
diffuses neuroendokrines System (DNES) 86
- Lunge 44
Diffusionsbarriere 10
DiGeorge-Syndrom 47

Register

Digestion (Verdauung), Pankreas 64
Dihydropyridinrezeptoren 30
Diktyosom 9
Diktyotän 74
Diplotän, Meiose 11
Disci intercalares 31
Dissé-Raum, Leber 62
Dissoziation, Zytoskelett 5
Divertikel 61
Divertikulitis 61
Divertikulose 61
DNA (Desoxyribonukleinsäure) 7
– mitochondriale 8
DNES (diffuses neuroendokrines System) 86–87, 93
– geschlossener Bautyp 93
– Lunge 44
– offener Bautyp 93
Döderlein-Bakterien 79
Domepithel 49
– Ileum 59
Dopamin, Synapsen 25
Dornen (Dendritic spines) 24
Dottersack(epithel) 80
Dottersackwand 34
Drüsen
– Becherzellen 14
– von-Ebner-Halbmonde 15
– endoepitheliale 14
– endokrine 14
– Endstücke, alveoläre, azinöse bzw. tubulöse 14
– exoepitheliale 14
– exokrine 14
– – ein-/mehrzellige 14
– Magen 56
– muköse 15
– parakrine 14
– Pars pylorica 57
– seröse 15
– seromuköse 15
– tubulöse, Zervix 79
Drüsenepithel 14–15
– Myoepithelzellen (Korbzellen) 15
Ductuli efferentes 72
Ductus
– alveolares 44
– choledochus 64
– cochlearis 100
– cysticus 64
– deferens (Samenleiter) 72, 114–115
– ejaculatorius 72
– endolymphaticus 100
– epididymidis 71–72
– excretorius (Mamma) 85
– lactiferus 85
– pancreaticus 64
– papillaris 68
– perilymphaticus 100
– reuniens 100
– terminalis 85
– thyroglossus 87
Dünndarm 58–59
Duftdrüsen 84
dunkle Zone, lymphatische Organe, sekundäre 47
Duodenum (Zwölffingerdarm) 58–59
Dura mater (Pachymeninx, harte Hirnhaut) 97
Dyaden 31
Dynamin 5
Dynein 6
– genetischer Defekt 7
– Synapsen 25
Dysdiadochokinese 97
Dysplasie 14
Dystrophin 5
Dystrophin-Glykoprotein-Komplex 30
D-Zellen (δ-Zellen, Pankreas) 91

E

von-Ebner-Halbmonde
– Drüsen 15
– Speicheldrüsen 51
von-Ebner-Linien, Dentin 53
E-Cadherin 10
Eckzähne (Dentes canini) 52
ECL-Zellen (Enterochromaffin-like cells) 56, 93
Ehlers-Danlos-Syndrom 18
Eiballen 74
Eierstöcke (Ovarien) 74–77
Eihügel (Cumulus oophorus) 75
Eileiter (Tuba uterina, Salpinx) 77
Einbettung, Paraffin 2
Eindecken, mikroskopische Präparate 2
Eisenhämatoxylin-Färbung 2, 118
Eiter 35
Eizelle (Ovum) 74
Ektoderm 12, 80
– Schlundfurche 46
Elastase, Pankreas 65
Elastika-Färbung 2
Elastin 17
elastische Fasern 17
elastischer Knorpel 21
elastisches Bindegewebe 18
elektrische Signale, Neurone 24
elektrische Synapsen 25
Elektronenmikroskopie 2–3
Ellipsoid, Photorezeptorzellen 105
Embolie 41
– Mesenterialischämie 41
Embryo 80
Embryoblasten 80
embryonales Karzinom, Hoden 71
Embryopathien 81
Emission, Spermien 72
Encephalomyelitis disseminata 27
enchondrale Ossifikation 23
Enddarm 55
Endhirn (Telenzephalon) 94
Endhirnmark 94
Endhirnrinde 94
Endokard 38
Endokarditis 39
Endokrinium 86–97
Endolymphe 100
Endolymphraum 100
Endometrium 77
Endomysium 31
Endoneurium 99
Endopeptidasen, Pankreas 65
endoplasmatisches Retikulum (ER) 9
– glattes (gER) 9
– raues (granuläres, rER) 9
Endosomen 9
Endost 22
Endothel
– Blutgefäße 39
– diskontinuierlicher, gefensterter bzw. geschlossener Typ, Kapillaren 40
Endozytose 5, 25
Endstücke (Azini, Alveolen) (Mamma) 85
En-passant-Synapsen 29
enterisches Nervensystem (ENS) 54
enterochromaffin cells (EC-Zellen) 56, 93
enterohepatischer Kreislauf 62
Enterozyten, Dünndarm 58
Entoderm 12, 80
– Schlundtasche 46
Entodermschlauch 54
Entparaffinieren, mikroskopische Präparate 2
Enzephalopathie, hepatische 63
Enzyme, hydrolytische
– Lysosomen 9
– Pankreas, exokrines 65
Enzymhistochemie 3
Enzyminduktion, gER 9
Eosin 2
eosinophil cationic protein (ECP), Granulozyten, eosinophile 34
eosinophil-derived neurotoxin (EDN), Granulozyten, eosinophile 34
Ependym(zellen) 26
– Rückenmark 96
Epiblast 80
Epidermis (Oberhaut) 82, 111
– neuroendokrine Zellen 93
Epiduralhämatom 97
Epiduralraum 97
Epiglottis (Kehldeckel) 42
Epikard 38
Epimysium 31
Epineurium 98
epipharyngeale Plakode 100
Epipharynx 42
Epiphyse
– (Corpus pineale, Zirbeldrüse) 87
– (Knochenenden) 23
Epiphysenfuge 23
Epithel(gewebe) 12–15
– einschichtiges 12
– – einfaches 12
– – hochprismatisches 12
– – isoprismatisches (kubisches) 12
– kinozilientragendes 14
– mehrreihiges 12
– – einschichtiges 12
– mehrschichtiges 13
– – hochprismatisches 69
– – prismatisches 13
– trockenes 14
Epithelkörperchen (Nebenschilddrüsen) 90–91
Epithelzellen, Thymus 46
Eponychium (Nagelhäutchen) 84
Epoophoron 74
Epoxidharze, Elektronenmikroskopie 3
ER s. endoplasmatisches Retikulum
erektile Dysfunktion 73
Erlanger-Gasser-Klassifikation, Nervenfasertypen 118
Eröffnungszone, Metaphyse 23
Erosionen, Magen 57
Erregungsbildungs-/-leitungssystem, Herz 31, 38
Erregungsleitung, saltatorische 27
Erythroblast
– basophiler 37
– polychromatischer 37
Erythropoetin 37, 68
Erythrozyten 34
– Vorläuferzellen 37
ER-Zisternenraum 9
Espin 5
Euchromatin 7
Eumelanin 83
Eustachi-Röhre (Tuba auditiva, Ohrtrompete) 100
Exopeptidase, Pankreas 65
Exozytose 5
– Neurotransmitter 25
Extrauteringravidität 77
extrazelluläre Matrix 17–18
– amorphe Grundsubstanz 17
– Blutgefäße 39
– Knochen 22
Extrazellulärraum 4
Ezrin 6

F

Fadenpapillen (Papillae filiformes) 51
Färbetechniken/Färbungen
– Farbstoffe, basische/saure 2
– histochemische 3
– histologische 2–3, 118
F-Aktin 5
Fascia (-ae)
– adhaerentes, Herzmuskulatur 31
– penis 73
Faserknorpel 21
Faszien 31
Faszikel (Nervenfaserbündel) 99
FDZ (follikuläre dendritische Zellen) 47
Felderhaut 82
Fenestra
– cochleae 101
– vestibuli 101
Fertilisation 80
fetomaternale Durchdringungszone 80
Fetopathien 81
Fettgewebe
– braunes (plurivakuoläres) 19
– subkutanes 111
– weißes (univakuoläres) 19
Fettintoleranz, Lipasemangel 65
Fettspeicherzellen, Leber 62
Fetttropfen, Zytosol 8
Fettzellen
– Nebenschilddrüsen 90
– Siegelringform 19
Fetus 80
Fibrae obliquae, Magen 56
Fibrillin 17
Fibrinogen, Thrombozyten 36
Fibroblasten 16, 18
– peritubuläre 68
fibroelastische Retikulumzellen 18
Fibronektin 11
– Thrombozyten 36
Fibrosa, Herzklappen 38
Fibrose 17
Fibrozyten 16
Fibulin 17
Fila olfactoria 103
Filamin 5
Filopodien 6
Fimbriae tubae uterinae 77
Fimbrin 5
Finculin 5
Fissura mediana ventralis 96
Fisteln, Crohn-Krankheit 59
Fixierung (Gewebe) 2
– Formalin 2
Flagellen (Geißeln) 6
Fleischfasern, Skelettmuskulatur 31

Register

Flimmerepithel/-zellen 6, 12
- Bronchiolen 44
- kinozilientragende, Tuba uterina 77

Flüssig-Mosaik-Modell, Plasmamembran 4
Fluor (Ausfluss) 79
Fluoreszenz-in-situ-Hybridisierung 3
Fokalkontakt(e) 10
- Oberflächenepithel 14
- Skelettmuskulatur 30

Folien (Windungen), Kleinhirn 95
Follikel
- atretischer 75
- dominanter 75
- Schilddrüse 89

follikelassoziiertes Epithel (FAE) 49
Follikelphase, Oogenese 76
follikelstimulierendes Hormon s. FSH
follikuläre dendritische Zellen (FDZ) 47
Follikulogenese 74–76
Fontana-Räume 106
Foramen(-ina)
- caecum linguae 87
- intervertebralia 96

Formalin, Fixierung, chemische 2
Fornix conjunctivae 107
Fortsätze, Zellmembran 7
Fovea centralis 106
Foveolae gastricae (Magengrübchen) 56
FSH (follikelstimulierendes Hormon) 88
- Oogenese 75
- Spermiogenese 71

Füßchen, junktionale, Skelettmuskulatur 30
Functionalis 78
Fundus 56
- Drüsen 56
- gastricus 56

Funiculus(-i)
- spermaticus (Samenstrang) 72, 114–115
- ventrales, laterales bzw. dorsales (Rückenmark) 96

Funktionalis, Endometrium 77
Furchungen, Zygote 80

G

G_0-, G_1- bzw. G_2-Phase, Mitose 11
GABA, Synapsen 25
G-Aktin 5
Galaktorrhö 89
Gallenblase (Vesica biliaris) 64
Gallenkanälchen (Canaliculi biliferi) 62
Gallensteine 64
Gallepol 62
GALT (gut-associated lymphoid tissue) 49, 113
Ganglien, vegetative 99
Ganglienzellen, Photorezeptorzellen 105
Ganglion cochleare (spirale cochleae) 101
Gap junctions 10, 31
- Synapsen, elektrische 25

Gartner-Gang 74
Gastric inhibitory peptide s. GIP
Gastrin 56, 59
- G-Zellen 93

gastroenteropankreatisches System (GEP-System) 91, 93
Gastrulation 80
Gaumen
- harter/weicher 50
- primärer 42
- sekundärer 42, 50

Gaumenplatten 50
Gebärmutter (Uterus) 77–79
Gebärmutterhals (Cervix uteri) 77–78
Gebärmutterkörper (Corpus uteri) 77
Gebiss, heterodontes 52
Gefäße, Versteifung 41
Gefäßpol, Glomerulus (Nierenkörperchen) 66–67
Geflechtknochen 22–23
Gefriermikrotom 2
Gehörgang, äußerer (Meatus acusticus externus) 100
Gehörknöchelchenkette 100
gelber Fleck 106
Gelenkkapsel 20
Gelenkknorpel 20–21
Generallamellen, äußere/innere, Knochen 22–23
Genitalhöcker 70
Genom 7
GEP-System (gastroenteropankreatisches System) 91, 93
gER s. endoplasmatisches Retikulum, glattes
Geruchssinn 103
Geruchswahrnehmungen, fehlerhafte 103
Geschlechtsdrüsen, akzessorische 72
Geschlechtsorgane
- männliche 70–73
- weibliche 74–79

Geschmacksknospen 51
Geschmacksknospen (Caliculi gustatorii) 102–103
Geschmackssinn 102–103
Gewebe, Fixierung 2
Gewebeentnahme, Mikroskopie 2
Gewebeschnitte
- Äquivalentbilder 3
- Artefakte 3

GFAP (glial fibrillary acidic protein) 6
GH-bildende Adenome 89
GHRH (Growth hormone-releasing hormone, Somatorelin) 88
van-Gieson-Färbung 2
Gingiva (Zahnfleisch) 52–53
GIP (Glucose-dependent insulin-releasing peptide, Gastric inhibitory peptide) 93
- B-Zellen 91

Gitterfasern 17
Glandula(-ae)
- buccales 50
- bulbourethrales (Cowper-Drüsen) 72–73
- ceruminosae 100
- duodenales 59
- epiglotticae 42
- intestinales 58, 113
- labiales 50
- lacrimales 107
- - accessoriae (Krause-Drüsen) 107
- oesophageae 55
- olfactoriae 103
- parathyroideae 90–91
- parotideae 51–52
- pharyngeales 42
- sublinguales 51–52
- submandibulares 51–52
- suprarenales (Nebennieren) 87, 92
- thyroidea 89–90
- tracheales 43
- vesiculosae 72

Glanzstreifen, Herzmuskulatur 31
Glashaut 84
Glaskörper (Corpus vitreum) 106
Glaukom (grüner Star) 106
Gleichgewichtssinn 100–103
Gleitfilamenttheorie, Muskelkontraktion 30
Gliafilamente 6
glial fibrillary acidic protein (GFAP) 6
Gliazellen 24, 26
- olfaktorische 103

Glioblasten 24
Gliome 26
Glisson-Felder/-Trias 62
Glisson-Kapsel 62
glomeruläre Basalmembran (GBM) 67
Glomerulonephritis 68–69
Glomerulus(-i)
- cerebellares 96
- renales (Nierenkörperchen) 66

Glomus
- aorticum abdominale 92
- caroticum 92

Glottisödem 43
Glucagon-like peptide-1 (GLP-1) 93
- B-Zellen 91

Glucose-dependent insulin-releasing peptide s. GIP
Glukagon
- A-Zellen 91
- Fettgewebe, weißes 19

Glukokortikoide, Zona fasciculata 92
Glukosurie 69
GLUT-4 (Glukosetransporter-4) 91
Glutamat
- Hörsinn 102
- Synapsen 25

Glutaraldehyd, Elektronenmikroskopie 3
Glycin, Synapsen 25
Glykogen
- α-/β-Partikel 8
- Zytosol 8

Glykogenosen 8–9
Glykogenspaltung, gestörte 8
Glykogenvakuolen, retronukleäre, Menstruationszyklus 78
Glykokalix, Plasmamembran 4
Glykolipide, Plasmamembran 4
Glykoproteine
- extrazelluläre Matrix 17
- Hormone 86
- Plasmamembran 4

Glykosaminoglykane 17
- Knorpel 20
- Plasmamembran 4

GnRH (Gonadotropin-releasing hormone) 88
Gold, Elektronenmikroskopie 3
Goldner-Trichromfärbung 118
- extrazelluläre Matrix 18

Golgi-Apparat 9
- cis-/trans-Region 9
- Sekretgranula/-vesikel 9

Golgi-Felder 9
Golgi-Hypertrophie 9
Golgi-Typ-I/II-Neurone 24
Golgi-Zellen, Kleinhirn 96
gonadotrope Zellen, Hypophyse 88
Gonosomen (Geschlechtschromosomen) 7
Goormaghtigh-Zellen 68
Graaf-Follikel 75–76
Granula 34
- α-Granula, Thrombozyten 36
- basophile 111
- - Mastzellen 16
- primäre (azurophile) 35
- sekundäre, Laktoferrin/Lysozym 35

Granulomer, Thrombozyten 36
Granulosa-Luteinzellen 76
Granulosazellen 75
Granulozyten 34
- basophile 34, 37
- eosinophile 16, 34, 37
- neutrophile 35, 37
- segment-/stabkernige 34
- Vorläuferzellen 37

Granzyme 46
graue Substanz, ZNS 94
grauer Star (Katarakt) 106
Gravidität, extrauterine 77
Gray-I/II-Synapsen 25
Grenzzellen
- Corti-Organ 101
- Dura mater 97

growth hormone 88
grüner Star (Glaukom) 106
Grundgewebearten 2
Gubernaculum testis 70
Gyri (Windungen), Endhirn 94
G-Zellen 93

H

Haarbalg 82, 84
Haare 84
Haarfollikel 82, 84
Haarkutikula 84
Haarpapille 84
Haarschaft 82, 84
Haartrichter 84
Haarwurzel 84
Haarzellen
- äußere 101
- innere 101
- vom Typ I/II, Vestibularorgan 102

Haarzwiebel 84
Hämangioblasten 38
- Blutinseln 34

Hämatokrit 34
Hämatom, epi-/subdurales 97
Hämatopoese 34
- hepatische Phase 34
- myeloische Phase 34

Hämatoxylin 3
Hämatoxylin-Eosin-(H.E.-)Färbung 2
- extrazelluläre Matrix 18

Hämaturie 69
Haemoccult®-Stuhltest 61
Hämoglobin 34
Hämoglobinurie 69
Hämostase (Blutgerinnung) 36
Haftkomplexe, Oberflächenepithel 14
Haftstiel 80
Haftzotten 80
Halsdentin 53
Hammer (Malleus) 100
Hanken-Büngner-Bänder 99
Harnblase (Vesica urinaria) 69
Harnleiter (Ureter) 66, 69, 114–115
Harnpol, Glomerulus (Nierenkörperchen) 66–67
Harnröhre (Urethra) 69
Harnröhrenschwellkörper (Corpus spongiosum) 73
Harnwege, ableitende 69
Hashimoto-Thyreoiditis 90
Hassall-Körperchen, Thymus 47
Haube (Tegmentum) 94
Hauptbronchus 44
Hauptzellen
- dunkle/helle, Nebenschilddrüsen 90
- Magen 57
- Sammelrohr 68

Haustren, Kolon 60
Haut 82–85
- Mechanorezeptoren 110

– Schichten 111–112
– Typen 110
Hautdrüsen 84
Hautkrebs, schwarzer 83
Hautrezeptoren 83
Havers-Kanal 22
– Knochen 23
HCG (humanes Choriongonadotropin)
– Ovulation 76
– Plazenta 81
Helicobacter pylori 57
Helicotrema 100
helle Zone, lymphatische Organe, sekundäre 47
Hemidesmosomen 10
– Oberflächenepithel 14
Henle-Schicht 84
Henle-Schleife 68
Hensen-Streifen (H-Streifen), Skelettmuskulatur 29
Hepar (Leber) 62–63
Heparansulfat 17
Heparin
– Granulozyten, basophile 34
– Mastzellen 16
hepatische Phase, Hämatopoese 34
Hepatitis 63
hepatozelluläres Karzinom 63
Hepatozyten (Leberepithelzellen) 62
Hering-Kanälchen 62
Herring-Körper, Neurohypophyse 89
Hertwig-Wurzelscheide 50
Herz 38–39
– Histogenese 38
– Hormone 38
Herzglykoside 5
Herzinfarkt 31, 41
Herzinsuffizienz 39
Herzklappen 38
– Stenosen 39
Herzmuskulatur 31
– Fasciae adhaerentes 31
– Glanzstreifen 31
– Hyperplasie/Hypertrophie 31
– L-System 31
– T-Tubuli 31
– Z-Scheiben 31
Herzskelett 38
Heterochromatin 7
Heterolysosomen 9
Heterophagie 9
HEV (hochendotheliale Venolen) 47
Hilum, Lymphknoten 48
Hinterhirn (Metenzephalon) 94
Hinterhorn, Rückenmark 96
Hinterwurzel, Rückenmark 96
Hirnhaut
– harte (Dura mater, Pachymeninx) 97
– weiche (Leptomeninx) 97
Hirninfarkt, embolischer 41
Hirnsand (Azervulus, Corpora arenacea) 87
Hirnschenkel (Crura cerebri) 94
His-Bündel (AV-Bündel) 38
Histamin
– ECL-Zellen 93
– Granulozyten, basophile 34
– kontraktionsfördernde oder bremsende Stimuli 29
– Mastzellen 16
– Muskelzellen, glatte 29
– Tonus, Muskelzellen, glatte 29
Histaminrezeptorblocker 57
Histiozyten 35
Histogenese 12, 34
– Bindegewebe 16
Histologie 2
Histopathologie 2
H^+/K^+-ATPase 4, 22
– Hemmer 57
hochendotheliale Venolen (HEV) 47
Hoden (Testes) 70–71
– Chorionkarzinom 71
– Deszensus 70
– embryonales Karzinom 71
Hodenkanälchen (Samenkanälchen) 70
Hörsinn 100–103
Hofbauer-Zellen 81
Hohlorgan, quer geschnittenes, DD 114
Homing 48
Homing-Rezeptoren 47
homotyper Isokortex 95
Horizontalzellen 105
Hormone (Inkrete) 86
– Fettgewebe, weißes 19
– glandotrope 88
– Herz 38
– hydrophile 86

– hydrophobe (lipophile) 86
– Hypophyse 88
– nichtglandotrope 88
– Rückkopplung, negative 86
– Schilddrüse 90
Hornhaut (Kornea) 104
Hornzellschicht (Str. corneum), Epidermis 83
Hortega-Zellen 26
Howship-Lakunen 22
HPL (humanes plazentares Laktogen) 81
H_2-Rezeptorenblocker 57
H-Streifen (Hensen-Streifen), Skelettmuskulatur 29
Hülsenkapillaren, Milz 49
Hunter-Schreger-Streifung, Dentin 53
Huxley-Schicht 84
Hyalomer, Thrombozyten 36
Hyalozyten 106
Hyaluronsäure (Hyaluran) 17
– Knorpel 20
hydrophile Moleküle, Oberflächenepithel 14
Hydroxylapatitkristalle, Knochen 22
Hyperaldosteronismus 93
Hyperparathyreoidismus 91
Hyperplasie
– Herzmuskulatur 31
– Muskelzellen, glatte 29
Hyperthyreose (Schilddrüsenüberfunktion) 90
Hypertonie 29
Hypertrophie
– Herzmuskulatur 31
– Muskelzellen, glatte 29
– Skelettmuskulatur 31
Hypoblast 80
Hyponychium 84
Hypoparathyreoidismus 91
Hypopharynx 42
Hypophyse 94
– Hormone 88
– Kapillarbett 88
Hypophysenadenom 89
Hypophysenhinterlappen (HHL) 88–89
– Pituizyten 26
Hypophysenstiel (Infundibulum) 88
Hypophysenvorderlappen (HVL) 88
Hypothalamus 94
Hypothalamus-Hypophysen-Achse (HHA) 86, 88
Hypothyreose (Schilddrüsenunterfunktion) 90
H-Zone, Skelettmuskulatur 30

I

I-Bande, Skelettmuskulatur 29–30
IDDM (Insulin-dependent diabetes mellitus) 91
IDZ (interdigitierende dendritische Zellen) 47
IgA, IgD, IgE, IgG bzw. IgM 119
IGF-1 (Insulin-like growth factor-1) 88
Ikterus 63
Ileitis terminalis 59
Ileum (Krummdarm) 58–59
– Peyer-Plaques 59
Immunfluoreszenzhistochemie 3
Immunglobulinbildung, Plasmazellen 16
Immunhistochemie 3
Implantation 80
Imprägnation 80
Incus (Amboss) 100
Infarkt 41
Infundibulum
– (Hypophysenstiel) 88
– (Tuba uterina) 77
Inhibin 1, 75
Initialsegment, Axon 24
Inkrete (Hormone) 86
Innenohr 100
Innensegment, Photorezeptorzellen 105
Innenstreifen 66
innere Uhr 87
Innervation, Muskulatur, glatte 28–29
In-situ-Hybridisierung 3
Insulin, Lipogenese 19
Insulin-dependent diabetes mellitus (IDDM) 91
Insulin-like growth factors (IGF) 21
Integrine 10, 30
– Lamina rara 11
– Leukozyten 34
Intentionstremor 97
Interalveolarsepten 44
Interdentalzellen 101
interdigitierende dendritische Zellen (IDZ) 47
interfollikuläre Zone 49
Intermediärfilamente 6, 10
Intermediärlinie, Nervenfasern, markhaltige 27
Intermediärsinus, Lymphknoten 48
Intermediärtubulus 67–68

Intermediärzotten 80
Intermembranraum, Mitochondrien 8
Interneurone 24, 94
– Kleinhirn 95
Internodium, Nervenfasern, markhaltige 27
Interphase, Mitose 11
Interstitium
– Bindegewebe 16
– Nephron 68
Interterritorium 20
intervillöser Raum, Plazenta 80
Intima 21
– Blutgefäße 39
Intrazellulärraum 4
Intrinsic-Faktor, Magen 57
Involution, Thymus 46
Ionenkanäle 4
Iris (Regenbogenhaut) 104
Ischämie 41
Isokortex 94–95
– (a)granulärer 95
– hetero-/homotyper 95
Isolierung, Fettgewebe, weißes 19
Isthmus
– Magen 56
– Tuba uterina 77
– uteri 77–78
Ito-Zellen, Leber 62
I-Zellen 93

J

Jejunum (Leerdarm) 58–59
Jodmangelstruma, euthyreote 90
juxtaglomeruläre Zellen 68
juxtaglomerulärer Apparat 68

K

Kalzitonin 89
Kambiumschicht 22
Kammerwasser 106
Kanälchensystem, offenes, Thrombozyten 36
Kanäle
– Oberflächenepithel 14
– Plasmamembran 4
Kapazitation 80
Kapillarbett, Hypophyse 88
Kapillaren 40
– Endothel 40
– Perizyten 40
Kapillarnetz, peritubuläres 68
Kapselraum, Nierenkörperchen 67
Kardia (Mageneingang) 56
– Drüsen 56
Kardiomyozyten 31
Karies 53
Kartagener-Syndrom 7
Karyoplasma 7
Karzinoid, Appendix vermiformis 93
Katarakt (grauer Star) 106
Katecholamine, Nebennierenmark 92
Kathepsin K 22
Kehlkopf (Larynx) 42–43
Keimblätter 12
Keimdrüsenband, kaudales (Gubernaculum testis) 70
Keimepithel, Hoden 70
Keimscheibe, zweiblättrige 80
Keimstränge 70
Keimstrang-Stroma-Tumoren 77
Keimzellen, Hoden 70
Keimzentrum, lymphatische Organe, sekundäre 47
Keratansulfat 17
Keratansulfat-Proteoglykane 104
Keratinozyten 82
keratogene Zone, Haarzwiebel 84
Keratohyalingranula, Epidermis 82
Kerckring-Falten 58, 113
Kern, runder, radspeichenförmiger, Plasmazellen 16
Kernhülle 7
– Lipiddoppelschichten 7
Kernkettenfasern, Muskelspindeln 31
Kernkondensation, Spermien 71
Kernlamina 7
Kernmatrix (Grundsubstanz) 7
Kern-Plasma-Relation 7
Kernporen 7
Kernsackfasern, Muskelspindeln 31
Killerzellen, natürliche 35
Kinesin 6
– Synapsen 25
Kinetosom (Basalkörper) 6
Kinozilien (Zilien, Flimmerhaare) 6

Register

Kleinhirn (Cerebellum) 94–95
– Bergmann-Glia 26
Kleinhirnkerne 95
Kleinhirnmark 95
Kleinhirnrinde 95
Kletterfasern, Kleinhirn 95
Klitoris 79
Kloakenmembran 55
Klüver-Barrera-Färbung 94
Knochenbälkchen 22
Knochenbildung 23
– direkte/indirekte 23
Knochen(gewebe) 21–23
– extrazelluläre Matrix 22
– Lakunen 21
Knochenkanälchen 21
Knochenkerne 23
Knochenmark 36–37
– Ausstrich/Biopsie 36
– gelbes/rotes 36
– Makrophagen 36
Knochenmarkreserve, Granulozyten, neutrophile 35
Knorpel(-gewebe) 20–21
– Asbestfaserung 21
– elastischer 21
– hyaliner 20
– – Maskierung 20
– Wachstum, appositionelles/interstitielles 20
– Zellgruppen, isogene 20
Knorpelhof 20
Knorpelzellhöhle 20
Knospen, entodermale 62
Körnerzellen
– Großhirnkortex 95
– Kleinhirn 96
Körnerzellschicht, Epidermis 82
Körperchen, neuroepitheliale, Bronchien 44
Körperchromosomen 7
Kohle, Elektronenmikroskopie 3
Kohn-Poren 44
Kolik, Gallensteine 64
Kollagen/kollagene Fasern/Fibrillen 17
– Knorpel 20
– Lamina rara 11
Kolloid 89
Kolloidzysten, Rathke-Tasche 87
Kolon 113
– Haustren 60
– Tänien 60, 113
Kolonozyten 60
kolorektale Zone, Analkanal 60
kolorektales Karzinom 61
Kolpitis 79
Kolpos (Vagina, Scheide) 79
Kommunikationskontakt 10
Kompakta (Kortikalis) 22
Komplementfaktoren 35
Konjunktiva (Bindehaut) 107
Konjunktivitis 107
kontraktiler Apparat, Muskelzellen, glatte 28
Konzeption 80
Kopfmesenchym 28, 104
Kopfplatte, Corti-Organ 101
Korbzellen, Kleinhirn 95
Korium (Dermis, Lederhaut) 83
Korkenzieherform, Muskelzellen, glatte 28
Kornea (Hornhaut) 104
Korneaendothel-, -epithel bzw. -stroma 104
Korpus (Magen), Drüsen 56
Kortex
– agranulärer 95
– Lymphknoten 48
– ZNS 94
Kortikalis (Kompakta) 22
Kortisol, Nebennierenrinde 92
Kotransporter 4
Kotyledonen 81
Krause-Drüsen (Gll. lacrimales accessoriae) 107
Kreislauf
– enterohepatischer 62
– großer/kleiner 38
Kresylviolett 3
Kretinismus 90
Kristalle, Zytosol 8
Kronendentin 53
Krummdarm (Ileum) 58
Kryofixierung 2
Krypten, Dünndarm 58
Kryptorchismus 71
Kultschitzky-Zellen, Bronchien 44
Kupffer-Zellen 62
Kutikularplatte, Corti-Organ 101
Kutis 82
K-Zellen (Dünndarm) 93

L

Labia major pudendi 79
Labioskrotalwülste 70
Labyrinth, häutiges/knöchernes 100
Laktoferrin, Granula, sekundäre 35
Lakunen
– Knochen 21
– Plazenta 80
Lamellenknochen 22–23
Lamellenkörper 45
Lamellipodien 6
Lamina
– basalis 10
– cribrosa 103–104
– densa 10
– epithelialis 54
– fibroreticularis 10
– granularis externa (Isokortex) 94
– – interna (Isokortex) 95
– limitans anterior/posterior (Descemet-Membran) 104
– lucida 10
– molecularis (Isokortex) 94
– multiformis (Isokortex) 95
– muscularis mucosae 54
– propria 54
– pyramidalis externa/interna (Isokortex) 95
– rara 10
– spiralis ossea 101
Laminine (Adhäsionsproteine) 11
Langerhans-Inseln 87, 91
Langerhans-Zellen
– Epidermis 83
– Mundschleimhaut 50
Langhans-Fibrinoid 81
Langhans-Zellen 81
Lanugohaare 84
Lappenbronchien 44
Larynx (Kehlkopf) 42–43
Larynxkarzinom 43
Leber (Hepar) 62–63
– Blutpol 62
– Sinusoide 62
– Stammzellen 62
Leberepithelzellen (Hepatozyten) 62
Leberknospe 55
Leberläppchen 63
Leberzirrhose 63
Lederhaut
– (Dermis, Korium) 83, 110–111
– (Sklera, Auge) 104
Leerdarm (Jejunum) 58–59
Leistenhaut 82, 111
Lemnozyten 26
Lens (Linse) 106
Leptin, Fettgewebe, weißes 19
Leptomeninx (weiche Hirnhaut) 97
Leptotän, Meiose 11
Leukoplakie 51
Leukotriene, Granulozyten, basophile 34
Leukozyten 34–35
– Abwehr 34
Leukozytose 35
Leydig-(Zwischen-)Zellen 70–71
LH (luteinisierendes Hormon) 88
– Oogenese 75
– Spermiogenese 71
LH-Peak, Ovulation 76
Lichtmikroskopie 2
Lidkante 107
Lidplatte (Tarsus) 107
Lieberkühn-Krypten 58, 113
Ligamentum(-a)
– anularia 43
– flava 19
– latum 78
– spirale 100
– vocale 43
Liganden, Plasmamembran 5
Limbus
– corneae 104
– spiralis 101
Linea
– anocutanea 61
– dentata 61
lining cells, Periost 22
Linksverschiebung 37
Linse (Lens) 106
– Äquator 106
Linsenepithelzellen 106
Linsenfasern 106
Linsenkapsel 106
Linsenplakode 104
Linsentrübung, angeborene 11

Lipase, Pankreas 64–65
Lipasemangel, Fettintoleranz 65
Lipidankerproteine 4
Lipiddoppelschichten, Kernhülle 7
Lipide
– amphiphile, Plasmamembran 4
– Oberflächenepithel 14
Lipidosen 9
Lipidtropfen, Zytosol 8
Lipofuszin, Zytosol 8
Lipogenese 19
Lipolyse 19
Lipoproteinlipase, Fettgewebe, weißes 19
Lippen 50
Lippenrot 50
Liquor
– cerebrospinalis 98
– follicularis 75
Liquorraum/-räume
– äußerer (Subarachnoidalraum) 97
– innere 98
– ZNS 98
Lobuli (Mamma) 85
Lobus(-i)
– pyramidalis 87
– renalis 66
Longitudinalsystem (L-System)
– Herzmuskulatur 31
– Skelettmuskulatur 30
Luftleitung 100
Luftröhre (Trachea) 43–44
Lunge 44–45
– diffuses neuroendokrines System (DNES) 44
Lungenfell (Pleura visceralis) 45
Lungenknospe 42
Lunula 84
Lutealphase, Ovulation 76
luteinisierendes Hormon s. LH
Luxol-fast-blue-Färbung 94
lymphatische Organe 46–49
– primäre 46–47
– sekundäre 47–49
lymphatisches Gewebe
– bronchusassoziiertes (BALT) 49
– darmassoziiertes (GALT) 49
– konjunktivaassoziiertes (KALT) 49
– mukosaassoziiertes (MALT) 49
– naseassoziiertes (NALT) 49
Lymphgefäße 41
Lymphknoten 48–49
Lymphödem 41
Lymphozyten 16, 35
– kleine, mittelgroße bis große 35
Lymphozytenmantel, lymphatische Organe, sekundäre 47
Lymphozytenscheiden, periarterielle (PALS) 48
Lymphsäckchen 46
– primäres 38
Lymphsinus, Lymphknoten 48
lysosomale Speicherkrankheiten 9
Lysosomen 9
– primäre/sekundäre 9
Lysozym
– Dünndarm 58
– Granula, sekundäre 35
Lysyloxidase 17
L-Zellen (Dünndarm) 93

M

Macula(-ae)
– adhaerens 10
– densa 67
– lutea 106
– staticae 102
Magen 56–57
– Isthmus 56
– Nebenteile 56
– Parietalzellen (Belegzellen) 56, 113
– Stammzellen 56
Magen-Darm-Trakt 56–61
– Histogenese 54
– Histologie 112–113
– neuroendokrine Zellen 93
– Schichten 54
Magenerosion 57
Magengrübchen (Foveolae gastricae) 56
Magenkörper 56
Magenkuppel 56
Magensäure 56
Magensaft 57
Magenulkus 57
Mahlzähne (Dentes molares) 52
Major basic protein (MBP), Granulozyten, eosinophile 34

Major histocompatibility complex molecules s. MHC-Moleküle
Makrogliazellen 26
Makrophagen 16, 35
– Alveolen 45
– Knochenmark 36
– Thymus 47
Malleus (Hammer) 100
Malpighi-Körperchen
– (Milz) 48
– (Nierenkörperchen) 66
MALT (Mucosa-associated lymphoid tissue) 49
Maltase, Pankreas 65
Mammakarzinom 85
mammotrope Zellen, Hypophyse 88
Mandeln (Tonsillen) 49
Mantelzellen (Amphizyten) 26
MAP (mikrotubulinassoziierte Proteine) 6
Marfan-Syndrom 18
marginaler Pool (Granulozyten) 35
Marginalsinus (Randsinus), Lymphknoten 48
Marginalzone 48
Mark
– äußeres/inneres, Niere 66
– Haarzwiebel 84
– Lymphknoten 48
markhaltige Nervenfasern 26–27
Markhöhle, primäre 23
Marklager, ZNS 94
marklose Nervenfasern 27
Markpyramiden 66
Markscheide, Nervenfasern, markhaltige 27
Marksinus, Lymphknoten 48
Markstrahlen 66
Maskierung, Knorpel, hyaliner 20
Masson-Färbung 118
Mastzellen 16, 110–111
Matrixraum, Mitochondrien 8
Matrixvesikel, Osteoblasten 21
Matrixzellen 84
Maulbeere (Morula) 80
MBP (Major basic protein), Granulozyten, eosinophile 34
McNeal-Klassifikation, Prostatazonen 72
MDR-1-Protein (Multidrug resistance protein 1, P-Glykoprotein-1) 5
Meatus acusticus
– externus (äußerer Gehörgang) 100
– internus 102
Mechanorezeptoren, Haut 110
Media, Blutgefäße 39
Medulla
– oblongata 94
– spinalis (Rückenmark) 96–97
Megakaryozyten 36
Megalin 59
Meibom-Drüsen 84, 107
Meiose 11
Meissner-Plexus, Magen-Darm-Trakt 54
Meissner-Tastkörperchen 83, 110–111
– Mundschleimhaut 50
Melanineinheit, epidermale 83
Melanom 83
Melanosomen 8
Melanozyten 16, 83
– Mundschleimhaut 50
melanozytenstimulierendes Hormon (MSH) 83, 88
Melatonin, Epiphyse 87
Membrana
– basilaris (Basilarmembran) 100
– buccopharyngea 55
– elastica externa 39
– – interna 39–40
– fibrosa (Gelenkkapsel) 20
– limitans gliae interna 26
– – perivascularis 26
– – superficialis 26, 96
– preformativa 50
– reticularis 101
– synovialis 20–21
– tectoria 101
– tympanica (Trommelfell) 100
– vestibularis (Reissner) 101
Membranpotential, Plasmamembran 5
Membranproteine, periphere 4
Membranreservoir 9
Membranrezirkulation 9
Meningealzellen 97
Meningitis 98
Meningothelzellen 97
Menstruation(szyklus) 78
Merkel-Zellen
– Haut 83, 93
– Mundschleimhaut 50
Mesangiumzellen 66

Mesaxon, äußeres/inneres 27
Mesenchym 16, 34
Mesenchymzellen, multipotente 16
Mesenterialischämie, embolische 41
Mesenzephalon (Mittelhirn) 94
Mesoderm 12, 80
– extraembryonales 16, 80
– intraembryonales 16, 28
– kardiogenes 38
– paraxiales 20
Mesogastrium, dorsales 46
Mesoglia 26
Mesopharynx 42
Mesothel 54
Mesotheliom 45
Messenger-Ribonukleinsäure 7
metanephrogenes Blastem 66
Metaphase
– Meiose 11
– Mitose 11
Metaphyse 23
Metaplasie 14
Metenzephalon (Hinterhirn) 94
Methylenblau 3
MHC-Moleküle 46
– lymphatische Organe 46
– T-Zellen, zytotoxische 46
Mikrofibrillen, Lamina rara 11
Mikrofilamente 5
Mikrogliazellen 26
Mikrophagen 35
Mikroplicae 6
Mikroskopie/mikroskopische Präparate 2–3
– Deckglas 2
– Differenzierung 2
– Eindecken 2
– Entparaffinieren 2
– Gewebeentnahme 2
– Rehydrierung 2
Mikrotom 2
Mikrotubuli 6
– Thrombozyten 36
Mikrotubuli-Motorproteine 6
mikrotubulinassoziierte Proteine (MAP) 6
Mikrotubulus-Hohlzylinder 6
Mikrovilli (Zotten) 6
– Oberflächenepithel 14
– Regio olfactoria 103
Milz 48
Milzknötchen 48
Milzpulpa 48
Milzsinus, venöser 48
Milztrabekel 48
Milzvergrößerung (Splenomegalie) 49
Mineralokortikoide, Zona glomerulosa 92
Mitochondrien 8
– Crista-/Tubulus-Typ 8
Mitochondriopathien 8
Mitose 11
Mitralklappe 38
Mitteldarm 55
Mittelhirn (Mesenzephalon) 94
Mittellappen 88
Mittelohr 100
MMP (Matrix-Metalloproteinasen) 18
Modiolus (Achse) 101
Moesin 6
Moll-Drüsen 107
Monoamine 93
mononukleär-phagozytäres System (MPS, retikuloendotheliales System, RES), Monozyten 35
Monozyten 35
– Vorläuferzellen 37
Moosfasern, Kleinhirn 95
Morbus
– s.a. unter den Eigennamen bzw. Eponymen
– Addison 93
– Alzheimer 26
– Basedow 90
– Crohn 59
– Cushing 89
Morgagni-Hydatide 70
Morphologie 2
Morula (Maulbeere) 80
Motilin 59
α-Motoneurone 30, 96
γ-Motoneurone, Muskelspindeln 31
motorische Endplatte 30
motorische Rinde, primäre 95
Motorproteine, Zytoskelett 5
mRNA (messenger-RNA) 7
α-MSH (melanozytenstimulierendes Hormon) 83, 88
M-Streifen, Skelettmuskulatur 29–30
mtDNA (mitochondriale DNA) 8

MTOZ (Mikrotubulus-Organisationszentrum) 6
Müller-Epithel (Ovar) 74
Müller-Gänge 74
Müller-Zellen, Retina 26, 105
Mukopolysaccharide 17
Mukopolysaccharidosen 9
mukosaassoziiertes lymphatisches Gewebe (MALT) 49
Mukoviszidose (zystische Fibrose) 15
multiple Sklerose 27
Mumpsinfektion 52
Mundbucht 87
– primäre 50
Mundhöhle 50–51
Mundschleimhaut 50
– Präkanzerosen 51
Musculus(-i)
– arrector pili 82
– ciliaris 104
– cremaster 72
– detrusor vesicae 69
– dilatator pupillae 105
– levator palpebrae 107
– orbicularis oculi 107
– sphincter pupillae 105
– stapedius 100
– tarsales superior et inferior 107
– tensor tympani 100
– trachealis 43
– vocales 43
Muskelfasertypen, Skelettmuskulatur 118
Muskelgewebe 28–31
Muskelhypotonie 97
Muskelkontraktion
– Ca^{2+}-abhängige 30
– Gleitfilamenttheorie 30
Muskelpumpe, Lymphgefäße 41
Muskelspindeln 31
Muskulatur
– glatte 28
– – Blutgefäße 39
– – Dauertonus 28
– – Hyperplasie/Hypertrophie 29
– – Innervation 28–29
– – Korkenzieher-/Zigarrenform 28
– – Synzytium, funktionelles 29
– quergestreifte (s. Skelettmuskulatur) 29–31
Mutterkuchen s. Plazenta
Mutterkuchen (Plazenta) 81
Muttermund, äußerer 79
Muzine, Drüsen 14
Myasthenia gravis 47
Mydriasis (Pupillenerweiterung) 105
Myelenzephalon (Nachhirn) 94
Myelinscheide, Nervenfasern, markhaltige 27
myeloische Phase, Hämatopoese 34
Myoblasten, embryonale 29
Myoepithelzellen (Korbzellen)
– Drüsenepithel 15
– Mamma 84–85
– Speicheldrüsen 51
Myofibrillen 29
Myofibroblasten 16, 45
Myoglobin 30
Myoid, Photorezeptorzellen 105
Myoidzellen, Thymus 47
Myokard 38
Myokardhypertrophie, dilatative/konzentrische 39
Myometrium 77–78
Myosine 6, 10
Myosinfilamente
– anisotrope/isotrope 29
– Skelettmuskulatur 30
Myosinkopf-ATPase, Muskelzellen, glatte 28
Myosis (Pupillenverengung) 105
M-Zellen (Membranous cells) 49
– (Ileum) 59

N

Nabelschnur 80
Nachhirn (Myelenzephalon) 94
Nachniere (Metanephros) 66
– Aszensus 66
Nägel 84
Nagelbett 84
Nagelfalz 84
Nagelhäutchen (Eponychium) 84
Nagelmatrix 84
Nagelplatte 84
Nageltasche 84
Nagelwall 84
Nagelwurzel 84
NALT (MALT der Nase) 49
Nasenhöhle 42

Register

Nasennebenhöhlen 42
Nasenschleimhaut, Venenplexus 42
Natrium-Iod-Symporter, Schilddrüse 90
Natrium-Kalium-ATPase 4
– Schilddrüse 90
natürliche Killerzellen 35
N-Cadherin 10
Nebenhodenschwanz 72
Nebennieren (Gll. suprarenales) 87, 92
Nebennierenmark (NNM) 92
Nebennierenrinde (NNR) 92
Nebenschilddrüsen 87, 90–91
– Über-/Unterfunktion 91
Nebenzellen, Magen 56
Nebulinfilamente 29
Nekrose 11
Nephrin 67
Nephron(e) 66, 68
– Interstitium 68
– juxtamedulläres 67–68
– kortikale 67
– mediokortikale 67
Nephros 66–69
Nerven(fasern) 26–27, 98
– Erlanger-Gasser-Klassifikation 118
– markhaltige 26–27
– marklose 27
Nervengewebe 24–27
– Histogenese 24
Nervensystem
– autonomes, viszerales, unwillkürliches 24
– enterisches (ENS) 54
– peripheres (PNS) 24, 98–99
– somatisches, animales, willkürliches 24
– vegetatives 99
– zentrales s. ZNS
Nervenzellen s. Neurone
Nervenzellkörper 24
Nervenzellsomata, spindelförmige 95
Nervus
– genitofemoralis 72
– opticus 106
Netzhaut (Retina) 105
– Müller-Zellen 26
– Schichten 106
Neuralleiste
– ektodermale 16, 20
– Nebenniere 87
Neuralleistenzellen 54
Neurinome 26
Neurit (Axon) 24
Neuroblasten 24
– Apoptose 24
Neuroektoderm 24, 86
neuroektodermaler Ursprung, Pankreas, endokrines 87
neuroendokrine Zellen
– Bronchialsystem 93
– Epidermis 93
– Magen-Darm-Trakt 93
neuroendokrines System, diffuses (DNES) 86–87, 93
– Lunge 44
neuroepitheliale Körperchen 93
– Bronchien 44
neurofibrillary tangles 26
Neurofilamente 6
– Synapsen 25
Neuroglia 26
neurohämale Region 88, 98
Neurohypophyse 86, 88–89
Neuromelanin 24
Neurone 24–26
– bipolare 24
– – Regio olfactoria 103
– – Vestibularorgan 102
– elektrische Signale 24
– multipolare 24, 99
– postganglionäre 99
– präganglionäre 99
– pseudounipolare 24, 99
– teilungsunfähige 24
– unipolare 24
Neuropeptide 25
– Synapsen 25
Neurophysine, Neurohypophyse 89
Neuropil, ZNS 94
Neuroplasma 24
Neurosomen 24
Neurothel, Arachnoidea 97
Neurotoxine 26
Neurotransmitter
– exozytotische Freisetzung 25
– Synapsen 25
Neurotrophine 26
Neurotubuli, Synapsen 25

Nexus 10
Nichtpyramidenzellen 94–95
NIDDM (Non-insulin-dependent diabetes mellitus) 91
Nieren 66–69
Nierenanlage, mesodermale 66
Nierenbecken (Pelvis renalis) 66, 69
Nierenhilum (Nierenpforte) 66
Nierenkanälchen 67
– basales Labyrinth 67
Nierenkelche 66
Nierenkörperchen 66
– Arteriola/Vas afferens/efferens 67
– Gefäß-/Harnpol 67
– Kapselraum 67
– Podozyten 67
Nierenmark 66
– äußeres/inneres 68
Nierenpapillen 66
Nierenrinde 66
Nierensäulen (Columnae renales) 66
Nissl-Färbung 94
Nissl-Schollen/-Substanz 24
Nitabuch-Fibrinoid 80
N-Methyltransferase, Nebennierenmark 92
NO
– Erektion 73
– kontraktionsfördernde oder bremsende Stimuli 29
– Muskelzellen, glatte 29
– Synapsen 25
– Tonus, Muskelzellen, glatte 29
Noduli lymphoidei aggregati 49
Non-insulin-dependent diabetes mellitus (NIDDM) 91
NOR (Nukleolus-Organisator-Regionen) 7
Noradrenalin
– Fettgewebe, weißes 19
– Nebennierenmark 92
– Synapsen 25
Normoblast, ortho-/polychromatischer 37
NSE (neuronspezifische Enolase) 93
Nucleus(-i)
– olivaris(-es) inferiores 95
– – laterales (Deiters-Kerne) 102
– – superior 101
– paraventricularis 89
– ruber 96
– suprachiasmaticus 87
– supraoptici 89
– vestibulares 95, 102
Nuël-Raum 101
Nukleolus (Kernkörperchen) 7
Nukleus (Zellkern) 4, 7
– ZNS 94
Nystagmus 97

O

Oberflächendifferenzierung, Zellen 6–7
Oberflächenektoderm 104
Oberflächenepithel 12–14
– Barriere, Funktion bzw. Struktur 14
– Protektion, Reinigung bzw. Separation 14
– Sinnesaufnahme 14
Oberhaut (Epidermis) 82
Objektträger 2
Obstruktion, Atemwege 45
Occludin 10
Oddi-Sphinkter 64
Odland-Körperchen 82
Odontoblasten 50
Odorant-Bindungsproteine (OBP) 103
Odoranzien 103
Ölrot 3
Ösophagotrachealseptum 42
Ösophagus (Speiseröhre) 55, 114–115
– Adenokarzinom 55
Ösophagusvarizen 63
Östrogene
– Fettgewebe, weißes 19
– Muskelzellen, glatte 29
– Ovarien 74
– Plazenta 81
Ohr 100
– äußeres 100
Ohrenschmalz (Zerumen) 100
Ohrmuschel (Auricula) 100
Ohrplakoden 100
Ohrspeicheldrüsen 51
Ohrtrompete (Eustachi-Röhre, Tuba auditiva) 100
Okzipitalsomiten 50
olfaktorische Gliazellen 103
Oligodendrozyten 26
Oogenese 74
– Follikelphase 76

Oozyten
– primäre/sekundäre 74
– Rindengranula 80
Opioide, endogene, Synapsen 25
Opsonine 35
Ora serrata 105
Orange G, Azan-Färbung 2
Orbita (knöcherne Augenhöhle) 107
Orcein, Elastika-Färbung 2
Organstroma 18
orthokeratinisiertes Epithel 50
Osmiumtetroxid, Elektronenmikroskopie 3
Ossifikation 23
– chondrale, enchondrale bzw. perichondrale 23
– desmale 23
Ossifikationszone 23
Osteoblasten 21
Osteoid 21
Osteoklasten 22
Osteon, Knochen 23
Osteoporose 23
Osteoprogenitorzellen 21
Osteozyten 21–22
Otolithenmembran (Statolithenmembran) 102
ovales Fenster 100
Ovarialfibrome 77
Ovarialkarzinom
– endometrioides 76
– klarzelliges/muzinöses 76
Ovarien (Eierstöcke) 74–77
Ovula Nabothi 79
Ovulation 76
– HCG (humanes Choriongonadotropin) 76
– LH-Peak 76
– Lutealphase 76
Ovum (Eizelle) 74
Owen-Linien, Dentin 53
oxyphile Zellen, Nebenschilddrüsen 90
Oxytocin 89
– Muskelzellen, glatte 29

P

Pacchioni-Granulationen, Arachnoidea 97
Pachymeninx (Dura mater, harte Hirnhaut) 97
Pachytän, Meiose 11
Paläokortex 94
Palpebrae (Augenlider) 106–107
PALS (periarterielle Lymphozytenscheiden) 48
Paneth-Körnerzellen, Dünndarm 58
Pankreas (Bauchspeicheldrüse) 64–65
– Anlage, ventrale und dorsale 62
– Azinuszellen 65
– endokrines 87
– exokrines 64
– exokrines 65
– zentroazinäre Zellen 64
– Zymogengranula 65
Pankreasinseln 91
pankreatisches Polypeptid, PP-Zellen 91
Pankreatitis, akute/chronische 65
Papilla(-ae)
– duodeni major (Vateri) 64
– filiformes (Fadenpapillen) 51
– foliatae (Blattpapillen) 51
– fungiformes (Pilzpapillen) 51
– n. optici 106
– vallatae (Wallpapillen) 51
Pappenheim-Färbung 3, 34
Paradidymis genitalis 70
Paraffin, Einbettung 2
parafollikuläre Zellen 89
Paraganglien 92
parakeratinisiertes Epithel 50
Parakortikalzone (T-Zone), Lymphknoten 48
Parallelfasern, Kleinhirn 96
paranodale Zungen, Nervenfasern, markhaltige 27
Parasitenabwehr, Granulozyten, eosinophile 34
Parasympathikus 99
Parathormon (Parathyrin) 67
– Nebenschilddrüsen 90
Parathyrin s. Parathormon
Parenchym 12
Paries membranaceus (Trachea) 43
Parietalzellen (Belegzellen), Magen 56, 113
Parodontium 52
Parodontose 53
Paroophoron 74
Parosmien 103
Parotitis epidemica 52
Parovarialzysten 77
Pars
– caeca 105

– cardiaca 56
– compacta (Funktionalis) 77
– contorta 67
– convoluta 68
– distalis (Adenohypophyse) 88
– epitheloidea (Epineurium) 99
– fibrosa (Epineurium) 99
– intermedia (Adenohypophyse) 88
– membranacea (Harnröhre, männliche) 69
– nervosa 88
– optica 105
– plana (Ziliarkörper) 104
– plicata (Ziliarkörper) 104
– prostatica (Harnröhre, männliche) 69
– pylorica 56
– – Drüsen 57
– recta 67–68
– spongiosa (Funktionalis) 77
– – (Harnröhre, männliche) 69
– tuberalis (Adenohypophyse) 88
– uterina (Tuba uterina) 77
α-/β-Partikel, Glykogen 8
PAS-Reaktion 3
Paukenhöhle (Cavitas tympanica) 100
Paukentreppe (Scala tympani) 100
PDGF (Platelet-derived growth factor), Thrombozyten 36
Pecten analis 61
Pelvis renalis (Nierenbecken) 66, 69
Pendrin, Schilddrüse 90
Penis 73
Penishaut 73
Penisschwellkörper (Corpora cavernosa) 73
Peptide 93
Peptidhormone 86, 91
Perforine 46
periarterielle Lymphozytenscheiden (PALS) 48
peribronchiales Bindegewebe 44
Perichondrium 20
Perikaryon 24
Perilipin 8, 19
Perilymphraum 100
Perimetrium 77–78
Perimysium externum/internum 31
Perineuralepithelzellen 99
Perineuralscheide 99
Perineurium 99
perinukleäre Zisterne 7
Periodontium 52
Periost 22
– lining cells 22
periphere Zone, Prostata 72
Periportalfelder 62
perisinusoidale Zellen, Leber 62
perisinusoidaler Raum, Leber 62
Peritonitis (Bauchfellentzündung) 61, 77
periurethrale Zone, Prostata 72
perivitelliner Spalt 80
Perizyten, Kapillaren 40
Perlecan 17
– Lamina rara 11
Peroxidase-Antiperoxidase-Reaktion 3
Peroxisomen 9
– Defekte 9
Peyer-Plaques 49, 59, 113
Pfeilerzellen, Corti-Organ 101
Pfortader 62
Pfortaderhochdruck 63
Phäochromozytom 93
Phäomelanin 83
Phagolysosom 9
Phagosom 9
Phagozyten, mononukleäre 35
Phagozytose 5
– Monozyten 35
Phalangenzellen, Corti-Organ 101
Pharyngitis (Rachenentzündung) 42
Pharynx (Rachen) 42
Phosphatase, alkalische, Osteoblasten 21
Phosphodiesterase 5 (PDE-5) 73
Phospholipase A, Pankreas 65
Phospholipide, Plasmamembran 4
Phospholipid-Monolayer 19
Photorezeptorzellen 105
– Außen-/Innensegment 105
– Ellipsoid/Myoid 105
Pia mater 97
Pigmente, Zytosol 8
Pikrinsäure, van-Gieson-Färbung 2
Pilzpapillen (Papillae fungiformes) 51
Pinealozyten 87
Pinozytose 5
Pinselarteriolen 48
Pituizyten 26, 89
Plakode, epipharyngeale 100

Plakoglobin 10
Plakophilin 10
Plasmalemm s. Plasmamembran
Plasmalogene 9
Plasmamembran (Zellmembran) 4–5
– basolaterale Falten/Fortsätze 7
– Bilayer 4
– Funktion/Struktur 4
– interdigitierende 7
– Kanäle 4
– Lipiddoppelschicht 4
– Membranpotential 5
– Rezeptoren 5
– Transporter 4
Plasmazellen 16
Plasmazellvorstufen 47
Plasmodien 7
Plattenepithel
– einschichtiges 12
– feuchtes 14
– mehrschichtiges, (un)verhorntes 13, 111
Plattenepithelkarzinom 45
– Larynx 43
– Mundschleimhaut 51
Plazenta (Mutterkuchen) 80–81
– Fibrinoid 80–81
– Zotten 80
Plazentaschranke 81
Plektin 10, 29
Pleura 45
– parietalis/visceralis (Brust-/Lungenfell) 45
Pleuraspalt 45
Pleuritis 45
Plexus
– choroideus 98
– pampiniformis 72
Plexusepithel, Ependymzellen 26
Plicae
– circulares (Ringfalten) 58, 113
– gastricae 56
– palmatae (Zervix) 79
– semilunares (Kolon) 60
– vestibulares (Taschenfalten) 43
– vocales (Stimmfalten) 43
Pneumozyten Typ I/II 45
PNS (peripheres Nervensystem) 24, 98–99
Podien, Aktin-Myosin-Interaktion 6
Podozyten, Nierenkörperchen 67
Podozytenfüße 67
Polkörperchen, Oozyten 74
Polysom 8
Polyspermieblock 80
POMC (Proopiomelanocortin) 88
Ponceau-Färbung 2
Pons (Brücke) 94
Porine, Mitochondrien 8
Portalläppchen 63
Portalvene 62
Portio vaginalis cervicis 79
Porus gustatorius 103
postsynaptic densities 25
postsynaptische Membran 25
PP-Zellen 91
Präadipozyten 19
Präameloblasten 50
Präkanzerosen, Mundschleimhaut 51
Präprohormon 86
Präputium (Vorhaut) 73
präsynaptische Membran 25
Prestin, Hörsinn 102
Primärfollikel 74–75
– lymphatische Organe, sekundäre 47
Primärzotten, Plazenta 80
Primordialfollikel 75
Proaminopeptidase, Pankreas 65
Procarboxypeptidase A/B, Pankreas 65
Processus
– ciliares (Ziliarfortsätze) 104
– infundibularis (Neurohypophyse) 86
Proelastase, Pankreas 65
Proerythroblast 37
Progenitorzellen
– lymphatische/myeloische 37
– multipotente 37
Progesteron, Plazenta 81
Prohormon 86
Projektionsneurone 24, 94
Prokollagen 17
Proktodealdrüsen (Analdrüsen) 61
Prolaktin 88
Prolaktinom 89
Proliferationsphase, Menstruationszyklus 78
Proliferationszone, Metaphyse 23

Proopiomelanocortin (POMC) 88
Propeptide, Bindegewebsfasern 17
Prophase
– Meiose 11
– Mitose 11
Prophospholipase A, Pankreas 65
Propionibacterium acnes 85
Prostata (Vorsteherdrüse) 72
– Ausstülpung, entodermale 70
Prostataadenom 29
Prostatahyperplasie, benigne 73
Prostatakarzinom 73
prostataspezifisches Antigen (PSA) 72
Prostatasteine 73
Prostatazonen, McNeal-Klassifikation 72
Proteasomen, Zytosol 8
Protein C, myosinbindendes 29
Proteine
– Hormone 86
– Plasmamembran 4
Protektion, Oberflächenepithel 14
Proteoglykane
– extrazelluläre Matrix 17
– Knorpel 20
– Plasmamembran 4
Protonenpumpe 9
PSA (prostataspezifisches Antigen) 72
Pseudodezidualzellen 78
Pseudodivertikel, Dickdarm 61
Pseudoläppchen, Thymus 46
Pseudopodien 6
Pulmonalklappe 38
Pulpa
– rote/weiße (Milz) 48
– Zähne 53
Pulpaarterien 48
Pulpastränge 48
Pumpen 4
– Oberflächenepithel 14
Pupille 105
Pupillenerweiterung (Mydriasis) 105
Pupillenverengung (Miosis) 105
Purkinje-Fasern 38
Purkinje-Zellen 24
– Kleinhirn 96
Pylorus 56
Pyramidenzellen 24
– kleine 95

Q

Querschnittslähmung 97
Querstreifung, Skelettmuskulatur 30

R

Rachen (Pharynx) 42
Rachendachhypophyse 87
Rachenentzündung (Pharyngitis) 42
Radix
– dentis 52
– linguae 51
Ramus vestibularis (N. vestibulocochlearis) 102
Randsinus (Marginalsinus), Lymphknoten 48
Ranvier-Schnürringe (Nodi), Nervenfasern, markhaltige 27
Raphe
– penis 70
– scroti 70
Raschkow-Plexus 53
Rasterelektronenmikroskop (REM) 3
Rathke-Tasche 87
– Kolloidzysten 87
Rautenhirn (Rhombenzephalon) 94
Refluxösophagitis 55
Regenbogenhaut (Iris) 104
Regeneration, Skelettmuskulatur 31
Regio
– cutanea (Nasenschleimhaut) 42
– olfactoria 42, 103
– respiratoria 42
Rehydrierung, mikroskopische Präparate 2
Reifeteilung I/II, Meiose 11
Reinke-Ödem 43
Reinke-Raum 43
Reissner-Membran 100
Ren 66–69
Renin 68
rER s. endoplasmatisches Retikulum, raues
Reservezellen, Zervix 79
Reservezone, Metaphyse 23
Residualkörper, Lysosomen 9
Resorcin-Fuchsin, Elastika-Färbung 2
Resorption, Oberflächenepithel 14
Respirationstrakt 42–45

Register

Rete testis 71
Reteleisten, epidermale 83
Retentionszysten, Zervix 79
retikuläre Fasern 17–18
retikuläres Bindegewebe 18, 36
Retikulozyten 37
Retikulumzellen 18, 36
– fettbeladene 36
– fibroblastische 18, 36, 47
Retina (Netzhaut) 105
– Müller-Zellen 26
– Schichten 106
Retinacula cutis 83
Retzius-Streifen, Dentin 53
Rezeptoren, Plasmamembran 5
Rhadixin 6
Rhinitis 42
Rhombenzephalon (Rautenhirn) 94
Ribonuklease, Pankreas 65
Ribonukleinsäurespaltung, Enzyme, Pankreas 65
Ribosomen 7–9
– bakterielle 8
– Translation 8
Riechbläschen 103
Riechplakode 100
Riechsinneszellen, Regio olfactoria 103
Riesenwuchs, hypophysärer 89
Rinde (Haarzwiebel) 84
Rindenareale, sensorische 95
Rindengranula, Oozyte 80
Rindenlabyrinth 68
– Nieren 66
Ringfalten (Plicae circulares) 58
RNA, ribosomale (rRNA) 7
Rötelnembryopathie 81
Rohr-Fibrinoid 81
Rokitansky-Aschoff-Krypten 64
Rückenmark (Medulla spinalis) 96–97
Rückkopplung, negative, Hormone 86
Ruffini-Körperchen 83
ruffled border, Osteoklasten 22
rundes Fenster 100
Ryanodinrezeptoren 30

S

Sacculus(-i)
– alveolares 44
– (Vestibularorgan) 102
Saccus endolymphaticus 100
Säurefuchsin, van-Gieson-Färbung 2
Salpingitis 77
Salpinx (Tuba uterina, Eileiter) 77
saltatorische Erregungsleitung 27
Salzsäure, Magen 56
Samenkanälchen (Hodenkanälchen) 70
Samenleiter (Ductus deferens) 72
Samenstrang (Funiculus spermaticus) 72, 114–115
Samenwege 72
Sammelrohr 68
– Haupt-/Schaltzellen 68
Sarkolemm 30
Sarkomer 29
Sarkoplasma 29
sarkoplasmatisches Retikulum (sER) 9, 30
Satellitenzellen (Mantelzellen)
– (Nerven) 26, 99
– Skelettmuskulatur 31
Sauerstofftransport, Blut 34
Saumepithel, Gingiva 53
Saumzellen, Kolon 60
saurer Inhalt, Granulozyten, basophile 34
Scala
– tympani (Paukentreppe) 100
– vestibuli (Vorhoftreppe) 100–101
Schaltlamellen, Knochen 22–23
Schaltstücke, Speicheldrüsen 51
Schaltzellen, Sammelrohr 68
Scheide (Vagina, Kolpos) 79
Scheidenkutikula 84
Schilddrüse 87, 89–90
Schilddrüsenanlage, entodermale 87
Schilddrüsenepithel 89
Schilddrüsenfollikel 89
Schilddrüsenhormon 86
Schilddrüsenkarzinom (medulläres) 90
Schlemm-Kanal (Sinus venosus sclerae) 106
Schlitzdiaphragma 67
Schlundbogen/-bögen 50, 100
Schlunddarm 55
– kranialer 42
– Schilddrüsenanlage 87
Schlundfurche 100
– Ektoderm 46

Schlundtasche 46, 87, 100
– Entoderm 46
Schmelz, interprismatischer 52
Schmelz-Dentin-Grenze 53
Schmelzepithel, äußeres/inneres 50
Schmelzglocken (Zahnglocken) 50
Schmelzoberhäutchen (Cuticula dentis) 50
Schmelzprismen 52
Schmelzpulpa 50
Schmidt-Lantermann-Einkerbungen 27
Schneckenkanal (Canalis spiralis cochleae) 100
Schneiden, Mikrotom 2
Schneidezähne (Dentes incisivi) 52
Schranken, ZNS 98
Schrittmacherzellen 29
Schwann-Zellen 26
Schwanz, Spermien 71
Schweigger-Seidel-Hülse 49
Schweißdrüsen 84
– apokrine (große) 84
– ekkrine (kleine) 84
Seborrhö 85
Segelklappen 38
Segmentbronchien 44
Sehsinn 104–107
Seitenhorn, Rückenmark 96
Seitenplattenmesoderm 20
Seitenventrikel 98
Sekretgranula
– Golgi-Apparat 9
– Zytosol 8
Sekretin 59
– S-Zellen 93
Sekretion
– apokrine 15
– holokrine 15
– merokrine (ekkrine) 15
– Oberflächenepithel 14
Sekretionsphase, Menstruationszyklus 78
Sekretvesikel, Golgi-Apparat 9
Sekundärbündel, Skelettmuskulatur 31
Sekundärfollikel 74
– lymphatische Organe, sekundäre 47
Sekundärzotten, Plazenta 80
Selbstassoziation, Zytoskelett 5
Selbsttoleranz 46
Selektine, Leukozyten 34
Selektinliganden, Leukozyten 34
Selektion, negative/positive 46
Semidünnschnitte, Elektronenmikroskopie 3
Seminom 71
Separation, Oberflächenepithel 14
Septum
– transversum 62
– urorectale 66
Serotonin 59
– EC-Zellen 93
– Synapsen 25
– Thrombozyten 36
Sertoli-Zellen, Hoden 70
Sharpey-Fasern 22
Sialadenitis 52
Sialinsäureketten, Plasmamembran 4
Siegelringform, Fettzellen 19
Signaltransduktion 5
Sildenafil (Viagra®) 73
Sinnesepithel 14
Sinneszellen, sekundäre
– Corti-Organ 101
– Geschmacksknospen 103
Sinus
– anales 61
– durae matris 97
– lactiferus 85
– paranasales 42
– renalis (Nierenbucht) 66
– urogenitalis 66
– venosus sclerae (Schlemm-Kanal) 106
Sinusknoten 38
Sinusoide, Leber 62
Skelettmuskulatur 29–31
– A-Bande 30
– Atrophie 31
– Calcium-ATPase 30
– Cohnheim-Felderung 30
– Denervierung 31
– Fasertypen 31
– Füßchen, junktionale 30
– Hypertrophie 31
– H-Zone 30
– I-Bande 30
– Longitudinalsystem (L-System) 30
– M-Streifen 30
– Muskelfasertypen 118

– Myosinfilament 30
– Querstreifung 30
– Regeneration 31
– Satellitenzellen 31
– Terminalzisternen 30
– Triade 30
– T-Tubulus (Transversaltubulus) 30
– Z-Linie 30
Sklera (Lederhaut, Auge) 104
Sklerose 17
Slavjanski-Membran 75
SNARE-Proteine 25
Sofortallergie, Granulozyten, baso-/eosinophile 34
Sofortreaktion, allergische 16
Soma, Nervenzelle 24
somatomotorisch 24
somatosensibel 24
somatosensorisch 24
Somatostatin, D-Zellen 91
somatotrope Zellen, Hypophyse 88
Speichel 51
Speicheldrüsen 51–52
Speicherfett, Fettgewebe, weißes 19
Speichergranula, Thrombozyten 36
Speicherkrankheiten, lysosomale 9
Speiseröhre (Ösophagus) 55, 115
Spektrin 5, 30
Spermatiden 70–71
Spermatogenese 71
Spermatogonien 70–71
– Typ A/B 71
Spermatozoen 71
Spermatozyten
– 1./2. Ordnung 70–71
Spermatozytogenese 71
Spermiation 71
Spermien
– Emission 72
– Kernkondensation 71
– Schwanz 71
Spermiogenese 71
Speziallamellen, Knochen 22–23
S-Phase, Mitose 11
Sphinkter Oddi 64
Spinalganglien 99
Spinaliom 83
Spinalnerven 96–97
– segmentaler Charakter 97
Spinalzellkarzinom 83
Spinnengewebshaut (Arachnoidea) 97
Spiralarterien, Uterus 78
Splanchnopleuromesoderm 38, 54
– paraaortales 34
Splenomegalie (Milzvergrößerung) 49
Spongiosa 22–23
SRY-Gen 71
Stachelzellschicht (Str. spinosum), Epidermis 82
Stammzellen 11
– hämatopoetische 37
– Leber 62
– Magen 56
– Oberflächenepithel 14
Stammzellmetaplasie 14
Stammzotten 80
Standardfärbungen, Lösungen 2
Stapeldrüse, Schilddrüse 90
Statolithenmembran (Otolithenmembran) 102
Steigbügel (Stapes) 100
Stenon-Gang 52
Stenose
– Arteriosklerose 41
– Crohn-Krankheit 59
– Herzklappen 39
Stereozilien 6, 12
Sterilität (Unfruchtbarkeit)
– bei der Frau 77
– beim Mann 72
Sternhimmelmakrophagen 47
Sternzellen
– Kleinhirn 95
– Leber 62
Steroidabkömmlinge, Hormone 86
Stiftchenzellen, Tuba uterina 77
Stimmfalten (Plicae vocales) 43
Stratum
– basale (Basalzellschicht, Epidermis) 13, 82
– – (Endometrium) 77
– – (Vagina) 79
– chondrogenicum 20
– corneum (Hornzellschicht, Epidermis) 13, 83
– cutaneum (Membrana tympanica) 100
– fibrosum (Knochen) 22
– – (Knorpel) 20
– – (Membrana tympanica) 100

– functionale (Endometrium) 77
– ganglionicum (Retina) 106
– granulosum (Kleinhirn) 96
– – (Körnerzellschicht, Epidermis) 13, 82
– – (Ovarialfollikel) 75
– intermedium (Epithel, mehrschichtiges) 13
– – (Vagina) 79
– limitans externum/internum (Retina) 106
– lucidum 83
– moleculare (Kleinhirn) 95
– mucosum (Membrana tympanica) 100
– nervosum 105
– neuroepitheliale (Retina) 106
– neurofibrarum (Retina) 106
– nucleare externum (Retina) 106
– osteogenicum 22
– parabasale (Vagina) 79
– pigmentosum (Retina) 105–106
– plexiforme externum/internum (Retina) 106
– – (Stachelzellschicht, Epidermis) 13
– purkinjense (Kleinhirn) 96
– spinosum (Stachelzellschicht, Epidermis) 82
– subvasculosum (Myometrium) 78
– superficiale (Epithel, mehrschichtiges) 13
– – (Vagina) 79
– supravasculosum (Myometrium) 78
Streifenstücke, Speicheldrüsen 51
Stria vascularis 12, 100
Stroma, Bindegewebe 16
9x2+2-/9x3-Struktur, Mikrotubuli 6
Struma 90
Stützgewebe 20–23
Stützzellen
– Corti-Organ 101
– Regio olfactoria 103
Subarachnoidalblutung 97
Subarachnoidalraum (äußerer Liquorraum) 97
Subduralhämatom 97
Subintima 21
Subkutis (Unterhaut) 82–83, 111
Submukosa, Magen-Darm-Trakt 54
subneuraler Faltenapparat, Skelettmuskulatur 30
Subserosa, Magen-Darm-Trakt 54
Substantia granulofilamentosa, Retikulozyten 37
Substrathistochemie 3
Sudanschwarz-Färbung 3
Sulcus(-i)
– Endhirn 94
– medianus dorsalis 96
– spiralis internus 101
– terminalis (Zunge) 51
Surfactant (Antiatelektasefaktor, Surface active agent) 45
Surfactant-assoziierte Proteine (SP-A/D), Lunge 44
Sympathikoblasten, Nebenniere 87
Sympathikus 99
Symporter 4
Synapsen 25
– aktive Zone 25
– axoaxonale 25
– axodendritische 25
– axosomatische 25
– elektrische 10
– – Gap junctions 25
– exzitatorische, erregende 25
– inhibitorische, hemmende 25
– Synzytium, funktionelles 25
synaptische Vesikel 25
– Skelettmuskulatur 30
synaptischer Spalt 25
Synaptophysin 93
Syndecan 17
– Lamina rara 11
Syndrom der immotilen Zilien 7
Synovia (Gelenkflüssigkeit) 20
Synovialozyten, Typ A/B 21
Synzytien 7
Synzytiotrophoblasten (Synzytium) 80
Synzytium, funktionelles 31
– Muskelzellen, glatte 29
– Synapsen 25
Synzytium (Synzytiotrophoblasten) 80
S-Zellen (Dünndarm) 93

T

T_3 (Trijodthyronin) 89
T_4 (Thyroxin) 89
Tänien, Kolon 60, 113
Talgdrüsen 82, 84
Talin 6
– Muskelzellen, glatte 28
Tangentialfasern 94
Tanyzyten 26, 98
Tarsus (Lidplatte) 107

Taschenfalten (Plicae vestibulares) 43
Taschenklappen 38
Taubheit 6, 11
Tau-Protein, Synapsen 25
Tawara-Schenkel 38
TDF (Testis-determining factor) 70
TDLU (Terminal duct lobular unit) 85
Tectum (Vierhügelplatte) 94
Tegmentum (Haube) 94
Tela submucosa/subserosa (Submukosa/Subserosa), Magen-Darm-Trakt 54
Telenzephalon (Endhirn) 94
Telodendron (Endaufzweigung), Axon 24
Telophase
– Meiose 11
– Mitose 11
Terminal web 5
Terminalhaare 84
Terminalzisternen, Skelettmuskulatur 30
Terminalzotten 80–81
Territorium 20
Tertiärfollikel 75
Tertiärzotten, Plazenta 80
Testes (Hoden) 70–71
Testosteron 70
Tetanustoxin 26
TGN (Trans-Golgi-Netzwerk) 9
Theca
– externa 75
– folliculi 75
– interna 75
Theca-interna-Zellen 75
Theka-Luteinzellen 76
Thekaorgan 75
Thekome 77
T-Helferzellen, CD4-positive 46
Thermogenin, Fettgewebe, braunes 19
Thrombopoetin 37
Thrombozyten 36
– Kanälchensystem, offenes 36
– Vorläuferzellen 37
Thrombozytopenie 36
Thymom 47
Thymopoetin 47
Thymosin 47
Thymozyten 46
Thymus (Bries) 46
– Involution 46
– Pseudoläppchen 46
Thymuslymphozyten (T-Lymphozyten) 35, 46–47
Thymusrestkörper 46
Thyreoglobulin (TG) 90
Thyreoperoxidase (TPO), Schilddrüse 90
Thyroxin (T_4) 89
Tight junctions 10
– Epidermis 82
– Oberflächenepithel 14
Tigroidsubstanz 24
TIMP (Tissue inhibitors of metalloproteinases) 18
Tip links (Spitzenbindungen)
– Haarzellen, äußere 101
– Vestibularorgan 102
Titinfilamente 29
T-Lymphozyten (Thymuslymphozyten) 35, 46–47
TNF-α 83
Toll-like-Rezeptoren 35
Toluidinblau 3
Tomes-Faser, Dentin 53
Tomes-Fortsatz, Dentin 53
Tomes-Körnerschicht, Dentin 53
Tonofilamente 6
– Haut 82
Tonsilla
– lingualis, lingualis, palatina bzw. pharyngea 49
– tubaria 49
Tonsillitis 49
Tonusfaser, Skelettmuskulatur 118
Trabekel, Lymphknoten 48
Trabekelarterien 48
Trachea (Luftröhre) 43–44
Tracheitis 44
Tracheobronchialdivertikel 42
Tractus
– corticonuclearis 95
– corticospinalis 95
– ZNS 94
Tränendrüsen 107
Tränenkanälchen 107
Tränenwege 107
transfer-RNA (tRNA) 8
transitionale Zone, Prostata 72
Transkription 7
Translation, Ribosomen 8
Translokasen, Mitochondrien 8

Transmembranproteine 4
Transmissionselektronenmikroskop (TEM) 3
Transport 4
– gemischter 14
– Oberflächenepithel 14
– parazellulärer 14
– primär aktiver 4
– sekundär aktiver 4
– transzellulärer 14
Transporter
– Mitochondrien 8
– Oberflächenepithel 14
– Plasmamembran 4
trans-Region, Golgi-Apparat 9
Transversaltubulus, Skelettmuskulatur 30
Transzytose 5
TRH (Thyrotropin-releasing hormone) 88
Triade, Skelettmuskulatur 30
Trichromfärbung nach Goldner 118
Trijodthyronin (T_3) 89
Trikuspidalklappe 38
Trommelfell (Membrana tympanica) 100
Trophoblast(en) 80
– extravillöser 80
Tropokollagen 17
Tropomyosin 5, 29
– Muskelzellen, glatte 28
Troponine C, I bzw. T 29
Trypsin, Pankreas 65
Trypsinogen, Pankreas 65
TSH (thyroideastimulierendes Hormon) 88
T-Tubulus
– Herzmuskulatur 31
– Skelettmuskulatur 30
Tuba
– auditiva (Eustachi-Röhre, Ohrtrompete) 100
– uterina (Salpinx, Eileiter) 74, 77
Tubarruptur 77
Tuboovarialabszess 77
α-/β-Tubulin 6
Tubulinfilamente 6
γ-Tubulin-Ringkomplex, Zentrosomen 6
tubulöse Endstücke, Drüsen 14
Tubulus(-i)
– distaler 67
– proximaler 67
– recti 71
– renales 66
– seminiferi contorti 70
Tubulustyp, Mitochondrien 8
Tumorzellen, Kern-Plasma-Relation 7
Tunica
– adventitia (Adventitia) (Blutgefäße) 39
– – (Magen-Darm-Trakt) 54
– – (Trachea) 43
– albuginea (Hoden) 70
– – (Ovar) 74
– – (Penis) 73
– externa (Blutgefäße) 39
– fibromusculocartilaginea (Trachea) 43
– fibrosa bulbi 104
– intima (Blutgefäße) 39
– media (Blutgefäße) 39–40
– mucosa (Magen-Darm-Trakt) 54
– – (Trachea) 43
– muscularis (Muscularis propria), Magen-Darm-Trakt 54
– serosa (Serosa), Magen-Darm-Trakt 54
– vasculosa bulbi (Uvea) 104
Tunnel
– äußerer/innerer 101
– – Corti-Tunnel 101
T-Zellen, zytotoxische, CD8-positive 46
T-Zell-Rezeptoren (TZR), lymphatische Organe 46

U

Übergangsepithel (Urothel) 13, 69
Übergangszone, Analkanal 60
Uferzellen, Lymphknoten 48
ultimobranchialer Körper 87
Ultradünnschnitte, Elektronenmikroskopie 3
Ulzera, Magen 57
Umbrella cells (Deck-/Schirmchenzellen), Urothel 69
Unterhaut (Subkutis) 83
Unterkieferspeicheldrüsen 51
Unterzungendrüsen 51
Uranylsalze, Elektronenmikroskopie 3
Ureter (Harnleiter) 66, 69, 114–115
Ureterknospe 66
Urethra (Harnröhre) 69
Urethralfalten (Geschlechtsfalten) 70
Urethralrinne 70
Urkeimzellen 70, 74, 80
Urniere (Mesonephros) 66

Register

Urnierengang (Wolff-Gang) 66, 70
Urnierenkanälchen 70
Urogenitalfalten 66
Urogenitalleiste 70
Uroplakine 69
Urothel (Übergangsepithel) 13, 69
Urothelkarzinom 69
Ursprungssegment, Axon 24
Uterus (Gebärmutter) 74, 77–79
– graviditatis 29
Uterusdrüsen, sägeblattartige Form 78
Utriculus 102
– prostaticus 70
Uvea (Tunica vasculosa bulbi) 104

V

Vagina (Kolpos, Scheide) 74, 79
Valvulae anales 61
van-Gieson-Färbung 2
Varikositäten
– Axon 24
– Synapsen 29
Vas(-a)
– afferens, Lymphknoten 48
– – Nierenkörperchen 67
– efferens, Lymphknoten 48
– – Nierenkörperchen 67
– spirale 100
– vasorum 39–40
Vasektomie 72
Vasokonstriktion, Angiotensin II 68
Vasopressin s. ADH
Vater-Pacini-Lamellenkörperchen 83, 111
Vellushaare 84
Vena(-ae)
– centralis retinae 106
– portae hepatis 62
Venen 40
Venenplexus, Nasenschleimhaut 42
Venolen 40
– hochendotheliale (HEV) 47
– muskuläre 40
– postkapilläre 34, 40
Ventrikel, dritter/vierter 98
Verbindungstubulus 68
Verdichtungszonen, Muskelzellen, glatte 28
Verschlusskontakte 10
Vesica
– biliaris (Gallenblase) 64
– urinaria (Harnblase) 69
Vesiculae seminales 72
Vestibularorgan 102
Vestibulum 100
– oris 50
Vierhügelplatte (Tectum) 94
Villi intestinales (Darmzotten) 58, 113
Villin 5
Vimentin, Muskelzellen, glatte 28
Vimentinfilamente 6
Vimentinnetz 19
Vinculin, Muskelzellen, glatte 28
VIP (vasoaktives intestinales Peptid), Synapsen 25
Virchow-Robin-Raum 97
viszeromotorisch 24
viszerosensibel 24
Volkmann-Kanäle, Knochen 22–23
von-Ebner-Halbmonde
– Drüsen 15
– Speicheldrüsen 51
von-Ebner-Linien, Dentin 53
Vorderdarm 55
– kaudaler/kranialer 55
Vorderhorn, Rückenmark 96
Vorderhornzellen, motorische 30, 96
Vorderwurzel, Rückenmark 96
Vorhoftreppe (Scala vestibuli) 100–101
Vorkern 80
Vorniere (Pronephros) 66
Vulva (Scheidenvorhof) 74, 79
Vulvakarzinom 79

W

Wachstum, appositionelles/interstitielles, Knorpel 20
Wachstumshormon 88
Wachstumsplatte 23
Waldeyer-Rachenring 49
Waller-Degeneration 99
Wallpapillen (Papillae vallatae) 51

Wanderwellen 102
Wangen 50
Weibel-Palade-Granula, von-Willebrand-Faktor 39
weiße Substanz, ZNS 94
Wharton-Gang 52
Wharton-Sulze 18, 81
von-Willebrand-Faktor
– Thrombozyten 36
– Weibel-Palade-Granula 39
Wimpern (Ciliae) 107
Windkesselfunktion, Arterien 39
Wolff-Gang (Urnierengang) 66, 70
Wundheilung
– Monozyten 35
– Thrombozyten 36
Wurmfortsatz (Appendix vermiformis) 60, 93, 113
– Karzinoid 93
Wurmlarvenabwehr, Granulozyten, basophile 34
Wurzeldentin 53
Wurzelscheide
– bindegewebige 84
– epitheliale, äußere/innere 84
– – (Hertwig-Wurzelscheide) 50
Wurzelzellen 96

Y

Y-Chromosom 70

Z

Zähne 52–53
Zäkum 60
Zahnalveole 52
Zahnbein (Dentin) 52–53
Zahnfleisch (Gingiva) 53
Zahnglocken (Schmelzglocken) 50
Zahnhalteapparat 52
Zahnleiste (ektodermale) 50
Zahnpapille 50
Zahnsäckchen, mesenchymales 50
Zahnschmelz (Amelum) 52–53
Zapfenzellen 105
Zeis-Drüsen 107
Zellen
– adrenokortikotrope, Hypophyse 88
– amakrine 105
– azidophile, Hypophyse 88
– basophile, Hypophyse 88
– bipolare, Photorezeptorzellen 105
– chromophobe, Hypophyse 88
– dendritische, follikuläre (FDZ) 47
– – interdigitierende (IDZ) 47
– dunkle, Schweißdrüsen, ekkrine 84
– freie, Bindegewebe 16
– gonadotrope, Hypophyse 88
– helle, Schweißdrüsen, ekkrine 84
– interstitielle (Astrozyten), Epiphyse 87
– – von Cajal 54
– – sekundäre, Ovar 75
– juxtaglomeruläre 68
– mammotrope, Hypophyse 88
– muköse, Schweißdrüsen, ekkrine 84
– ortsständige, Bindegewebe 16
– oxophile, Nebenschilddrüsen 90
– parafollikuläre 89
– schleimbildende, Zervix 79
– sekretorische, mikrovillibesetzte 77
– – Tuba uterina 77
– somatotrope, Hypophyse 88
– thyreotrope 88
– zentroazinäre, Pankreas 64
Zellgruppen, isogene, Knorpel 20
Zellkern 7
Zellkortex (Zellrinde) 5
Zell-Matrix-Kontakte 10
– Basalmembran 10
Zellmembran 5
– s. Plasmamembran
Zellorganellen 4, 8
Zelltod, programmierter (Apoptose) 11, 46
– Neuroblasten 24
– Oberflächenepithel 14
Zellvermehrung 11
Zellweger-Syndrom 9
Zell-Zell-Kontakte 10–11
Zellzyklus 11
Zement 52–53
Zementlinien, Knochen 23
Zementoblasten 53

Zentralarterien 48
zentrale Zone, Prostata 72
Zentralkanal 98
Zentriolen 6
zentroazinäre Zellen, Pankreas 64
Zentroblasten 47
Zentrosomen, γ-Tubulin-Ringkomplex 6
Zentrozyten 47
Zerumen (Ohrenschmalz) 100
Zervix (Cervix uteri) 78
– Ektopie 79
– Retentionszysten 79
Zervixkarzinom 79
Zigarrenform, Muskelzellen, glatte 28
Ziliarfortsätze (Processus ciliares) 104
Ziliarkörper (Corpus ciliare) 104
Zirbeldrüse (Corpus pineale, Epiphyse) 87
zirkumventrikuläre Organe 98
Zisternen 9
Z-Linie, Skelettmuskulatur 30
ZNS (zentrales Nervensystem) 24, 94–98
– graue/weiße Substanz 94
– Liquorraum 98
– Schranken 94, 98
ZNS-Häute 97
ZNS-Tumoren, primäre 26
Zölomepithel, mesodermales, Nebenniere 87
Zona
– alba 61
– colorectalis 60
– cutanea 61
– fasciculata 92
– glomerulosa 92
– haemorrhoidalis 61
– intermedia (Analkanal) 60
– pellucida 75
– reticularis, Nebennierenrinde 92
– squamosa 61
– transitionalis, Analkanal 60
Zone des Blasenknorpels, Metaphyse 23
Zonula
– adhaerens 10
– occludens 10
Zonula-occludens-Proteine (ZO-1 und ZO-2, Adapterproteine) 10
Zotten, Dünndarm 58
Zottenpumpe 58
Z-Scheiben
– Herzmuskulatur 31
– Skelettmuskulatur 29
Zuckerkandl-Organ 92
Zuckerketten, Plasmamembran 4
Zuckerkrankheit (Diabetes mellitus), Typ 1/2 91
Zuckungsfaser, Skelettmuskulatur 118
Zunge 51
– paranodale, Nervenfasern, markhaltige 27
Zungenkörper 51
Zungenspitze 51
Zungenwurzel 51
Zuwachszähne 52
Zwischenhirn (Dienzephalon) 94
Zwölffingerdarm (Duodenum) 58–59
Zygotän, Meiose 11
Zygote
– diploide 80
– Furchungen 80
Zylinderepithel 12
Zymogengranula, Pankreas 65
Zytochrome, Fettgewebe, braunes 19
Zytokeratinfilamente 6
– Haut 82
Zytokine 37
– Fettgewebe, weißes 19
– Leukozyten 34
– Mastzellen 16
Zytokinese
– Meiose 11
– Mitose 11
Zytokinsekretion, Monozyten 35
Zytologie 2, 4–11
Zytoplasma (Zellkörper) 4, 8
Zytoskelett 4–7
– Begleitproteine 5
– Dissoziation 5
– Motorproteine 5
– Muskelzellen, glatte 28
– Selbstassoziation 5
– Struktur und Funktion 5–6
Zytosol 4, 8
Zytotrophoblasten 80